U0211064

国家社会科学基金项目（项目编号13CRK016）

国家社会科学基金项目（项目编号19BSH043）

健康风险与干预策略

来自城市外来人口的证据

俞林伟　于海燕　等◎著

HEALTH
RISKS
and Intervention Strategies
Evidence from Migrants in China

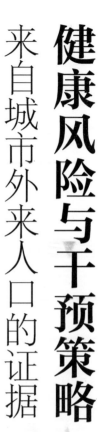

ZHEJIANG UNIVERSITY PRESS
浙江大学出版社
·杭州·

目　　录

绪　　论

第一节　研究背景及意义

一、研究背景

(一)社会经济转型伴随着不同程度的健康风险

改革开放以来,我国经历了从原来的计划经济体制向社会主义市场经济体制转变,从原来的封闭、半封闭型经济向开放型经济转变,从农业社会向工业社会转变,这种巨大的经济转型和社会变迁打破了中国原有的社会平衡状态,瓦解了一部分原有传统体制下化解社会风险的机制,导致各类社会风险以不同的方向和不同的速度在不同群体和不同地区中不断集聚。城市外来人口是我国当前改革开放和城镇化、工业化进程中涌现出的一支重要力量,随着我国新型城镇化战略的持续推进,国内人口流动将日趋活跃。2020 年第七次全国人口普查数据显示,我国流动人口规模达到 3.76 亿人,流动人口总数与 2010 年第六次人口普查时相比增加了约 1.55 亿人,增加了 69.73%。人口专家预测,未来一段时期大规模的人口流动仍将是我国经济社会发展中的重要现象[①]。城市外来人口已成为产业工人的重要组成部分,为中国快速的工业化和城市化进程提供了丰厚

[①]　王谦:《七普"意料之外"的数据对做好流动人口调查的启示》,《人口研究》2021 年第 5 期。王桂新:《中国人口流动与城镇化新动向的考察——基于第七次人口普查公布数据的初步解读》,《人口与经济》2021 年第 5 期。

的人口红利，但与此同时，我国正处于社会经济的转型时期，城市外来人口也面临着越来越多的不确定性所导致的风险冲击，并且越来越受到这些风险的影响。尤其是受制度性歧视、行业限制、环境污染和资源禀赋约束等多重因素的影响，城市外来人口几乎完全暴露于各类健康风险之中，其健康问题日益突出，被迫承担了经济增长的负面外部性后果，致使这一群体的健康风险成为经济社会可持续发展的潜在风险①。

（二）健康风险威胁城市外来人口的生存和发展

人口流动是中国经济社会现代化进程中特殊且重要的一种社会现象。大部分城市外来人口从农村流动到城市，受工作时间长、劳动强度大、收入来源不稳定、居住条件恶劣、学历低、技能缺乏、公共卫生服务缺失、医疗保障缺乏等不利因素交织影响，他们面临慢性病、传染病、生殖健康、工伤、心理健康等多种健康风险的冲击，对他们在城市的可持续生计构成巨大的威胁。相关数据已证实，与其迁移前相比，城市外来人口迁移后的健康水平发生恶化和损耗的可能性大大增加②。再加上身份的特殊性和职业的流动性，难以适应二元化的城乡医疗保障体系。当健康风险冲击事件发生时，尤其是重大疾病和慢性职业病发生时，城市外来人口难以筹集到足够的资金，从而不能获得足够的医疗服务，导致城市外来人口将面临一个两难而无奈的选择：要么为了家庭成员的生命和健康而使整个家庭陷入贫穷的局面，要么放弃治疗而导致家庭成员健康状况持续恶化甚至死亡。"因病致贫""因病返贫""一人患大病、全家处困境"现象在城市外来人口群体中时有发生，导致他们无法在城市中立足。如果带病返回家乡，在城市中出现的问题最后却要由农村来"买单"，将会进一步拉大城乡差距。陷入这种两难局面的重要原因在于城市外来人口缺乏有效的健康风险处理手段。这一两难局面的持续存在将会损害整个社会的公平性，并阻碍城市外来人口城市融入的进程，进而影响我国城镇化、工业化及社会稳定大局。

---

① 陆文聪、李元龙：《农民工健康权益问题的理论分析：基于环境公平的视角》，《中国人口科学》2009 年第 3 期。岳经纶、李晓燕：《社区视角下的流动人口健康意识与健康服务利用——基于珠三角的研究》，《公共管理学报》2014 年第 4 期。
② 苑会娜：《进城农民工的健康与收入——来自北京市农民工调查的证据》，《管理世界》2009 年第 5 期。牛建林：《人口流动对中国城乡居民健康差异的影响》，《中国社会科学》2013 年第 2 期。

(三)健康是城市外来人口重要的人力资本

健康是人类安身立命之本,健康是一种最为基本的可行能力。人的一切活动都必须建立在健康的基础之上。如果一个人失去了健康,则将在很大程度上限制其获得其他的可行能力,并且,这种限制是无法通过其他途径获得替代性满足的①。同时,健康具有强大的工具性价值,也是重要的人力资本②,是其他人力资本发挥作用的前提,也是经济社会发展的基础条件,对社会各个领域具有正向促进作用,包括促进经济增长、提高劳动生产率、增加个人收入、扩大经济参与、增加受教育机会和教育成就,甚至包括影响生育率。健康水平低下使人们丧失人力资本投资的能力和改善自身境遇的机会,造成收入的减少和贫困的发生,后者又进一步制约着人们健康水平的提高,最终形成了健康水平低下—人力资本投资不足—贫困—健康水平再度恶化的恶性循环。反之,健康不仅能够提高人们的劳动生产效率,适应高强度的劳动,而且能够生产"健康"的时间,减少生病时间,从而增加劳动供给时间,增强人们的收入获取能力。这对于一部分城市外来人口而言,尤为重要。由于这一群体的教育水平普遍较低,教育培训经历比较缺乏,主要从事繁重的体力劳动,职业层次比较低,工作环境比较差,职业的流动性较强,在劳动力市场上处于不利地位。因此,健康是该群体依存的最主要人力资本,其对劳动供给能力的重要意义不言而喻。个人健康状况的好坏决定着其流动机会和流动决策,维系较好的身体健康状况和劳动能力是其在城市务工的基本条件,可以增加这一群体的单位时间收益率并提升其非农就业质量。

(四)城市外来人口健康是实现健康中国战略的重要保障

健康是人类社会发展的重要目标,也是经济社会发展的重要衡量指标。以习近平同志为核心的党中央从长远发展和时代前沿出发,提出实施健康中国战略,要完善国民健康政策,为人民群众提供全方位全周期健康服务。此举将国民健康意义提到了新的高度,凸显了党和政府对人民健康状况的关心和提升人民健康水平的决心。习近平总书记在全国卫生与健康大会上指出,"没有全民健康,就没有全面小康","重视重点人群健康","关注流动人口健康问题";作为健康中国的重要组成部分,城市外来人口的健康问题是实现全民健康的弱项和短

---

① [英]阿马蒂亚·森:《以自由看待发展》,任赜、于真译,中国人民大学出版社 2002 版。

② Grossman M,"On the Concept of Health Capital and the Demand for Health",*The Journal of Political Economy*,Vol. 80,No. 2,1972.

板,不仅直接影响着他们的家庭、生活与工作,也直接关系到健康中国战略的成败,引起从中央到地方的高度重视。中国特色新型城镇化建设的实质是人的城镇化,以人为核心的城镇化的本质就是要立足于人民群众的福祉,要以提高居住、生活和工作在城镇中的人的幸福感、获得感和安全感为着眼点。因此,重点关注城市外来人口健康问题,保障城市外来人口健康权益,使经济发展不以损害其生命安全和健康权益为代价,应该成为推进新型城镇化和健康中国建设的一个重要内容。尤其在人口年龄结构迅速老龄化及"人口红利"逐渐消退的情况下,城市外来人口作为我国经济社会发展的重要基础,其健康水平的提升不仅能为国家经济建设提供更高质量的人力资源保障,而且有助于提高劳动生产率,实现经济持续稳定的增长,促进"人口红利"更多转化为"健康红利"。

二、研究意义

(一)理论意义

本书有助于认识当前我国城市外来人口的生存状况,更深刻地了解和把握城市外来人口群体的健康状况和现实处境,为精准识别该群体的健康风险提供实证依据,在学理上加深和拓展对城市外来人口群体的认识,丰富和发展城市外来人口健康相关理论的内涵和外延。从可持续生计的理论视角,挖掘城市外来人口健康风险的内在驱动力、关键要素和生成机制,考察城市外来人口健康风险分担的内在机制、作用机理和作用效果,提出基于社会风险管理的概念框架,研究求解城市外来人口健康贫困的新思路,从理论上有助于加深对城市外来人口健康风险生成的内在规律和应对机制的科学认识,开辟弱势群体健康研究的新领域,为城市外来人口健康风险管理研究提供科学的理论基础,为科学合理地解决城市外来人口健康保障问题提供理论依据,丰富新型城镇化以人为本思想的理论基础。本书提出城市外来人口城市融入进程中健康风险预防、缓和及应对策略的理论分析框架,在此基础上构建起个人、社区、市场和政府等多方参与的社会干预模式,为城市外来人口健康风险管理的实践模式和治理路径提供理论基础,为解决城市外来人口健康问题提供新思路,为制定和完善城市外来人口的健康帮扶政策提供启发和新视角。

(二)现实意义

健康是人类生存和发展的最基本的条件,也是衡量一个国家经济发展和社会进步的重要标志之一。规模庞大的城市外来人口的健康不仅关乎其个体生活质量、家庭幸福和宏观社会经济发展,而且也是全面实施健康中国战略的重要一环和持续推进"两个一百年"奋斗目标的内在要求。城市外来人口的健康问题从表面上看是人口空间位移所产生的特殊群体的自身发展问题,实际上还隐含着社会稳定和公平、城乡和区域统筹发展等深层次问题。关注城市外来人口的健康风险,积极改善其健康水平,增进城市外来人口的健康福祉,对于推动城市外来人口城市融入进程和以人为核心的新型城镇化建设具有重要的现实意义;为制定更为有效的、公正的环境与健康政策提供科学依据,对推进健康中国战略与制定相关政策具有重要现实意义;为政府相关部门帮助城市外来人口补齐健康"短板"以维持他们在劳动力市场中的竞争力,为加强城市外来人口健康服务管理的干预、完善城市外来人口健康治理政策提供坚实的科学理论、实证依据和决策依据。

第二节　国内外相关文献综述

近年来,国内外学者对城市外来人口健康风险和干预策略的相关研究日益增多,本书将从不同角度对现有文献进行梳理。本节首先梳理分析了城市外来人口健康风险及其主要影响因素的相关文献资料;其次,从疾病经济负担的角度对健康风险对家庭影响的相关文献进行整理,重点回顾和整理了健康风险干预策略,着重强调了非正式分担机制在健康风险干预中的作用,同时描述了城市外来人口健康风险干预策略的基本情况;最后,对国内外研究进展进行了评述。

一、城市外来人口的健康风险

(一)城市外来人口的健康风险状况

发达国家少有"农民工"现象,但国外关于移民健康理论的研究成果丰硕。移民健康问题研究最早可追溯至 19 世纪早期的流行病学研究。当时,人口在不同国家和地区之间的频繁流动,给一些传染病提供了传播和蔓延的机会。流行病学研究发现,从国外移居美国的人肺结核发病率较高,尤其是在美国的非洲移民中,肝炎、阿米巴病、肺结核等传染性疾病患病较为普遍[①]。在迁移研究中主

---

① Cantwell M F,Snider D E,Cauthen G M,et al,"Epidemiology of Tuberculosis in the United State,1985 through 1992",*JAMA*,Vol. 272,No. 7,1994.

要有两种健康选择机制值得借鉴。

一是"健康移民假说"（health migrant hypothesis），也称为"健康移民效应"，即迁移者的健康状况选择性优于迁出地其他居民和一般人群[①]，而且迁移者的健康状况越好，其迁移距离越远[②]。这主要是由移民输入国的筛选机制和移民的自选择行为导致的，即由于迁移行为过程本身需要克服艰苦环境、适应流入地的工作生活环境以及高强度高体力的劳动等而要具备良好的健康条件。因此，移民比那些迁出地原籍人口更健康，即发生迁移或流动的个体本身存在健康选择效应。这种现象最初发现于加拿大，随后发现在澳大利亚、美国，部分欧洲国家也都存在[③]，而且在婴儿死亡率、人群死亡率、自评健康、日常生活活动能力（activity of daily living，ADL）等不同类别健康指标上亦有所表现。但是，随着移民在迁入地工作和生活时间的延长，在制度和结构性壁垒、社会环境变迁、社会支持缺失、压力增大、职业健康损耗、文化不适等多重因素的冲击下，移民的健康状况会存在一定程度的损耗，移民的健康选择优势逐步减退，最终趋同收敛于迁入地的本地居民的健康状况。这种现象也被称为"流行病学悖论"（epidemiological paradox），这个假说最先由美国学者Karno和Edgerton[④]提出。

二是"三文鱼偏误假说"（salmon bias hypothesis），指在人口迁移过程中，健康状况变差的移民往往无法长期滞留在流入地，基于节省医疗费用和生活成本、寻求社会和家庭支持等方面的原因，这些人更可能回流到原籍地[⑤]。其回流的具体原因可归结为退休、工作压力、职业损害、在流入地获取正规医疗服务的可及性受限或患有严重疾病等。迁移回流的个体往往比在当地生存下

---

① Antecol H，Bedard K，"Unhealthy Assimilation：Why do Immigrants Converge to American Health Status Levels？"，*Demography*，Vol. 43，No. 2，2006.

② Chiswick B Y，Miller P，"Immigrant Selection System and Immigrant Health"，*Contemporary Economic Policy*，Vol. 26，No. 4，2008.

③ Newbold B，"The Short-term Health of Canada's New Immigrant Arrivals：Evidence from LSIC"，*Ethnicity and Heath*，Vol. 3，No. 4，2009.

④ Karno M，Edgerton R B，"Perception of Mental Illness in a Mexican-American Community"，*Arch Gen Psychiatry*，No. 2，1969.

⑤ Palloni A，Arias E，"Paradox Lost：Explaining the Hispanic Adult Mortality Advantage"，*Demography*，Vol. 41，No. 3，2004. Turra C M，Elo I T，"The Impact of Salmon Bias on the Hispanic Mortality Advantage：New Evidence from Social Security Data"，*Population Research and Policy Review*，Vol. 27，No. 5，2008. Ullmann S H，Goldman N，Massey D S，"Healthier before They Migrate，Less Healthy When They Return？The Health of Returned Migrants in Mexico"，*Social Science and Medicine*，Vol. 73，No. 3，2011.

来的个体健康状况更差。迁移和回流现象导致流入地的迁移者健康状况发生人为改善。整体上来看，"健康移民假说"在年轻的迁移人口中发生概率更高，"三文鱼偏误假说"在老年迁移人口中可能更为突出。尽管如此，迁移人口的健康选择效应随着时间推移将趋于消失，逐渐收敛到迁入地居民的平均健康水平[1]。另外，关于健康问题的研究主要包括对本国居民与外国移民之间的健康状况及医疗服务利用的比较研究，以及传染疾病、心理健康、生殖健康等方面。这些研究为我国城市外来人口健康风险研究拓展了理论视野和提供了经验借鉴。

　　总体来看，与西方发达国家针对移民或劳动力的健康研究相比，我国学者对城市外来人口健康问题的研究起步较晚，相关文献报道仍然较少。虽然我国大规模的人口迁移流动始于30多年前，但是有关城市外来人口健康的问题一直没有得到足够的重视，早期主要关注城市外来人口的传染病、生殖健康、职业危害等方面。直到2002年严重急性呼吸综合征（也称"非典"）暴发后，政府和社会公众才认识到人口流动与流行病的关系以及城市外来人口的恶劣生活条件与健康风险的关系，城市外来人口的健康问题才逐渐受到关注[2]，研究内容涉及基本公共卫生服务、职业健康、传染病防治、医疗保险、健康知识等方面。尽管城市提供了更好的健康服务，但城市外来人口由于不具备流入地的户籍，难以享受基本公共卫生服务和医疗保障，其选择十分有限，他们往往处在不安全的生活和工作环境中，再加上健康风险防范意识较差、医疗保障缺乏等原因，导致他们更容易受到疾病的侵袭，身心健康极易受到损害。整体上看，现有研究对象从流动人口、农民工、城市外来人口，逐渐扩展到流动儿童、流动妇女、流动老年人、新生代城市外来人口等。研究数据从地方调查数据、单个城市调查数据逐渐发展到全国性综合调查数据，如中国劳动力动态调查、流动人口动态监测调查、中国健康与营养调查、中国居民收入调查、中国城乡劳动力流动调查等。尽管部分调查项目并非专门针对流动人口而开展，但调查样本中包含了大量城市外来人口，因而在实际研究中得到广泛的使用。

　　从整体上看，早期研究主要是从流行病学和公共卫生领域的角度探讨城市外来人口的健康风险问题。有研究指出，城市外来人口两周患病率普遍偏高，且

---

　　① Lu Y，Qin L，"Healthy Migrant and Salmon Bias Hypotheses: A Study of Health and Internal Migration in China"，*Social Science and Medicine*，Vol. 102，No. 2，2014.

　　② 郑真真、连鹏灵:《劳动力流动与流动人口健康问题》，《中国劳动经济学》2006年第1期。

患病后的及时就诊率较低,两周就诊为 5.45%,年住院率为 1.51%,明显低于当地居民的 17.8% 和 4.62%[1],同时,城市外来人口的慢性病患病情况也不容忽视,在流入地的健康档案建档率较低,健康服务利用明显不足[2]。大部分研究局限于某种疾病或某个健康问题,主要包括传染病和感染性疾病的发病与流行[3]、生产事故与职业危害[4]、生殖健康与孕产妇保健[5]、心理问题与精神疾病[6]、社会适应与社会交往[7]等。2010 年,国家卫生和计划生育委员会发布的全国职业病报告显示,我国职业病新发病例呈逐年攀升的趋势,其中,城市外来人口是职业病主要高发群体,发病人数占总发病人数的 80% 以上。2010 年深圳某公司员工跳楼事件引起社会各界对城市外来人口精神健康问题的广泛关注,城市外来人口常见精神疾病包括精神障碍、精神分裂症、失眠症、抑郁症等。因迁移造成的空间场域转换、社会适应难、经济地位低等都是影响城市外来人口心理健康的重要因素。研究表明,城市外来人口的精神健康水平不仅低于流入地城市居民,甚至低于全国平均健康水平[8],城市外来人口精神疾病的躯体化、强迫症、人际敏感、抑郁和恐惧等方面的问题较为突出[9]。

国际迁移研究发现的"健康移民效应"或"健康选择效应"在我国的人口流动中也得到了验证:我国城市外来人口的健康水平要普遍好于城市居民[10],而且在外流动的人口其健康状况随外出时间、年龄差异变化甚小。与此同时,城市外来

---

① 纪颖、袁雁飞、栗潮阳等:《流动人口与农村青年人口健康状况及卫生服务利用的比较分析》,《人口学刊》2013 年第 2 期。

② 岳经纶、李晓燕:《社区视角下的流动人口健康意识与健康服务利用——基于珠三角的研究》,《公共管理学报》2014 年第 4 期。

③ 潘国庆、李勤学、张宏等:《流动人口将成为急性肠道传染病控制的重要对象》,《中国公共卫生管理》1995 年第 3 期。

④ 刘林平、万向东、吴玲:《企业状况、认知程度、政府监督与外来工职业病防治——珠江三角洲外来工职业病状况调查报告》,《南方人口》2004 年第 4 期。

⑤ 宋月萍、李龙:《新生代农民工婚恋及生殖健康问题探析》,《中州学刊》2015 年第 1 期。

⑥ 黄四林、侯佳伟、张梅等:《中国农民工心理健康水平变迁的横断历史研究:1995—2011》,《心理学报》2015 年第 4 期。

⑦ 田北海、耿宇瀚:《农民工与市民的社会交往及其对农民工心理融入的影响研究》,《学习与实践》2013 年第 7 期。

⑧ Shen J,"Struck in the Suburs? Socio-Spatial Exclusion of Migrants in Shanghai", Cities,No. 60,2017.

⑨ 胡荣、陈斯诗:《影响农民工精神健康的社会因素分析》,《社会》2012 年第 6 期。

⑩ 齐亚强、牛建林、威廉梅森等:《我国人口流动中的健康选择机制研究》,《人口研究》2012 年第 1 期。

人口在迁移过程中,健康状况较好的人更倾向于长期留在流入地城市,甚至可能把家人接到城市一起生活,而健康状况不佳降低了外出务工劳动供给时间,那些健康状况明显变差的城市外来人口无法长期停留在流入地,出于节约医疗开支费用和生活成本、寻求社会保障和家庭支持等方面的考虑,他们可能会回流到流出地,这种现象即是前面所讲的"三文鱼偏误假说"[①]。这一现象造成当前在城市工作的农村流动人口与城市本地户籍人口相比看上去并未出现更为严重的健康损耗的假象[②],这种局面意味着农村老家是一个输出健康、输入伤病之所。不管是基于某个时点的截面调查数据,还是全国性的追踪调查数据,都说明乡—城迁移导致城市外来人口的健康状况存在恶化趋势,在赚取劳动收入的过程中城市外来人口需要面对更多的健康威胁,甚至要承受更多的健康损耗,其健康不平等状况也可能进一步恶化。同时也证明了"健康悖论"在乡—城人口流动中是确实存在的[③]。这种以攫取农村廉价劳动力为主要目的的人口迁移模式,尽管在一定程度上改善了城市和农村之间在收入等经济方面不平等的状况,但却加剧甚至恶化了健康获得和健康风险上的不公平,增加了城市外来人口的健康脆弱性,同时这种健康不平等的形成和积累往往表现得更具隐秘性。最终,这一社会后果将疾病负担等健康风险在相当程度上由城市转嫁到农村,其结果是加重了原本紧张的基层医疗卫生资源供求关系。

(二)城市外来人口健康风险的影响因素

城市外来人口是一个极具异质性的群体,健康的影响因素也极其复杂。综合现有研究来看,城市外来人口的健康主要受到内在个体因素和外在结构性因素共同作用,结构性因素制约更为明显。个体因素包括性别、年龄、婚姻、受教育程度、收入、营养摄入以及社会支持和文化观念等内在属性,而外在结构性因素涉及工作环境、居住条件、医疗保障和政策环境等多维要素。城市外来人口的内在个体因素与结构性制约因素互嵌于整个生命历程之中,并随着迁移流动时间变化呈现不同的健康轨迹[④]。国内对城市外来人口健康的影响因素进行比较全

①　Nauman E, Vanlandingham M, Anglewicz P, et al, "Rural-to-Urban Migration and Changes in Health among Young Adults in Thailand", *Demography*, Vol. 52, No. 1, 2015.

②　周小刚、陆铭:《移民的健康:中国的成就还是遗憾》,《经济学报》2016年第3期。

③　苑会娜:《进城农民工的健康与收入——来自北京市农民工调查的证据》,《管理世界》2009年第5期。

④　汪斌:《中国流动人口健康研究:理论基础、实证进展与前瞻思考》,《兰州学刊》2020年第1期。

面系统分析的研究并不多见，早期的研究侧重于考察个体社会人口学因素对健康的影响，随着研究的深入，劳动权益、社会排斥、歧视、社会资本等影响城市外来人口健康的研究逐渐得到重视。影响城市外来人口健康的主要因素有以下几方面。

1. 迁移经历

迁移是一种复杂的社会现象，往往会造成家庭分离、婚姻不稳定，尤其是长距离的迁移会对城市外来人口的健康产生显著的负面影响。迁移流动导致城市外来人口的生活方式、生活环境、社会交往，甚至饮食习惯等发生不同程度的变化，还要脱离原有的乡土社会网络，在流入地又缺乏应有的社会支持，对城市外来人口的身心健康将造成不同程度的影响①。尤其是跨越行政区域、长距离的迁移，城市外来人口要付出更多的劳动代价和迁移成本。有研究发现，从跨省流动到省内跨市流动，再到市内跨县流动，流动人口的心理健康状态是逐层下降的②。医疗保障、相对收入剥夺也会因迁移流动距离或地区分割存在较大差异，对城市外来人口健康造成不同程度的影响③。

2. 收入水平

收入是影响城市外来人口健康的重要因素之一。收入与健康还存在循环作用机制。有研究显示，城市外来人口个人收入的获得会带来一定程度的健康损耗或在健康方面付出一定的代价④。收入不仅直接影响健康，而且也会间接影响健康。收入通过影响生活方式、居住条件及医疗服务利用率等间接影响健康状况。收入水平越高，越能够满足城市外来人口的卫生保健需求。另外，有学者从收入不平等角度提出了相对剥夺假说、收入贫困假说、绝对收入假说等，个体层面的收入劣势会使其遭受身体方面的相对剥夺，直接或间接影响城市外来人口的健康水平⑤。

---

① 牛建林：《人口流动对中国城乡居民健康差异的影响》，《中国社会科学》2013 年第 2 期。

② 秦立建、王震、蒋中一：《农民工的迁移与健康——基于迁移地点的 Panel 证据》，《世界经济文汇》2014 年第 6 期。

③ 成前、李月：《教育水平、相对剥夺与流动人口健康》，《云南财经大学学报》2020 年第 11 期。

④ 周菲：《城市农民工收入与健康：职业地位的影响》，《经济论坛》2009 年第 22 期。

⑤ 杨晶、邓大松：《农村流动劳动力健康影响因素分析》，《华南农业大学学报（社会科学版）》2021 年第 3 期。

3. 受教育程度

教育也是影响城市外来人口健康的重要因素之一[①]。通过教育积累的人力资本将有助于获得更为舒适的工作环境和更加优越的工作岗位,从而避免从事危险劳作所带来的健康损耗。其次,教育通过获取更多的健康相关知识,形成良好的生活习惯,避免形成饮酒和吸烟等不良健康生活习惯。另外,更高的受教育水平意味着能更有效地获取医疗保健服务,带来更高的个体医疗服务利用效率,进而得到更多健康资本[②]。

4. 居住条件

居住条件也是影响城市外来人口健康的重要社会因素之一,住房拥挤、公共设施不佳、通风采光不好、室内环境污染、居住不稳定等不利居住条件都可能损害城市外来人口的健康[③]。住房常常被作为代表个体社会声望和社会经济地位的重要指标,拥有住房产权意味着生活满足感、幸福感和来自家庭的安全感。房屋楼层、住房拥挤、位置和类型也与抑郁、焦虑等心理疾病有密切关联[④]。住房所在社区也与健康有紧密关系,社区贫困与失序、公共设施缺乏、居住隔离等都有可能对城市外来人口健康造成负面的影响[⑤]。

5. 工作环境

受到劳动力市场二元分割以及自身知识、受教育程度、技能水平等方面的限制,城市外来人口更多地集中在行业低端、收入水平低、工作时间长、劳动强度大、工作环境差、危险系数高、职业病多发以及本地人不愿意从事的劳动密集型工作岗位或体力性劳动。为了追求更多的收入,不少城市外来人口承担了城市里大量苦、险、脏、累的工种和岗位,无形之中增加了健康风险,对健康造成长期

[①]　黄乾:《教育与社会资本对城市农民工健康的影响研究》,《人口与经济》2010年第2期。

[②]　成前、李月:《教育水平、相对剥夺与流动人口健康》,《云南财经大学学报》2020年第11期。

[③]　王桂新、苏晓馨、文鸣:《城市外来人口居住条件对其健康影响之考察——以上海为例》,《人口研究》2011年第2期。

[④]　Wilkinson D, *Poor Housing and Health : A Summary of Research Evidence*, Edinburgh:The Scottish Office,Central Research Unit,1999.

[⑤]　俞林伟、朱宇:《社会融合视角下流动人口的生活满意度及其代际差异——基于2014年流动人口动态监测数据的分析》,《浙江社会科学》2017年第10期。

且累积性的负面影响。有研究指出,城市外来人口劳动权益受损较为突出[1],尤其是超时劳动、不良工作环境和强迫劳动等劳动权益损害将显著影响城市外来人口的健康状况[2]。

6. 生活方式

城市外来人口的健康也与睡眠时间、健康相关的支出、是否定期体检等健康行为因素有关。城市外来人口大多进入低技能、收入微薄、劳动强度大的次属劳动力市场,劳动时间长而休息时间却较少,有限的经济收入限制了他们在健康方面的经济投入,这些客观现实都会间接影响城市外来人口的健康状况[3]。同时,城市外来人口在迁移过程中,逐步适应了流入地文化,生活方式和行为观念可能会发生改变,有可能养成嗜烟、酗酒、久坐等不健康习惯,以及缺乏健康行为和健康的生活方式,这些都有可能导致健康状况恶化。另有研究显示,压力加剧也是城市外来人口不健康生活方式的主要诱因[4]。

7. 医疗资源可支付性

由于收入水平有限,受教育程度低,难以应付烦琐复杂的医疗保险投保及报销流程,造成医疗资源可及性障碍,尤其是异地报销、医疗费用需要垫付等烦琐手续抑制了城市外来人口常规性医疗服务的可及性[5]。许多地区还发生城市外来人口由于看不起病而延误治疗以及需住院但放弃住院的情况,导致健康状况不断恶化[6]。出于经济的考虑,不少城市外来人口被迫选择到私人诊所,甚至无证诊所就诊治疗,这一现象将带来较大的健康风险,严重者甚至危及生命。

8. 社会支持网络

社会支持网络主要包括社会网络、信任和规范等。信任和规范有助于增强社会网络的紧密程度。社会支持网络具有向其成员提供工具性、情感性和社会

---

① 吴炜、陈丽:《农民工劳动权益状况的性别差异分析——长三角、珠三角农民工调查》,《青年研究》2014 年第 1 期。

② 朱玲:《农村迁移工人的劳动时间和职业健康》,《中国社会科学》2009 年第 1 期。

③ 朱胜进、唐世明:《新生代农民工身心健康状况及对策与"用工荒"关系分析》,《浙江学刊》2011 年第 6 期。

④ 梁樱、侯斌、李霜双:《生活压力、居住条件对农民工精神健康的影响》,《城市问题》2017 年第 9 期。

⑤ 周钦、秦雪征、袁燕:《农民工的实际医疗服务可及性——基于北京市农民工的专题调研》,《保险研究》2013 年第 9 期。

⑥ 宋静、冷明祥、孟凡迪等:《南京市农民工卫生服务利用的调查研究》,《中国初级卫生保健》2010 年第 5 期。

交往支持的功能,被认为是一种保护机制,在城市外来人口心理健康上发挥重要作用[1]。迁移流动导致城市外来人口脱离原有的乡土社会网络,又缺乏应有的社会支持,对城市外来人口的身心造成不同程度的影响。研究表明,城市外来人口在迁入地的社会资本越多,所获得的社会网络越广,通过社会适应、身份认同和社会参与等路径提升其在社会网络和社会结构中获取资源的能力,精神健康状况可能越好,而缺少社会交往将直接影响城市外来人口的精神健康,有可能引发一系列心理健康问题[2]。

此外,语言掌握能力、跨文化差异、群体差异、城乡户籍制度等因素对城市外来人口的健康也有重要影响[3]。

二、疾病对家庭的影响

(一)疾病经济负担的研究

健康风险是当前人们面临的主要风险之一,当疾病所产生的高额医疗费用支出超出家庭的可支付能力时,就会造成贫困,即所谓"因病致贫"和"因病返贫"现象。现有文献主要从疾病的经济成本和医疗支出角度考察居民的疾病经济负担。研究发现,医疗卫生费用支出已经成为继家庭食物支出、教育支出后的第三大消费支出,疾病经济负担不仅表现为疾病所产生的医疗费用支出,而且包括患者劳动时间损失和照料者等其他人员的陪护时间损失所产生的机会成本。Mead[4]估算了坦桑尼亚艾滋病病毒感染者的疾病直接经济成本为 2462～5316 美元;Sauerborn 等[5]分别估计了埃塞俄比亚和布基纳法索农村病人的月

---

① 吴敏、段成荣、朱晓:《高龄农民工的心理健康及其社会支持机制》,《人口学刊》2016年第 4 期。

② Qiu P, Caine E, Yang Y, et al, "Depression and Associated Factors in Internal Migrant Workers in China", *Journal of Affective Disorders*, Vol. 134, No. 1-3, 2011.

③ 王婷、李建民:《跨文化流动与健康——基于 CLDS 数据的实证研究》,《人口学刊》2019 年第 1 期。

④ Mead O, *The Macroeconomic Impact of AIDS in Sub-Saharn Afica*, The Wold Bank, 2001.

⑤ Sauerborn R, Adams A, Hien M, "Household Strategies to Cope with the Economic Cost of Illness", *Social Science and Medicine*, Vol. 43, No. 3, 1996.

均疾病直接成本为 13.64 美元和 8.27 美元。蒋远胜等[①]基于四川省 300 户农户的估算得出直接疾病成本为 3653 元，为农户年收入的 29%，其中时间成本占 44.7%，经济成本占 55.3%。陈玉萍等[②]基于湖北贫困县 2006—2007 年的调查数据发现，农户大病平均经济成本为 5579 元/年，其中时间成本占 60%，贫困家庭人均经济成本要明显高于非贫困家庭。陈玉萍[③]的另一项研究显示，农户大病经济成本超过 8000 元/年，贫困农户要面临更大的经济成本和大病风险。疾病除了带来经济负担外，还会对个人及家庭成员造成心理负担或心理损失。这种负担既有现实的、经济上的，又包括情感上的，特别是长期照料患病成员会造成照料者情绪低落，从而给家庭生活带来消极影响[④]。

(二)疾病的影响研究

关于疾病对个人及家庭造成的多方面影响，受到了学术界的重视，国内外学者从不同角度对其进行了研究。首先，疾病对家庭收入能力造成多方面的不利影响，主要表现在患者因治疗疾病花费的经济损失，患者因疾病而暂时丧失劳动能力和家庭成员因照护患者丧失劳动时间，从而对家庭收入造成影响。全国第三次卫生服务调查报告显示，农村居民两周患病卧床率为 37.6%，休工率为 37.5%[⑤]。张车伟[⑥]基于 6 个国家级贫困县的调查数据估计出农村劳动力因疾病损失的工作时间将带来种植业收入减少 2300 元/月，甚至无收入。海闻等[⑦]指出大病影响患者自身的劳动时间平均为 17.9 个月，大病冲击对家庭人均收入的平均边际影响为 5%～6%，而且在长期内影响农户，持续时间为 14～15 年。很多住院患者往往有几个月甚至一整年都不能正常劳动，而且住院期间需要家

① 蒋远胜、肖诗顺、宋青锋：《家庭风险分担机制对农村医疗保险需求的影响——对四川省的初步调查报告》，《人口与经济》2003 年第 1 期。

② 陈玉萍、李哲、丁士军：《贫困地区农村劳动力大病经济成本分析》，《中国农村经济》2008 年第 11 期。

③ 陈玉萍：《贫困地区农户大病风险及其经济成本分析》，《农业经济问题》2010 年第 10 期。

④ Lowyck B，"A Study of the Family Burden of 150 Family Members of Schizophrenic Patients"，*Eur Psychiatry*，Vol. 19，No. 7，2004.

⑤ 卫生部统计信息中心：《中国卫生服务调查研究——第三次国家卫生服务调查分析报告》，中国协和医科大学出版社 2004 版。

⑥ 张车伟：《营养、健康与效率——来自中国贫困农村的数据》，《经济研究》2003 年第 1 期。

⑦ 海闻、高梦滔、姚洋：《大病风险对农户影响深远》，《社会保障制度》2004 年第 4 期。

属陪护照顾。Schultz 等[①]研究发现，每增加一个伤残日，将分别导致科特迪瓦和加纳工人 10％和 11.7％的生产率损失。高梦滔等[②]对广东、浙江、湖南等省份的调查数据进行分析后发现，大病冲击导致农村居民人均纯收入下降 5％～6％，而且削弱了整个家庭长期的收入能力，其负面影响可以持续 15 年甚至更长时间。疾病对贫困家庭来说更是灾害性的，通常要花费家庭年收入的 10％甚至更多[③]。其次，疾病不仅影响农村居民收入，而且对家庭消费也会带来持续影响，对贫困农村居民而言，大病要花费 8 年左右的时间才能恢复到大病前的消费水平，花费将近 10 年的时间才能恢复到大病前的生产经营投入水平[④]。再次，疾病还影响家庭的人力资本投资，疾病增加了家庭经济开支，减少子女教育的投入，甚至造成未成年子女辍学或提前外出打工，妨碍子女人力资本的积累，最终使得子女因受教育缺乏而在未来竞争中处于不利地位，影响子女的收入获取能力[⑤]。最后，疾病也会影响家庭社会交往，可能造成邻里社会交往减少和社会排斥增加。

三、健康风险干预策略

人在一生总会面临包括健康风险在内的各种风险冲击，人们在日常生活中设计出多种策略来应对健康风险冲击。这些风险处理策略体现了人类的生存智慧，在一定程度上起到了防范、缓解和抵御健康风险冲击的作用。现有健康风险的研究主要集中在农村居民健康风险干预策略。健康风险是农户遭遇的最严重风险之一，风险分担往往是农村居民在既有约束条件下所做的最优选择方式，这是我国农村居民几千年来应对风险所积累的制度知识[⑥]。农户风险处理策略是指在宏观社会经济环境下，以自身拥有的各种社会和经济资源为基础，通过市场的以及组织和制度的方式，采取一系列活动来保障家庭生计安

---

①　Schultz T，Tansel A，"Wage and Labor Supply Effects of Illness in Cote D'Ivoire and Ghana：Instrument Variables Estimating for Day Disabled"，*Journal of Development Economics*，Vol. 53，No. 2，1996.

②　高梦滔、姚洋：《健康风险冲击对农户收入的影响》，《经济研究》2005 年第 12 期。

③　洪秋妹：《健康冲击对农户贫困影响的分析》，经济管理出版社 2012 版。

④　高梦滔、姚洋：《健康风险冲击对农户收入的影响》，《经济研究》2005 年第 12 期。

⑤　孙昂、姚洋：《劳动力的大病对家庭教育投资行为的影响——中国农村的研究》，《世界经济文汇》2006 年第 1 期。

⑥　陈传波、丁士军：《中国小农户的风险及风险管理研究》，中国财政经济出版社 2005 版。

全。根据 Holzmann 和 Jorgensen 提出的社会风险管理框架,健康风险干预策略分为预防风险策略、缓和风险策略和应对风险策略。按照风险损失发生与否,可以将风险处理策略分为"事前"和"事后"处理策略[①]。此外,还可从消费平滑策略和收入平滑策略分析风险干预策略。

(一)预防风险策略

预防风险策略属于"事前"策略的重要组成部分,主要起到降低健康风险发生概率的作用,重点在于从整体上减少负性健康事件发生的概率,主要包括失能、重大疾病以及早死等。由于预防风险策略的范围十分广泛,现有文献集中对此报道还比较少,接种疫苗、实施饮用水安全工程、清洁取暖、农村厕所改造、养成良好卫生习惯等改善公共卫生的服务措施都以减少疾病为目的,都可视为预防健康风险的策略。在我国农村地区,儿童接种疫苗覆盖面、安全饮用水设施使用率均超过 80%,健康教育普及率也有 40%[②]。蒋远胜等[③]对四川农户调研发现,健康的生活方式、清洁卫生的食品、坚持运动、不从事高空风险作业等都是农户事前防范健康风险的策略选择。李哲等[④]对湖北两个贫困县调查后认为,保持健康的生活方式、清洁的卫生环境和了解正确的健康知识是农户预防大病风险的主要措施,具体包括不吸烟、参与预防性医疗(疫苗接种、例常体检等)、使用卫生厕所、加强对艾滋病的认知和防范等。除以上措施之外,马敬东等[⑤]认为,保障家庭成员的营养和休息也是贫困农户预防健康风险策略的一种方式。

(二)缓和风险策略

同预防风险策略一样,缓和风险策略也是"事前"策略的重要组成部分,作用于健康风险发生之前,其区别在于缓和风险策略主要是减少健康风险的潜在影响,是通过非正式和正式的风险分担机制共同发挥作用。其中,收入多样

---

① 丁士军、陈传波:《农户风险处理策略分析》,《农业现代化研究》2001 年第 6 期。

② 朱玲:《农村健康教育和疾病预防》,《中国人口科学》2002 年第 5 期。

③ 蒋远胜、肖诗顺、宋青锋:《家庭风险分担机制对农村医疗保险需求的影响——对四川省的初步调查报告》,《人口与经济》2003 年第 1 期。

④ 李哲、陈玉萍、丁士军等:《农户处理大病风险及其经济损失的策略——基于湖北贫困县的研究》,《管理评论》2009 年第 10 期。

⑤ 马敬东、张亮、张翔等:《农村贫困家庭户主健康风险认知与行为分析》,《中国卫生经济》2007 年第 5 期。

化是缓解健康风险冲击的一种普遍使用的策略,通过从事多种的收入活动平滑风险带来的收入损失,具体有家庭经验性收入、工资性收入、转移性收入、财产性收入等形式。农户采取大病早治、小病自我治疗等举措,或在进城打工时让雇主承担意外事故风险等非保险转移的措施都可作为缓和健康风险的策略①。有研究指出,个人自我保健能力的提升或许是减少健康风险潜在影响的一种可行途径,可以在一定程度上避免健康风险带来的经济损失,但这种方法对改善不良健康状态的效果有限②。目前缓和健康风险的主要策略为风险分担,分为正式的和非正式的健康保障,其中,参加医疗保险是一种正式的健康保障形式,可以视为缓解疾病风险的一种重要策略,可以让大规模的人群从中获益,从而降低了相关风险;非正式的健康保障主要包括扩展家庭的健康风险分担机制,具有信息不对称、形式不一且隐匿性等特点。另外,就医治病也可视为缓解健康风险的策略之一,也是农村居民抵御大病风险时重要的"事前"风险缓解策略之一③。

(三)应对风险策略

应对风险策略属于"事后"策略,是指健康风险发生后消化风险损失和减少风险影响的一系列措施。已有研究认为,农户预防和缓解健康风险的策略是十分有限的④,一旦健康风险损失发生,农户不得不采取各种"事后"的应对风险策略,而且往往要付出更高的机会成本。国内外学者主要从家庭内部、扩大的家庭范围和社区总结了农户应对健康风险的策略⑤,主要包括使用现金和储蓄、向亲戚朋友借款、向银行借贷、出售牲畜等生产资料、亲友赠与等应对经济成本的策略,以及改变土地的经营模式、家庭内部劳动力替代、雇用其他劳动力、接受社区

---

① 蒋远胜、肖诗顺、宋青锋:《家庭风险分担机制对农村医疗保险需求的影响——对四川省的初步调查报告》,《人口与经济》2003年第1期。

② 马敬东、张亮、张翔等:《农村贫困家庭健康风险管理中非正式分担机制分析》,《医学与社会》2007年第5期。

③ 冯黎、陈玉萍、吴海涛:《农村居民大病就诊行为的实证分析:来自贫困县的证据》,《农业技术经济》2009年第3期。

④ 李哲、陈玉萍、丁士军:《贫困地区农户大病风险及其处理策略研究(一)》,《生态经济》2008年第6期。

⑤ Sauerborn R, Adams A, Hien M, "Household Strategies to Cope with the Economic Cost of Illness", *Social Science and Medicine*, Vol. 43, No. 3, 1996. 李哲、陈玉萍、丁士军等:《农户处理大病风险及其经济损失的策略——基于湖北贫困县的研究》,《管理评论》2009年第10期。

提供的免费帮助等应对时间成本的策略。现有的文献也指出，健康风险的应对策略主要关注针对疾病的经济成本，却不重视针对时间成本的应对策略[①]，所以，已有的研究主要针对疾病发生后的医疗费用筹资进行考察。Sauerborn 等[②]基于布基纳法索农村的调查发现，农民在面临健康风险时并非消极应对疾病成本，相反，他们会积极采取措施来降低风险的损失。Mcintyre 等[③]研究指出，利用现金和存款、变卖资产、减少食物消费和向亲朋借贷是农户较为常见的疾病应对措施。Sauerborn 等[④]认为，户内劳动力替代是弥补患者劳动力受损的主要策略，而出售牲畜是应对医疗费用的主要策略。这些策略对家庭的消费水平、经济负担和长期的发展能力造成不同程度的影响，具体影响见表 0-1。

表 0-1 健康风险应对策略的机会成本

应对策略	短期或长期的可能影响
出售生活性资产	导致将来更大的生计脆弱性
出售生产性资料（如牲畜、农具等）	丧失今后的谋生之道，导致贫困
提前出院或转诊	增加发病率或死亡率
减少食物支出	营养不足，更容易生病
减少必要的投资（如健康、教育、农业等）	将来的健康危害，未来收入能力下降，未来农业产量减少
子女辍学、外出打工	阻碍子女人力资本积累，未来收入能力下降
亲友借贷	偿还债务影响今后的消费和投资，导致贫困

① 蒋远胜、Braum J V：《中国西部农户的疾病成本及其应对策略分析》，《中国农村经济》2005 年第 11 期。

② Sauerborn R，Adams A，Hien M，"Household Strategies to Cope with the Economic Cost of Illness"，*Social Science and Medicine*，Vol. 43，No. 3，1996.

③ Mcintyre D，Thiede M，Dahlgren G，et al，"What Are the Economic Consequences for Households of Illness and of Paying for Health Care in Low-and Middle-Income Country Context"，*Social Science and Medicine*，Vol. 62，No. 4，2006.

④ Sauerborn R，Adams A，Hien M，"Household Strategies to Cope with the Economic Cost of Illness"，*Social Science and Medicine*，Vol. 43，No. 3，1996.

(四)非正式分担机制

高昂的组织成本和代价使得农户在其生活的社区中很难形成正规的健康风险分担机制,其分担健康风险的办法更多是非正式的。李哲等①对湖北贫困县的调查表明,贫困地区农户预防和缓解大病的策略十分有限,主要依赖自身社会资源、扩展家庭和社区资源。蒋远胜等②基于四川农村的调查数据发现,家庭和亲友组成的"扩大的家庭"在疾病成本应对中发挥重要作用。正式保障制度的缺位和传统文化的影响,为非正式风险分担机制的形成提供了较大的发展机遇。非正式风险分担成为大部分贫困农户应对风险的主要方式,甚至对正式风险分担机制产生一定的替代或排斥作用③。在正规保险市场尚不完善的发展中国家广袤的农村地区,贫困人口抵御风险冲击在很大程度上只能依赖相互搀扶式的民间社会网络,它是抵御风险、减轻冲击伤害的最后屏障。对于非正式风险分担的关注和研究始于人类学家和社会学家,他们在东南亚首先发现了农民之间的非正式保险,非正式的风险分担机制普遍存在于许多发展中国家的农村地区④。农户家庭发生大病风险后,除了自我保障、土地保障等以外,积极寻求家庭、扩大的家族、社区等社会支持网络来获得必要的支持,如资金、生产、生活、精神等多方面的援助来应对疾病风险⑤。非正式风险分担机制是建立在互惠互利的基础上的,往往存在于由亲朋好友构成的网络之中,成员之间比较熟悉,彼此相互信任。但是,随着市场经济体制的进一步发展和完善,原有以家庭为单位的分担机制受到了前所未有的挑战,非正规机制临时性、有限性、不确定性等特征日益暴露,迫切需要来自正规机制的帮助和支持。正式风险分担机制主要来自以市场为基础的活动和以政府提供的公共政策。当然还包括部分农村居民购买商业保险,以此来分摊家庭内部积累的各种可能风险。

---

① 李哲、陈玉萍、丁士军:《贫困地区农户大病风险及其处理策略研究(一)》,《生态经济》2008 年第 6 期。

② 蒋远胜、Braum J V:《中国西部农户的疾病成本及其应对策略分析》,《中国农村经济》2005 年第 11 期。

③ 陈传波:《农户风险与脆弱性:一个分析框架及贫困地区的经验》,《农业经济问题》2005 年第 26 期。

④ Udry C,"Credit Market in Northern Nigeria:Credit as Insurance in a Rural Economy", *World Bank Economic Review*,No. 3,1990.

⑤ 乔勇:《农户疾病风险应对中的支持网研究》,《求索》2012 年第 6 期。

（五）城市外来人口健康风险干预策略

作为中国经济社会转型中的特殊群体，大部分城市外来人口在由农村迁移流动到城市、由传统农业部门进入现代工业部门的过程中，面临失业、工伤、疾病、伤害等各种风险挑战，可能需要他们付出巨大的初始成本。面对风险冲击，城市外来人口通常采取多种策略来降低风险的不利影响，平滑自身消费。城市外来人口对健康风险的处理策略一般有动用预防性储蓄、向亲朋好友借钱、借高利贷、减少日常消费、医疗保险索赔、让子女退学、延长劳动时间和增加劳动强度、出售（抵押）资产、向银行机构贷款、依靠政府救助等。有学者将减少日常消费、让子女退学和不舍得看病归为消费缓冲，将延长劳动时间、增加劳动强度和预支工资收入归为收入缓冲，将动用预防性储蓄、出售（抵押）资产归为资产缓冲，将向银行机构借贷列为正规信贷，将医疗保险索赔和依靠政府救助归为正式社会支持，将借高利贷和向亲朋好友借钱归为非正式社会支持[①]。其中，消费缓冲、收入缓冲、资产缓冲和非正式社会支持被认为是高成本风险应对策略，其余列为低成本风险应对策略[②]。事实上，城市外来人口在遭遇健康风险冲击后，最主要的两种应对策略是动用现金储蓄和向亲朋好友借钱等非正规风险规避机制。家庭收入越高的城市外来人口越有可能通过动用储蓄，而非减少开支、借贷或求助他人等策略来应对健康风险；家庭劳动力数量越多，家庭负担越重的城市外来人口越有可能通过寻求借贷来应对健康风险[③]。健康状况较差的城市外来人口还倾向于求助政府医疗救助和医疗保险。市民化程度越高的城市外来人口越倾向于采取正规信贷的策略来应对风险，例如正规金融机构的贷款和保险等。

按照 Holzmann 等提出的社会风险管理框架，以下介绍城市外来人口常见的健康风险处理策略。

1. 健康知识普及和健康教育

获取健康知识和培育健康行为是短期内迅速改善城市外来人口健康水平的

---

① 邰秀军、李树茁、李聪等：《中国农户谨慎性消费策略的形成机制》，《管理世界》2009年第7期。

② 陈良敏、丁士军、刘国顺：《收入不平等对进城农民工风险应对策略的影响》，《华中农业大学学报（社会科学版）》2020年第1期。

③ 冯伟：《城市化进程中农民工风险管理策略研究：基于北京市的实证分析》，《兰州学刊》2009年第6期。

重要途径。健康知识的普及和健康行为的养成对城市外来人口预防健康风险具
有重要作用。但是,事实上城市外来人口健康知识平均知晓率为 66.1%,健康
行为平均形成率为 57.1%,与当地居民存在很大差距①。健康知识普及中以生
殖与避孕、营养健康、艾滋病防治等知识传授为主,涉及职业风险与危害方面的
知识较为短缺②。针对城市外来人口的健康风险问题,全国各地尝试推出健康
档案制度和健康教育举措来探索、改善城市外来人口健康资源和服务供给。健
康档案能够追踪城市外来人口健康信息并提供及时有效的健康服务,但是目前
只有 33.1% 的城市外来人口在社区建立了健康档案,健康档案建档率也远低于
户籍人口③。有研究指出,目前户籍制度管理机制不健全,服务投入不足,阻碍
了城市外来人口享有健康档案等基本公共卫生服务④。

2. 预防性储蓄

根据流动性约束理论,储蓄是一种风险规避的预防性行为。在跨时期消费
中因无法通过外部融资的方式获得流动性支出,居民不得不自发储蓄,以防范未
来的不确定性。对城市外来人口来说,外出务工充满风险挑战,职业的不稳定、
未来收入预期的不确定、职业伤害的可能性等城市生活的不安全因素使其非常
理性地选择自我保障,有着强烈的预防性储蓄动机和偏好,甚至将储蓄汇款回
家,作为未来平滑消费的手段,用于子女教育、赡养老人、购买家具和新建房屋
等⑤。有研究发现,在发生健康风险时,城市外来人口动用现金和储蓄的比例要
高于其他社会成员⑥。因此,为了多积攒一些收入积蓄,大部分城市外来人口一
般都节衣缩食,找最便宜的住所,吃最节省的食物,尽量压缩那些不必要的开支,
生病后能忍则忍,千方百计降低在外打工的经济成本⑦,以实现个人消费的最小

---

① 和红、智欣:《新生代农民工健康知识与健康行为调查》,《中国健康教育》2011 年第
10 期。

② 杨博、张楠:《陕西省流动人口健康知识水平与影响因素》,《西北人口》2018 年第
6 期。

③ 范宪伟:《流动人口健康状况、问题及对策》,《宏观经济管理》2019 年第 4 期。

④ 段丁强、应亚珍、周靖:《促进我国流动人口基本公共卫生服务均等化的筹资机制研
究》,《人口与经济》2016 年第 4 期。

⑤ 吴文峰、王建琼:《农民工储蓄与消费动因及效应实证分析》,《西安交通大学学报(社
会科学版)》2013 年第 4 期。

⑥ 郑振明、罗建、牛力等:《重大疾病对农民工的影响及个体应对策略研究进展》,《中国
社会医学杂志》2019 年第 2 期。

⑦ 王曼:《北京农民工消费额与储蓄选择——基于实证基础上的理论研究》,《北京工商
大学学报(社会科学版)》2005 年第 6 期。

化和家庭效益的最大化。

3. 医疗保险

医疗保险作为重要的社会保障政策,是调节收入差距和政策扶贫的重要工具,公平的医疗保险制度具有收入再分配功能。大部分城市外来人口从事的职业、居住的环境都面临较高的健康风险,医疗保险成为他们分摊健康风险的重要制度安排,以此来降低因健康风险带来的收入波动。由于较强的流动性,外出务工缺乏合同保障,多数城市外来人口在户籍地参保新农合,但新农合自身有非携带性特征。即使现在城镇劳动力市场的正规化增加了城市外来人口参保城镇医疗保险的比例,但参加不同的医疗保险,城市外来人口能够享受的报销比例和住院费用自费的比例并不相同。此外,现行医疗保险制度存在属地管理特征,转移接续存在诸多不足,异地就医报销手续繁杂,条件限制苛刻,这些不利因素使得在户籍地参加新农合的城市外来人口在就医选择上面临一定困境[1],无论是选择在户籍地还是选择在非户籍地就医,都需要付出额外的时间成本和经济成本,造成部分城市外来人口选择重复参保来应对流动性的问题,甚至有部分城市外来人口认为参保收益低于保费金额而放弃参保。有研究发现,即使不需要保费的上海在实施城市外来人口医疗保险后,也只有36.5%的城市外来人口参保,仍然有16.7%的城市外来人口没有任何保险,由此导致潜在的高医疗成本限制了城市外来人口获取卫生服务[2]。有研究指出,新农合没有提高城市外来人口的预防性和常规性医疗服务利用率,而城市医疗保险则显著提高了城市外来人口参加健康体检等预防性医疗服务的比例[3],城市医疗保险有助于缓解城市外来人口疾病冲击下的医疗负担[4],但作用效果显著小于本地户籍人口[5]。异地报销和医疗费用垫付制度是降低城市外来人口常规性医疗服务可及性的主要原因,相反,医疗费用不需要垫付或者不需要回户籍地报销能有效促进城市外来

---

[1] 周钦、刘国恩:《医保收益性的户籍差异——基于本地户籍人口和流动人口的研究》,《南开经济研究》2016年第1期。

[2] Zhao D, Rao K, Zhang Z, "Coverage and Utilization of the Health Insurance among Migrant Workers in Shanghai, China", *Chinese Medical Journal*, Vol. 124, No. 15, 2011.

[3] Zhang F, Shi X, Zhou Y, "The Impact of Health Insurance on Healthcare Utilization by Migrant Workers in China", *International Journal of Environmental Research and Public Health*, Vol. 12, No. 6, 2020.

[4] 沈政、李军:《农民工医疗支出影响因素的实证分析——基于全国3078个农民工的调查数据》,《东岳论丛》2015年第12期。

[5] 周钦、刘国恩:《医保收益性的户籍差异——基于本地户籍人口和流动人口的研究》,《南开经济研究》2016年第1期。

人口生病后到医疗机构就诊,降低自我医疗的可能性。

4. 筹资借贷

由于在城市中处于边缘化状态,大多数城市外来人口缺少信用担保和抵押品,因此很难通过正规金融机构借到消费和投资所需要的资金①。在缺乏正规性社会支持的背景下,大多数城市外来人口没有完全脱离农村的"住所"和"土地",长期以来受小农经济思想影响,形成了以血缘关系为纽带的社会支持网络。这种关系网络往往具有紧密度高、规模小、异质性低、网络资源含量较低等特点。基于"血缘"建立起来的关系网内的相互信任使得城市外来人口长期以来相互帮助,相互扶持。在因健康风险需要资金支持的时候,城市外来人口更多依赖非正规借贷,尤其以向亲戚、朋友借款为主。亲戚、朋友等民间借贷渠道成为城市外来人口的主要借贷资金来源和融资途径,而且存在"路径依赖"现象。因健康或疾病发生的借贷的利率多为无利息或低利息。研究也发现,家庭劳动力越多,能够从亲戚、朋友处借到的资金越多②。因此,在正规金融可得性和新农合医疗保障可及性均不足的情况下,非正规借贷尤其是亲朋借贷一定程度上扮演了医疗保障功能的角色。当然,随着在城市生活时间的延长,城市外来人口建立在"血缘"基础上的关系网必然被打破,经历由以地缘、亲缘、血缘为纽带的乡土社会网络,向以业缘为主的次级社会网络转变,亲戚间以互助方式无偿借款的现象会变少,而向朋友、生意伙伴、私人放款者或其他组织的借款会增加。

5. 医疗救助

医疗救助是医疗保障体系里最基础的部分,也是医疗保障体系的托底层和社会福利的基石。因此,医疗救助制度是社会安全的基石,也是实施有效社会治理的方式之一,是创新城市社会治理和维护社会稳定的战略选择,也是维护城市外来人口救助权益和保障社会公正的必然要求。目前,全国城市外来人口医疗救助制度的建立仍处于起步阶段,除上海、北京等超大城市外,针对城市外来人口群体的医疗救助系统还未形成,而且存在不少突出问题。在制度机制层面,管理机制不健全,没有形成统一的医疗救助法律体系,导致救助工作随意性较大,政策间不衔接,政出多门,执行不力③;在操作层面,存在程序烦琐、筹资方式单

①　丁冬、傅晋华、郑凤田:《社会资本、民间借贷与新生代农民工创业》,《华南农业大学学报(社会学版)》2013年第3期。

②　马宏:《社会资本、民间借贷及农民工收入的关系研究》,《经济问题》2016年第10期。

③　徐寒冰:《农民工医疗救助问题研究》,《人口与经济》2008年第1期。

一、救助对象不明晰、救助资金不足、救助模式不统一、救助水平低等问题[①]；在个人层面，救助认知度低，自我保护和救助意识淡薄，以至于处于一种被动接受的状态，大多数城市外来人口不会主动采取行动来维护自己的正当权益[②]。

四、对现有研究成果的述评

综上所述，国内外学者对移民、城市外来人口等弱势群体的健康风险与干预策略开展了有益的研究和考察，尽管不同学科领域的研究关注的视角和采用的研究方法、评估指标及收集样本不同，但都不同程度地证实了移民、城市外来人口等弱势群体健康风险问题的严重性和干预策略的脆弱性，为后续的深入研究奠定了基础。但迄今，研究还存在一些不足之处，主要有以下几方面。

第一，从理论上看，当前中国城市外来人口健康风险的理论主要来自西方发达国家的移民迁移理论。由于西方人口研究中只有迁移现象，而无所谓的流动问题和户籍制度的限制，因此，中国学界基于中国城市外来人口特征对西方移民迁移理论进行了本土化的学术借鉴，将一般人群的相关的健康风险理论引入其中，这对于中国城市外来人口的健康研究起到积极意义和借鉴作用。但是与国际移民研究相比，因为中国大规模人口流动发生的时间还不长，导致中国学者对城市外来人口健康风险研究的经验积累不足，现有研究未能对城市外来人口的健康状况有清楚的认识。因此，中国城市外来人口健康本土化理论体系建设仍然任重道远。

第二，因为城市外来人口健康风险问题不如其他社会问题这么明显，尤其是慢性病和心理健康的发病过程需要经过一段时间才会表现出来，它对人和社会发展的影响也难以把握，因此，国内学者对城市外来人口健康问题的研究整体上还不够。另外，由于受到城市外来人口的流动性、迁移家庭化、健康风险表现的时滞性以及流动对健康选择等因素的多重影响，目前对城市外来人口健康风险问题的研究还不够系统，对健康风险影响的理解过于简单化，对于城市外来人口健康风险问题的解决尚未形成系统的理论和方法，尤其是在城市外来人口健康风险干预方面研究明显滞后，这为本课题提供了可研究的空间。

---

① 陈信勇、金向英：《农民工医疗救助研究》，《浙江大学学报（人文社会科学版）》2006 年第 36 期。

② 杨丽萍、陈飞：《农民工医疗救助制度存在问题及对策研究》，《卫生经济研究》2018 年第 3 期。

第三,从现有文献来看,非正式应对机制更多的是探讨某种具体方法或行为能否有效应对风险,但其效果如何却没有得到进一步分析,正式应对机制的研究更多集中于从经济上缓解城市外来人口因风险冲击而遭受损失的多少。还没有文献报道将健康风险、应对方式和福利后果归入到统一的分析框架,并对三者之间的关系进行探讨。Holzman 和 Jorgensen 于 2001 年提出的社会风险管理概念,将社会风险管理理论用于构建城市外来人口健康风险分担机制进而形成预防、缓和及应对"三位一体"的健康风险管理策略是有积极的应用前景的。但是对城市外来人口来说,如何构建预防、缓和及应对健康风险的机制以及如何形成政府、社会组织、社区、同乡、家庭等多方参与的社会干预模式尚不清楚,这些都有待学者做进一步的研究。

第三节　总体思路和研究内容

一、总体思路

本书以健康中国和新型城镇化战略为背景,综合运用社会学、人口学、管理学、医学等学科相关理论和方法,以城市外来人口为研究对象,从宏观问题着眼、微观分析入手,借鉴国内外相关理论和实践经验,运用计量分析方法和深入访谈等手段研究城市外来人口健康风险与干预策略,围绕这一研究主题进行了一系列文献梳理与实证研究。具体研究思路如下。

(1)本书通过对健康风险及干预策略的经典理论和国内外相关文献的梳理与回顾,对迁移与健康、可持续生计理论、风险分摊理论、风险管理理论、社会资本理论等经典理论,以及国内外有关健康风险与干预策略的实证研究文献进行提炼和概括,明确研究重点和研究方法,确保研究的科学性与创新性。这是本书的理论支撑。同时,从健康风险、居住条件、工作环境等方面入手,利用描述性统计分析方法和回归分析模型考察城市外来人口健康风险状况及其影响因素,以期从整体上把握城市外来人口的生存状况,为认识城市外来人口健康风险干预策略打下理论基础。

(2)本书深入分析城市外来人口医疗服务需求和就医行为,分析和认识其就医流向,掌握城市外来人口医疗服务需求和就医行为的现状和基本特征,把握其背后的相关因素,揭示城市外来人口就医行为的影响因素和内在规律,重点考察城市外来人口自我医疗行为的现状和成因,深化对城市外来人口就医问题的科学认识。

(3)本书关注的一个核心问题是城市外来人口健康风险干预策略。本书考察城市外来人口健康风险的管理策略,深入分析了城市外来人口健康风险的非正式和正式应对策略,阐明城市外来人口的社会资本和社会支持网络,提出城市外来人口健康风险预防、缓和及应对策略的理论分析框架,在此基础上构建起个人、社区、市场和政府等多方参与的城市外来人口健康风险社会干预模式。

二、研究框架

按照"提出问题—理论分析—实证分析—提出建议"的研究范式,本书在收集国内外文献、资料和前期调研的基础上,构建一个城市外来人口健康风险及干预策略的理论分析框架;在此基础上,结合问卷调查、典型个案的深度访谈等方法,考察城市外来人口的生存状况和健康风险状况,把握城市外来人口健康风险的基本现状和主要特征,掌握其背后的相关影响因素;在实证数据分析的基础上,从居住条件和工作环境的角度,探讨城市外来人口健康风险的相关影响要素,剖析城市外来人口健康风险的主要来源、作用规律及影响机制;通过分析城市外来人口医疗服务需求和就医行为,分析和认识其就医流向,掌握城市外来人口医疗服务需求和就医行为的现状和基本特征,把握其背后的相关因素,揭示城市外来人口就医行为的影响因素和内在规律。最后,考察城市外来人口健康风险的管理策略,深入分析了城市外来人口健康风险的非正式和正式应对策略,阐明城市外来人口的社会资本和社会支持网络,提出城市外来人口健康风险预防、缓和及应对策略的分析框架,在此基础上构建起个人、社区、市场和政府等多方参与的城市外来人口健康风险社会干预模式。具体研究框架见图 0-1。

三、研究内容

根据上述的研究框架,本书的主要内容由以下九章组成。

绪论。本章通过对研究背景的论述,说明研究问题的重要性,并在对研究问题进行具体阐述的基础上,探讨选题的实践意义与理论价值;对本书的内容安排与研究思路进行了概括说明;并介绍了研究数据来源、研究方法和创新之处,为

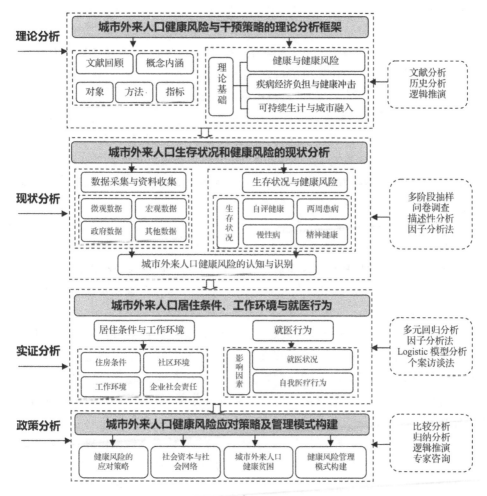

图 0-1　具体思路框架

本书的研究奠定基础。

　　第一章,理论基础。本章首先对相关概念进行界定,描述健康等概念的维度、测量,总结健康风险的主要特征;其次对可持续生计理论、风险分摊理论、风险管理理论、社会资本理论等经典理论进行提炼和概括;最后,结合国内外实证文献,对城市外来人口健康风险及干预策略的研究现状进行整理、归纳和总结,并对上述理论和实证研究进行简要述评,一方面,为本书随后的实证研究提供理论基础,另一方面,为调查问卷的设计提供现实依据。

　　第二章,城市外来人口的生存状况。在实证调查的基础上,本章首先从工作状况、生活质量、权益保障、生存满意度等方面入手,系统描述城市外来人口生存状况的基本状况与特征,把握城市外来人口城市融入的倾向和主要障碍;其次,从代际差异的视角分析两代城市外来人口生存状况的差异;最后,描述城市外来人口的生活满意度状况,反映他们在流入地的社会心态、生活质量和未来发展,为考察城市外来人口的健康风险奠定基础。

第三章,城市外来人口的健康风险状况。本章首先从城市外来人口健康风险状况入手,系统描述城市外来人口健康风险的基本状况与主要特征,剖析其健康风险产生的主要原因;在此基础上,分析城市外来人口健康风险的认知以及所了解的抵御健康风险的办法、手段和态度,识别其健康风险的主要来源;最后通过回归模型分析,厘清和识别城市外来人口健康风险的主要影响因素,为发展城市外来人口健康风险管理工具提供理论基础。

第四章,城市外来人口健康风险与居住条件。在实证调查的基础上,本章从住房条件、社区环境和居住隔离三个层面,系统考察了居住条件对城市外来人口健康的影响,揭示不同居住条件要素对城市外来人口健康的作用结果和影响机制,获取对城市外来人口居住条件与健康之间关系及其内在机理和影响机制的深入认识。

第五章,城市外来人口健康风险与工作环境。在实证调查的基础上,本章系统考察工作环境对城市外来人口健康的影响,揭示不同工作环境要素对城市外来人口健康的作用结果和影响机制。同时,尝试把企业社会责任、卫生服务、政府监管与城市外来人口健康纳入同一框架进行分析,考察了企业社会责任对城市外来人口健康结果的影响,检验了企业卫生服务的中介作用与政府监管的调节作用,为政府督促企业改善卫生服务、履行社会责任提供经验借鉴。

第六章,城市外来人口的就医行为。本章深入分析城市外来人口医疗服务需求和就医行为,分析和认识其就医流向,掌握城市外来人口医疗服务需求和就医行为的现状和基本特征,把握其背后的相关因素,揭示城市外来人口就医行为的影响因素和内在规律,重点考察城市外来人口自我医疗行为的现状和成因,深化对城市外来人口就医问题的科学认识。

第七章,城市外来人口健康风险应对策略。本章考察城市外来人口健康风险的应对策略,深入分析了城市外来人口健康风险的非正式和正式应对策略以及应对策略的优先顺序,阐明城市外来人口的社会资本和社会支持网络,深化对城市外来人口健康风险应对策略的整体认识和把握。

第八章,城市外来人口健康风险管理模式。本章首先提出城市外来人口健康风险预防、缓和及应对三种策略的理论分析框架;其次,分析家庭、社区、市场和政府等在三种策略中的角色和作用机制,构建起多方参与的城市外来人口健康风险社会干预模式。本章旨在为城市外来人口健康风险管理的实践模式提供理论基础,为政府相关部门处理城市外来人口健康风险提供决策依据。

第四节　数据来源和研究方法

一、数据来源

(一)宏观数据

宏观数据包括历次中国卫生服务调查、中国卫生统计年鉴、中国统计年鉴、中国区域统计年鉴等统计数据,以及各类期刊、研究报告和网络上的相关资料数据。这些宏观数据,为本研究提供了更多详尽而充分的论据准备。

(二)微观数据

1.全国流动人口动态调查数据

本书使用的是国家卫生和计划生育委员会(以下简称国家卫生计生委)2014年发布的"流动人口社会融合与心理健康调查"专项数据,该调查在北京、嘉兴、厦门、青岛、郑州、深圳、中山、成都等8个城市进行,以本地居住一个月及以上的15~59周岁的流动人口为调查对象,调查内容涵盖流动人口个体和家庭基本信息、劳动就业、社会融合和心理健康等方面。从抽样分布来看,这8个城市既覆盖了东、中、西部地区,也兼顾了沿海发达城市、内陆省会城市以及区域中心城市,城市内部社会经济发展水平异质性较强,采用多阶段分层PPS抽样原则进行随机抽样,样本内部差异性较大,具有较好的代表性。样本总数为15999人,每个城市的样本量为2000人,因个别样本变量缺失,最终进入分析样本总数为15997人。

2.浙江省城市外来人口调查数据

本书也使用了课题组于2012年在浙江省开展的城市外来人口调查数据,该调查在浙江省经济比较发达、外来人口数量较多的杭州、宁波和温州三地进行,调查对象为从事非农工作的城市外来人口,调查内容涉及城市外来人口的基本情况、就业与收入、职业培训、健康与医疗、居住状况、社会保障、社会交往、定居城市意愿等。该调查采取随机抽样的方法,为了保证调查数据的真实性和调查样本的代表性，在调查过程中调查员及时对样本情况进行分析，并根据样本特征分布情况随时调整调查场所和目标群体，以保证调查样本在年龄、性别、行业等特征方面的代表性。利用入户调查和填答问卷的形式共调查了 1150 位从事各种职业的城市外来人口，收回有效问卷 1097 份，有效回收率为 95.4％。

3. 温州市城市外来人口调查数据

另外，本书使用的调查数据还来自笔者于 2017 年 7 月开展的"住房与健康"调查项目。这是一项由温州医科大学与温州市卫生和计划生育委员会联合开展的抽样入户问卷调查。该调查在温州市卫生和计划生育委员会与温州市公安局流动人口服务指导中心的大力帮助下，由温州医科大学师生共同完成。在借鉴 Wen 等[①] 和王桂新等[②] 的抽样调查方法的基础上，本书采用多阶段分层随机抽样法，为了尽可能反映不同类型社区的居住状况，首先根据流动人口的区位分布选取位于市中心、近郊和远郊的鹿城区、瓯海区、龙湾区和瑞安区四个流动人口分布较为集中的县级行政区域，然后在每个县级行政区随机抽取两个街道，接着在每个街道随机抽取 3 个村（居）委会，再在每个村（居）委会随机抽取流动人口和本地居民各 25 户，对每户家庭中的一名成员（16～65 岁）进行入户问卷调查。样本的限定条件是在本村（居）委会居住超过半年，年龄在 16 岁及以上，非在校学生。该调查采用一对一的结构式访谈，通过调查者和受访者之间一问一答的形式，由调查者根据受访者的回答填写问卷，每次访谈时长约 30 分钟。因个别村（居）委会入户调查受限，最终调查了 23 个村（居）委会，删除缺失数据和无效样本，最后纳入数据库分析的有效样本为 1139 个，其中流动人口 571 个，本地居民 568 个。

二、研究方法

本书采用定量研究和定性研究相结合的方法。其中，定量研究主要关注客观性的数值化数据，借助统计分析和计量模型分析来验证一般观点和理论；定性研究是对主观性的资料进行描述，关注细节信息，如对通过参与式观察、深入访谈、个案调查等收集到的资料进行归纳分析并得出结论。本书不仅可以利用定

---

① Wen M，Fan J，Jin L，et al，"Neighborhood Effects on Health among Migrants and Natives in Shanghai，China"，*Health and Place*，Vol. 16，No. 3，2010.

② 王桂新、苏晓馨、文鸣：《城市外来人口居住条件对其健康影响之考察——以上海为例》，《人口研究》2011 年第 2 期。

性研究方法,为定量研究提供理论框架,指导数据的分析过程,并利用定量研究结果检验定性研究的合理性,而且可以在定量分析结果的基础上,利用定性资料辨识因果关系,解释数据分析结果的潜在机制和事物的内在关联。

(一)资料收集方法

1. 文献资料法

本书收集与整理了大量和健康风险与干预策略研究相关的文献资料,包括著作、论文和研究报告等。在此基础上,对国内外相关研究进展进行梳理与总结,了解当前研究的理论前沿、研究进展以及不足之处,从而形成本书的研究思路、概念框架以及理论基础,明确本书研究主旨。同时,本书还搜集、整理了近年来统计年鉴、政策法规、政府工作报告、规划纲要等历史资料,以期为深入分析城市外来人口的健康风险和干预策略及两者间关系提供背景资料。

2. 问卷调查法

问卷调查法是社会学研究中最常用的资料收集方法,是定量分析数据的主要来源。本书主要通过问卷调查采集城市外来人口学、社会经济状况、住房条件、社区环境、居住隔离、健康风险状况、就医行为、社会网络、社会支持等方面的基本信息,同时获取城市外来人口所在社区的村居数据,包括户籍人口和城市外来人口的数量、困难家庭户数、社区面积等。

3. 深度访谈法

除了问卷调查意外,本书也采用了深度访谈法。深入访谈法主要采用半结构式的访谈,根据事先准备好的访谈提纲或条目,围绕调查的核心问题,与受访者进行一对一的面谈、接触和互动,通过与受访者互动对其行为和意义建构,从而获取解释性的理解。本书通过这一方法,倾听受访者的述说,记录他们的语言,从而获取关于城市外来人口具体生动的生活世界、行为态度和感知体验的信息,把握城市外来人口的行为逻辑和主观诉求,从而达到问卷调查无法获取的信息和解释。在深入访谈过程中,这一方法主要用于从城市外来人口的个体微观层面,了解城市外来人口如何评价其健康风险与干预策略,哪些因素影响了其健康风险与干预策略,以及这些因素在影响其健康风险与干预策略中的内在作用机理。

4. 参与式观察法

参与式观察是定性研究的重要组成部分,也是社会调查研究的重要方法,它是一种通过从社会生活的现场进行直接观察、感知和记录的方式搜集相关原始资料或初级信息的调研方法。采用参与式观察法现场记录城市外来人口的生活环境、风俗习惯，特别记录城市外来人口应对大病时的神态、表情等面部特征和举止表现，这为理解城市外来人口健康风险与干预策略提供了丰富的原始素材。

（二）数据分析方法

1. 描述统计分析法

对于样本的基本情况、城市外来人生存状况、健康风险与干预策略等信息的把握主要是建立在大量描述性统计分析的基础之上。描述性统计分析法主要包括卡方检验法、T 值检验、F 检验、交叉列表法等。

2. 计量模型分析法

本书采用 SPSS、HLM、STATA、AMOS 等统计软件对上述问卷调查获得的定量数据进行统计分析。首先，利用普通最小二乘线性回归模型、二元 Logistic 回归模型、多层模型和结构方程模型等方法分析城市外来人口生存状况和健康风险的影响因素，识别影响城市外来人口健康风险的各种物理、社会和行为心理因素，为本书后续研究提供基础。其次，利用描述性统计分析考察城市外来人口医疗服务需求和就医行为，分析和认识其就医流向，在此基础上，运用多项 Logit 模型分析考察城市外来人口就医行为的主要影响因素。

第五节　创新之处

相比现有的相关研究文献，本书的创新之处如下。

第一，在选题对象上，国内的研究主要关注农户或者农村居民的健康风险，对城市外来人口健康风险的研究尚不多见。由于城市外来人口健康风险的特殊性、生计的脆弱性等特征，其处理策略较为单一。本书以城市外来人口为研究对象，并将其作为风险主体，借用风险管理理论，提出针对城市外来人口健康风险的预防策略、缓和策略和应对策略，在选题上具有一定的新颖性，也拓展了健康风险研究的对象，对现有以传统社会保护为理论基础的健康保障体系是一个补充。

第二，在研究内容上，已有的研究更多关注"事后"应对健康风险的策略，政策上多偏重于事后补救或事后性的碎片化制度设计。本书除了考察健康风险的应对策略之外，还关注城市外来人口健康风险的"事前"策略，即预防及缓和策略,重点探讨了城市外来人口的就医行为,包括其自我医疗行为。同时,本书还发现城市外来人口在面对健康风险时形成了一系列理性的处理策略。为深入认识城市外来人口健康风险应对策略,提升其应对健康风险的能力和完善相关健康保障制度提供了实证依据,也为求解城市外来人口健康贫困问题提供了新思路。

第三,在研究方法上,本书在调查过程中采用严格的追溯性抽样问卷调查,同时,综合采用结构性问卷调查、深入访谈、参与式观察等社会调查方法收集相关定性和定量数据。在数据分析过程中,综合运用统计描述和计量模型等分析方法,同时结合案例分析法和比较分析法来深入考察城市外来人口健康风险的生成过程及干预策略,从而能够深入细致地揭示城市外来人口健康风险与干预策略的细节和规律。

第四,在研究范式上,本书综合运用了社会学、人口学、管理学、医学等学科知识,结合可持续生计理论、社会资本理论、风险分摊理论、风险管理理论等相关理论的内容和知识,体现了多学科交叉融合的研究特点。在实证研究中,多学科交叉的研究范式有助于提高研究的理论丰富性和综合性。

第一章　理论基础

第一章将对城市外来人口健康风险的相关概念和理论进行梳理，首先，本书对城市外来人口、风险、健康、健康风险等相关概念进行界定，对健康的维度、测量和标准等进行描述，系统总结健康风险的主要特征；其次，对迁移与健康、可持续生计理论、风险分摊理论、风险管理理论、社会资本理论等经典理论进行提炼和概括；最后，结合国内外实证文献，对城市外来人口健康风险及干预策略的研究现状进行整理、归纳和总结，再对上述理论和实证研究进行简要述评。通过对重点概念的解读与界定，相关经典理论和文献的总结与分析，以期更为准确地把握本书的学术价值、研究意义和理论内涵，为后续实证研究提供理论准备与支持。

第一节　概念解读

一、城市外来人口

本书所指的城市外来人口是相对于城市本地户籍人口而言的概念，因此户籍是界定城市外来人口的重要标准①。围绕城市外来人口这个研究对象，延伸出"农民工""流动民工""外来人口""外来劳动力""外来民工""打工族""流动就业者""迁移人口""暂住人口""异地务工人员""非户籍人口"等多种概念。这些概念都是基于不同的目的、从不同的角度提出的，其中社会学领域使用最多的是

---

① 苏晓馨：《城市外来人口健康与医疗服务利用行为研究》，博士学位论文，复旦大学，2012年，第5页。

"农民工"，人口学使用最多的是"流动人口"。不同学科、不同学者对上述概念有不同的定义。实际上，上述"城市外来人口""流动人口"和"农民工"三个概念之间存在着交叉，但也有一定差异。他们都是中国现行户籍制度条件下衍生出的特有概念。

流动人口是指离开户籍所在地到其他地方定居或生活的人口。国家统计局对于"流动人口"的定义是指人户分离人口中扣除市辖区内人户分离的人口。吴瑞君[1]认为流动人口从微观上看是指流入某一地区但不具有当地户籍的人口以及具有该地区户籍但又流出该地区的两类移动人口，从宏观上看是指在不改变户籍的情况下，跨越一定地理范围的移动人口。吴晓[2]认为广义上的流动人口是指那些离开常住户籍所在地，在另一行政区域停留的人，根据其在流入地停留时间长短，一般可以分为临时性的暂住人口、长久性的迁移人口和差旅过往人口。狭义上的流动人口是指那些以谋生盈利为目的，自发在社会经济部门从事经济和业务活动的迁移和暂住人口，而不包括在外地做短暂停留的过往人口。根据流动地城乡类别和户籍类型不同，可以将流动人口分为城—城流动人口、城—乡流动人口、乡—乡流动人口和乡—城流动人口四种类型。

农民工是指离开农村进入到城市，不从事或很少从事农业生产经营活动，而以第二、第三产业就业为主的非城镇户籍的人员[3]。虽然他们被定义为农村劳动力，却从事非农产业，具备了工人阶级的一般特征，是中国工人阶级的重要组成部分。从广义上看，农民工可以分为在本地乡镇企业就业的"离土不离乡"的农村劳动力和外出进入城市从事二、三产业的"离土又离乡"的农村劳动力。狭义上的农民工特指目前保留农村户籍，流动到异地进城务工或生活的农村劳动力。相比流动人口，农民工的统计口径要稍微小一些。

本书所指的城市外来人口，立足于城市，包括城市的外来乡—城农业流动人口——农民工及其家属，也包括城市外来非农业流动人口或城—城流动人口，其中前者是当前城市外来人口的主要部分，但是后者也占有一定的比例[4]。本书所指的城市外来人口涵盖了流动人口和农民工的概念。

---

[1]　吴瑞君：《关于流动人口涵义的探索》，《人口与经济》1990 年第 3 期。

[2]　吴晓：《城市中的"农村社区"——流动人口聚居区的现状与整合研究》，《城市规划》2001 年第 12 期。

[3]　刘传江、周玲：《社会资本与农民工的城市融合》，《人口研究》2004 年第 5 期。

[4]　张展新、侯亚非：《流动家庭的团聚：以北京为例》，《北京行政学院学报》2010 年第 6 期。

二、风险

对风险定义的理解因人而异，Williams 等[1]认为风险是指在一定条件下特定时期内预期结果和实际结果之间的差异程度。狭义的风险是指损失的不确定性，即风险事件应该会带来损失，但风险事件发生与否、发生时间和结果却具有不确定性。广义的风险是指某一事件现实结果与预期结果间的变动程度，这种变动程度有两种可能，即损失或者盈利。风险主要由三个要素组成：风险因素、风险事件和风险结果。

为了更好地认识风险并采取积极的应对策略，对各种风险进行分类是十分有必要的。世界银行将风险按其发生的事态的性质（自然、政治、经济、健康、社会、环境）和层面（微观、中观和宏观）进行了划分[2]，具体情况见表 1-1 和表 1-2。其中，与健康相关的风险包括流行病、失能、伤害、疾病、老龄以及死亡等。除了流行病外，其他与健康相关的风险一般只对个体和家庭产生影响。

表 1-1　城市外来人口的风险结构及其特征

	经济社会情境	风险内容	风险特征
旧风险	工业社会；工业经济，标准化就业；社会化大生产；男性养家模式；核心家庭	失业、疾病、工伤、年老等就业人群收入减少或中断的风险	聚焦就业者个体的收入损失问题；呈现一定时间规律
新风险	后工业社会；第三产业崛起；两性养家模式；多元化家庭；老龄化时代	低技能群体结构性失业风险；儿童、老人的照护风险；就业—家庭冲突问题等	关注就业者之外的家庭、市场等经济社会环境变化；具有难以预料性

资料来源：李泉然、解丽霞：《风险全球化时代农民工的生存和发展：新风险与新福利》，《中国行政管理》2021 年第 6 期。

---

[1]　Williams C A，Smith M L，Peter C Y，*Risk Management and Insurance*，New York：McGraw-Hill，1985，p. 105.

[2]　World Bank，*World Development Report 2000/2001：Attacking Poverty*，New York：Oxford University Press，2000，p. 116.

表 1-2　风险的主要类型及来源

风险类型	微观情况	宏观情况	
	个人和家庭层面的风险	多个家庭或社区层面的风险	地区或国家层面的风险
自然风险		滑坡;暴雨;火山喷发	干旱;洪水;暴风;地震
健康风险	伤害;流行病;失能;疾病;老龄;死亡		
社会风险	家庭暴力;犯罪	帮派活动;恐怖主义	战争;冲突;社会动荡
经济风险	失业;歉收;破产	重新安置	增长滑坡;粮食价格变动;国际收支、金融或货币危机;恶性通货膨胀;经济改革的转轨成本;贸易条件冲击
政治风险		暴乱	社会项目;政治上不支持
环境风险		森林砍伐;污染;核灾难	

资料来源:World Bank, *World Development Report* 2000/2001; *Attacking Poverty*, New York:Oxford University Press,2000,p.116.

三、健康

(一)健康的概念

健康不仅是人类的基本权利,而且是社会进步的潜在动力和重要标志。健康是一个不断发展着的综合性概念。在不同的历史发展时期,不同个人和组织对健康的概念有不同的理解[①]。随着经济的发展和社会的进步,人们对健康的概念有了更深刻和较全面的认识,不断赋予其新的内涵,融入了更多的心理

---

① 杜维婧:《我国农村居民健康的社会决定因素研究》,博士学位论文,中国疾病预防控制中心,2012 年,第 25 页。

和社会因素,甚至文化因素,现在人们对健康的定义已经远远超出了生物医学范畴。1948 年,世界卫生组织将健康定义为"身体、心理和社会适应的良好状态,而不仅仅是没有损伤、疾病或虚弱的状态"①。只有当三者均处于良好状态且彼此平衡时,才能判断个体为健康状态。身体健康指机体各部分结构和功能的正常状态,可依据一系列医学标准判定;心理健康指人的身心协调和谐的状态,即精神心理过程的正常状态;社会健康指人在社会生活中的适应与满足的状态。社会存在的状态,是对社会成员在社会活动过程中的行为及其结果的总评价,即对需求满足过程和满足程度的评价。该定义从此成为最具全面性、使用最为广泛、引用最多、最具权威性的定义。这种新的观念使人们对健康的认识从简单的生物学模式演变为生物—心理—社会医学模式。1990 年,世界卫生组织又对健康的概念内涵进行了拓展和深化,指出健康是在心理健康、躯体健康、社会适应和道德健康四个方面皆为健全的状态。道德健康是指不能以损害他人的利益来满足自己的需要,按照社会制定或认可的道德行为准则来约束自己及支配自己的思维和行动,具有辨别和选择善恶、荣辱、真伪、美丑的认知能力和行为能力。

(二)健康的测量

从健康的定义可以看出,健康是一个多维、复杂、动态的概念,且难以准确量化。到目前为止,尚未形成统一的度量标准,在实际研究中很难借助某单一指标来衡量个体健康的所有维度。在国内外大量关于健康的研究中,健康指标的选取并不是单一的,健康在宏观层面上和微观层面上所选取的指标也不尽相同。

在宏观层面上,衡量个体健康状况常用的指标有孕妇死亡率、婴儿死亡率、传染病患病率、预期寿命和发病率等②。这些指标主要针对群体的测量,由于计算较为简单,能够较为客观地反映现实,易于统计且可实现在国家、地区之间的比较,因此被广泛地应用。

在微观层面上,大部分学者主要采用"自评健康状况(self-report health status)""自我报告疾病及日常生活活动能力(activity of daily living,ADL)""慢性病患病率(prevalence rate of chronic disease)""身体质量指数(body mass index,BMI)"作为健康衡量的指标。自评健康状况是指调查者主观评价自己的健康状况。这个方法是被现有实证研究采用得最普遍的测量指标;运用起来相

---

① WHO,*Constitution of the World Health Organization*,Geneva,1994.

② Gerdtham U G,Johannesson M,"Absolute Income,Relative Income,Income Inequality,and Mortality",*Journal of Human Resources*,Vol. 15,No. 1,2004.

对较简单,易于被受访者接受,不仅能够有效反映受访者自我感知的各种健康状态和个体既有的关于自身健康的知识,[1]还能够有效预测受访者的身体机能和发病率,在指标综合性和稳健性上具有显著优势,且能够有效预测死亡率、患病率等客观健康指标,整体上能较好地反映受访者的实际健康状况[2]。该方法在 *Health and Place*、*Social Science and Medicine* 等社会科学领域主流期刊中运用较为广泛。但是这种方法也有局限性,例如受调查者自身主观影响较大,在测量时可能存在偏差。慢性病患病率是反映健康状况的重要客观指标,也是测量健康预期寿命和疾病负担的重要现实依据。心理健康的测量目前也没有统一的测量标准,常用的有简要症状量表(BSI)[3]、90 项症状自评量表(SCL-90)[4]、一般健康问卷(GHQ)[5]等。

综上所述,在对健康进行度量时,最好是各类健康指标共同使用,既要考虑健康的客观指标,也要考虑健康的主观评价。本书所使用的健康指标有自评健康状况、慢性病患病率和心理健康状况,其中自评健康状况运用国际通用的五分量表[6];慢性病患病率主要采用询问受访者是否被医生诊断并告知患有各类慢性病情况;心理健康状况则采用心理健康 K6 量表,该量表在美国国家健康访问调查(National Health Interview Survey)和世界卫生组织国际心理健康调查联盟中得到广泛应用[7],其中中文版在国内上海、深圳等一线城市的外来人口健康调查中被证明也有很好的适用性[8]。

四、健康风险

健康风险是指可能导致不良健康结果的因素,具体是指在人们的生命历程中,因为自然、社会和人自身的发展等诸多因素出现伤残、疾病或发生其他健康

---

[1] 齐亚强:《自评一般健康的信度和效度分析》,《社会》2014 年第 6 期。

[2] 齐良书、李子奈:《与收入相关的健康和医疗服务利用流动性》,《经济研究》2011 年第 9 期。

[3] 何雪松、黄富强、曾守锤:《城乡迁移与精神健康:基于上海的实证研究》,《社会学研究》2010 年第 1 期。

[4] 胡荣、陈斯诗:《影响农民工精神健康的社会因素分析》,《社会》2012 年第 6 期。

[5] 梁宏:《代际差异视角下的农民工精神健康状况》,《人口研究》2014 年第 4 期。

[6] Wen M, Fan J, Jin L, et al, "Neighborhood Effects on Health among Migrants and Natives in Shanghai, China", *Health and Place*, Vol. 16, No. 3, 2010.

[7] Jin L, Wen M, Fan J X, et al, "Trans-Local Ties, Local Ties and Psychological Well-being among Rural-to-Urban Migrants in Shanghai", *Social Science and Medicine*, Vol. 75, No. 2, 2012.

[8] 牛建林、郑真真、张玲华等:《城市外来务工人员的工作和居住环境及其健康效应——以深圳为例》,《人口研究》2011 年第 3 期。

损失的概率。现实生活中,人们往往将健康风险主要指向疾病风险,即指人们面临因各种疾病而产生经济上、生理上、心理上损失的不确定性,包括健康状态风险(如疼痛、伤残、劳动力丧失乃至死亡)和健康经济损失(直接经济损失和间接经济损失)风险。受自然环境、社会环境、生态和生物等多方面因素的影响,每个人都面临健康风险。所谓城市外来人口健康风险,主要是指城市外来人口因家庭成员遭遇负性健康事件而造成经济损失和其他损失的可能性。其中,负性健康事件主要包括意外伤害、疾病和失能等。健康风险冲击造成的损失主要包括医疗费用和劳动力损失等。

健康风险的主要特点是:①普遍性。健康风险对于每个人或每个家庭而言都是无法回避的,每个人每时每刻都面临健康风险。其发生频率较高,且疾病的发生及其后果具有较强的随机性和隐蔽性,难以进行有效的防范。②随机性。由于疾病发生的不确定性,健康风险导致的医疗消费支出具有较强的随机性和波动性,消费的数量也具有很大的不确定性和波动性,导致人们难以对未来的医疗支出形成准确的预期,不清楚医疗消费会在哪个时间点发生。③严重性。健康风险发生后,它对个体健康造成损伤,导致暂时性或永久性地丧失劳动能力,甚至死亡。其风险损失除了经济上的损失外,还有健康和生命的损失以及心理的损伤。④复杂性。健康风险因素的种类繁多,每一种风险又因为个体差异而表现各异。影响健康风险的因素复杂,生理、心理、社会、环境、生活方式及自然老化等因素均可能导致健康风险的发生,且未知风险、潜在风险和亚健康状况等各种因素交织存在。⑤社会性和群体性。健康风险后果不仅表现为个体健康损害,也会对家庭、地区和社会造成损失。比如某些疾病具有一定的传染性,这类疾病风险不仅直接影响个人和家庭健康,而且其影响还会涉及整个地区乃至全社会。

五、疾病经济负担

疾病在剥夺人们健康的同时,还会对个人及家庭造成沉重的经济负担,包括医疗保健的成本,以及社会、工作单位、雇主、家庭和个人等支出的疾病成本。疾病成本是一种“机会成本”,反映了疾病给社会、家庭和个人带来的负担。但是,如果能减少和消除疾病,社会就可以减少疾病成本。世界银行于 1993 年正式提出疾病经济负担的概念及其测算方法①。疾病经济负担也称为疾病经济成本,

---

① World Bank. *World Development Report* 2000/2001:*Attacking Poverty*,New York:Oxford University Press,2000,p. 147.

是指疾病、残疾（失能）及过早死亡导致的经济损失或资源消耗，包括引起的社会经济损失和给人群带来的经济消耗。疾病经济负担对低收入家庭的影响远远超过高收入家庭。尤其像恶性肿瘤、心脑血管疾病、艾滋病等重大疾病将给家庭带来巨大的经济负担和医疗成本，对贫困家庭而言更是灾难性的。

按照疾病的影响，疾病经济负担可以分为直接经济负担、间接经济负担以及无形经济负担（如心理负担）。直接经济负担主要是指寻求救治和为了治疗疾病所发生的医疗费用以及间接费用，其中医疗费用包括门诊、住院及急诊检查、药品和护理、康复等费用；间接费用包括就诊过程中的交通费、食宿费以及购买营养品等费用。间接经济负担主要是指患者和照料者因疾病损失的工作时间的机会成本。无形经济负担是指患者及其家属因疾病所遭受的悲伤、痛苦、社会隔离等而导致生活质量下降。国内外对疾病经济负担的研究既有对一种疾病的测量，也有多种疾病的研究；不仅有针对全国性的，还有仅对某个地区的研究。

当面临某一种疾病风险时，个人或者家庭就必须做出救治与否的决策。若选择救治，就会因为治疗方式的不同而产生不同的治疗费用和与治疗相关的其他费用，从而形成疾病的直接经济成本。无论治疗与否，患病都可能产生患者个人误工的收入损失以及照料者误工的收入损失，从而形成疾病的间接经济成本。另外，还有疾病给患者和家庭带来的伤痛等无形经济负担。具体的疾病经济负担如图 1-1 所示。

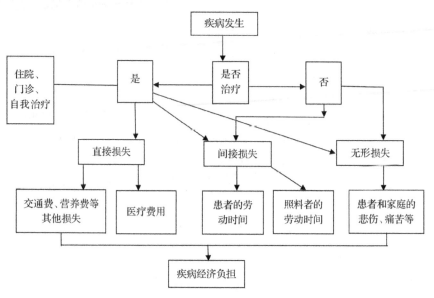

图 1-1　疾病的经济负担

第二节　相关理论基础

相关理论基础具有指导城市外来人口健康实证研究方向、解释城市外来人口健康风险因果关系和预测城市外来人口健康风险发展趋势的重要功能。对城市外来人口健康风险主要理论的系统梳理有助于进一步明晰城市外来人口健康风险的研究现实状况与未来发展路径。不同学科的学者在研究领域、研究方法以及研究内容等方面不断探索，积累了丰富的研究成果。本节主要是对相关领域经典理论的文献进行总结和归纳，重点厘清相关理论和方法的发展脉络，并对这些理论进行简要评述，为后续的实证研究提供理论基础和方法指导，为解释影响机制提供理论分析框架。

一、迁移与健康

迁移与健康是两个重要且复杂的人口过程，迁移是个体生命历程中的重要生命事件，迁移选择往往与健康状况密切相关，对健康有着重要的塑造作用。人口流动的加速，使得迁移和健康之间的关系受到广泛的关注。迁移的过程分为四个阶段——迁移前阶段、迁移阶段、迁入地及滞留阶段、返乡阶段，不同阶段将会对人口健康产生不同影响。这一理论分析框架由 Zimmerman 等[1]提出，旨在用于完善人口迁移与健康的相关政策，如图 1-2 所示。

（一）迁移前阶段

在迁移前阶段，青壮年劳动力为了多赚钱补贴家用，纷纷离开农村地区到城镇谋求职业和生计发展，青年人外出降低了家庭人口规模，农村地区只剩下未成年儿童和老人，导致农村劳动生产率下降，还使得留守在老家的老人和儿童由于缺乏适当的照料时间，降低了对健康的时间和物质投入，尤其是对疾病的预防、发现和治疗不够完备和及时，导致健康状况恶化。如有研究表明，父母在留守儿童成长、发展过程中的长期缺位，对留守儿童情感的需求和心理健康都会造成负

---

[1]　Zimmerman C, Kiss L, Hossain M, "Migration and Health: A Framework for 21st Century Policy-Making", *Plos Medicine*, Vol. 8, No. 5, 2011.

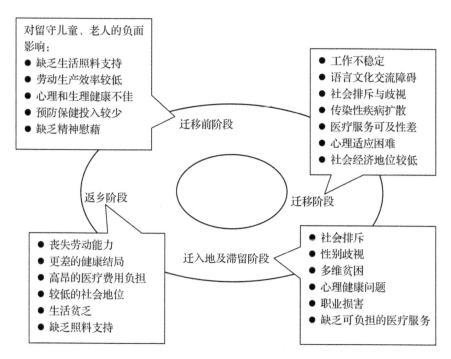

图 1-2 城市外来人口不同迁移阶段对健康的影响

面的影响①。农村留守儿童比农村非留守儿童的心理健康状况更差②。有研究指出,留守儿童生理健康问题更多依赖社会医疗服务资源,就诊率更高③。对留守老人来说,农业生产、家务劳动等的增加加剧了其健康负担,子女外出两地分离,亲情关爱缺失,心理慰藉缺乏,对其精神健康也产生了不利的影响。

(二)迁移阶段

在迁移阶段,大规模的人口流动对人口健康、公共卫生服务和政策制定带来了历史性的巨大挑战。农村地区医疗卫生条件有限,疫苗接种率较低,城市外来人口自身携带的寄生虫、结核杆菌等可能也是重要的传染源,在浙江、广东等南

① 宋月萍、韩筱、崔龙韬:《困境留守儿童社会排斥状况对健康的影响》,《人口研究》2020 年第 2 期。

② 王谊:《农村初中留守儿童心理健康状况比较研究》,《电子科技大学学报(社科版)》2011 年第 3 期。

③ 宋月萍、张耀光:《农村留守儿童的健康以及卫生服务利用状况的影响因素分析》,《人口研究》2009 年第 6 期。

方地区流动人口肝炎、疟疾、伤寒和呼吸道传染病的发病率高于当地居民[①],因此,流动人口也一度被视为诸多传染性疾病的高危人群[②]。城市外来人口所面临的最严重的问题是由于在患病时难以及时获得医疗卫生服务,他们可能遇到潜在的公共卫生威胁。有研究指出,流动状态和生病时未能及时就诊可能引发传染性疾病的扩散和暴发,从而严重威胁到当地的公共卫生,甚至威胁到经济和社会发展[③]。迁移也对精神健康有负面影响,迁移带来的社会网络断裂会导致社会支持缺乏,精神健康不佳[④]。

(三)迁入地及滞留阶段

在迁入地及滞留阶段,当人们在一个城市谋生,找到适宜的工作并停留相对较长一段时间后,职业和社会经济状况的变化、家庭角色的转变、文化和社会网络的变化等生活变迁都会对健康带来不同程度影响。因此,职业健康损害、社会融合与支持、医疗保障与服务可及性等成为该阶段影响城市外来人口健康的主要问题。首先,城市外来人口频繁流动的特征和相对较低的社会经济地位,造就了其居住场所往往具有较强的临时性和经常变动性,住房条件拥挤不堪、生活设施简陋,缺乏必要的安全保障和卫生条件,这些都可能成为传染病传播和蔓延的"温床"。其次,城乡二元分割的劳动力就业市场与自身相对较低的知识和技能水平,直接决定了城市外来人口在城市劳动力就业市场上处于被动不利的位置。多数城市外来人口身处职业阶梯底端,只能在劳动密集型的岗位从事超长时间、高强度、高风险的工作,劳动中的安全隐患和职业健康损伤风险尤为突出,研究发现,制造业和建筑业领域农民工的健康损耗尤其严重[⑤]。最后,城市外来人口难以融入当地城市、与当地市民有较大的社会距离感、社会支持和城市归属感缺乏、社会歧视和不平等问题突出,这在客观上削弱了城市外来人口对健康风险的抵御能力。

---

① 谢淑云:《1997—1998 年浙江省流动人口传染病流行特征分析》,《浙江预防医学》2000 年第 6 期。

② Wang L,Wang Y,Jin S,et al,"Emergence and Control of Infectious Diseases in China",*The Lancet*,Vol. 372,No,8,2008.

③ Teng X,"Prevalence and Countermeasures of Infectious Diseases among China's Floating Population",*Occupation and Health*,Vol. 26,No. 6,2010.

④ Yao L,"Mental Health and Risk Behaviors of Rural-Urban Migrants:Longitudinal Evidence from Indonesia",*Population Studies*,Vol. 64,No. 2,2010.

⑤ 周小刚、陆铭:《移民的健康:中国的成就还是遗憾》,《经济学报》2016 年第 3 期。

(四)返乡阶段

在返乡阶段,由于各种原因返乡的城市外来人口中,那些因为伤病回乡治疗或者因为年老体弱而返乡的城市外来人口的健康状况令人担忧,尤其是因职业损伤造成部分或全部失去劳动能力,从而失去自我增收能力,有的甚至需要承受高昂的医疗负担①。随着时间的推移,自身抗风险能力日趋减弱,再加上社会保障不到位导致"因病致贫""因病返贫""因老致贫"发生的可能性进一步加大,身患疾病的返乡外来人口也面临无人照料的严峻生存困境,生存状况令人担忧。

二、可持续生计理论

可持续生计的概念最早由世界环境与发展委员会(WCED)于 20 世纪 80 年代末提出,之后在 1990 年联合国开发计划署(UNDP)发布的《人类发展报告》中再次被强调并且被认可。将可持续生计定义为:"具备基本生活所需的充足的食品与现金储备以及流动量"。随后,可持续生计虽得到不同学者和研究机构的广泛接受和深入探讨,但仍没有形成统一的认识。目前比较认可的概念是:可持续生计是指在脆弱性背景下,个人或家庭在面临来自自然、经济、社会等各种风险的情况下,拥有抵御风险和灾害的能力,拥有长期稳定地利用各种资源的能力,且不会损害到这些资源的再生能力,无论是在短期,还是在长期的实践范围内,都能够不断地改善自身的生计水平。

可持续生计是发展经济学研究的重要主题之一,其研究思想起源于阿马蒂亚·森②、Chambers 等③对贫困属性的理解与解决贫困的方法研究,除了关注传统意义上的收入贫困外,他们还特别强调发展能力的贫困。1992 年,Chamber 等对可持续生计的首次定义被视为可持续生计框架研究的起点。20 世纪 90 年代末期,可持续生计研究主要关注有解释作用的分析框架,将生计方法归纳为一组原则、一个分析框架以及一个发展目标。21 世纪初,可持续生计的理论研究达到巅峰,主要形成了包括英国国际发展部(DFID)建立的可持续生计分析框

---

① 邢鸣鸢、周旭东:《农民工职业健康困境的经济学分析:外部成本、信息不对称和供求关系》,《中国卫生经济》2011 年第 2 期。

② [英]阿马蒂亚·森:《以自由看待发展》,任赜、于真译,中国人民大学出版社 2002 版。

③ Chambers R, Conway G R, *Sustainable Rural Livelihoods: Practical Concepts for the 21ˢᵗ Century*, Brighton: Institute of Development Studies, 1992, pp. 35-60.

架、美国援外合作组织（CARE）提出的农户生计安全框架,以及联合国开发计划署（UNDP）提出的可持续生计途径在内的多种分析框架。DFID 的可持续生计框架以脆弱性人群为基础,基于生计资产结构和过程转变的可持续生计分析方法,强调减少生计脆弱性和增强恢复能力的重要性。CARE 提出的框架是以政策、技术和投资作为驱动因子的可持续生计分析方法,更多重视弱势群体生计能力的可持续发展,强调个人内在与社会外在两方面的激励作用,强调满足家庭生计安全的基本需要。UNDP 提出的框架是以基本需要和权利为基础的可持续生计分析方法,更多地关注人们拥有的资源情况,对不同资源进行合理配置以达到增收的目的。在实际操作中,应用范围最广的是由 DFID 所建立的可持续生计分析框架。

英国国际发展部（DFID）所建立的可持续生计分析框架（SLA 框架）作为一种以人为中心且理解多种原因引起的贫困并给予综合性解决方案的集成分析框架,是增进我们对生计特别是穷人的生计理解的一个重要分析工具。该分析框架的主要原则有:①以人为中心原则;②响应和参与原则;③脆弱性处理能力和增强能力原则;④多层次原则,需要从不同层次来考虑贫困的动态性和致贫原因的复杂性;⑤整体性原则;⑥多方合作原则;⑦可持续性原则;⑧动态性原则。SLA 框架对可持续生计概念与解释框架进行了论述,其建立在对生计概念的理解基础之上,阐明了在特定正式和非正式制度背景下,个人和家庭如何通过一系列生计资产（自然资本、人力资本、社会资本、金融资本以及物质资本）来追求不同的生计策略（集约型、扩张型、多样化和迁移型等）,进而影响不同生计结果的产生,实现可持续生计的发展目标。DFID 提出制度、经济、环境和社会四个维度的可持续性,并强调了四个维度之间相互平衡的重要性。

SLA 框架指出人们的生计以及实施生计所需的生计资产受到"风险环境"的冲击和季节性变化的影响,使人们身处其中,无法自我控制。风险环境直接影响着生计主体所拥有的资产状况以及可行的选择与机会,并间接影响着生计后果。当某种生计方式能够应对外界的冲击和压力,保持或提高人们的资产与能力而不削弱或破坏自然资源基础时,这样的生计方式就是可持续的。该分析框架不仅是对农民生计特别是贫困、脆弱性问题有关的复杂因素进行整理、分析的一种方法,同时也是研究和改善农民生计的一个可操作性范式,并得到实践的检验。

可持续生计方法是一种以人为中心的、基于综合性解决方法的集成分析框架和建设性工具,可以理解多种贫困,旨在减少贫困发生、缓解贫困状况,并且能对贫困进行多方面评价。同时,可持续生计方法被认为是一种改进的、结构良好的方法,它影响着政策和制度变迁的过程,能够更好地从微观层面理解贫困。

三、风险分摊理论

风险分摊理论,也称为风险分担理论,该理论形成于 20 世纪 70—80 年代,代表性人物有阿罗(Arrow)、德布鲁(Debreu)等。风险分摊理论是指遭遇收入风险冲击的家庭在其面临收入和消费下降的困难之时,从同一个村庄内部的其他家庭获得借贷支持,以帮助其渡过风险冲击带来的困难,维持消费的稳定,从而表现出村庄内的所有家庭共同承担个别家庭遭受的风险损失的特征,使参与资源分配的家庭都能实现效用最大化。这种所有家庭联合起来帮助遭受风险冲击的家庭渡过困难的机制,就称为风险分摊机制。风险分摊机制可以出于利他主义的动机,即提高遭受风险冲击家庭的消费和福利,提高家庭自身的效用水平。风险分摊机制也可以出于利己主义动机,即为了在未来自身家庭遭受风险冲击的时候也能够获得其他家庭类似的帮助,愿意向当期遭遇收入风险冲击的家庭提供借贷帮助,从而在同一村庄内部形成家庭之间的互帮互助的机制,共同分担收入风险冲击[1]。

风险分摊理论以家庭之间的资源调配为基础,具体通过家庭之间的借贷行为而实现,而家庭之间的借贷行为是因为个别家庭遭受了收入风险冲击而产生的。风险分摊理论有两个基本特点:一是风险分摊机制主要存在于彼此熟悉、相互信任、信息共享的同一村庄内部;二是同一村庄内部家庭组建成为一个利益共同体,家庭之间相互扶持,共同抵御风险冲击。按照风险分摊的机制强弱,可以分为部分风险分摊机制和完全风险分摊机制。如果村庄内部居民的人均消费变化部分取决于家庭人均收入的变化,部分取决于村庄人均收入水平的变化,那么就存在部分风险分摊机制。一般而言,在同一个村庄内部,每个家庭的收入、声誉等信息都比较容易获得,不存在道德风险和严重的信息不对称等问题,因此在村庄内部容易产生部分风险分摊机制。如果村庄内部居民的人均消费变化不取决于家庭人均收入的变化,而完全取决于村庄人均收入的变化,那么就存在完全风险分摊机制。完全风险分摊机制一般存在于收入水平较低以及自然灾害比较

---

[1]　牟俊霖:《中国居民的健康风险平滑机制研究》,中国社会科学出版社 2015 版,第116-118 页。

严重的地区，在这些地区每个家庭都不可能依靠自身的能力渡过风险带来的困难，因此，联合所有家庭共同应对风险冲击是所有家庭的最优选择。

在已有的文献报道中，风险分摊理论一般用于居民消费行为研究。Cochrance[1] 通过研究家庭人均收入和村庄收入对家庭人均消费的影响，认为风险分摊理论就是横截面的持久收入理论，其中家庭人均收入就是"暂时收入"，村庄人均收入就是"持久收入"。Abel 等[2]把风险分摊机制解释为"代际之间的利他主义机制"。医疗消费是一种典型的消费，将风险分摊理论运用于居民医疗消费行为研究具有一定合理性。医疗消费具有两方面特征：一方面，医疗消费的产生具有随机性和必然性，随机性体现在家庭并不清楚健康风险冲击会在哪个时间段发生，必然性体现在每个家庭都有可能产生医疗消费，因此，每个家庭都有规避健康风险的意图，这就有可能促使村庄内部的家庭联合起来共同应对健康风险。另一方面，医疗消费具有紧迫性和刚性，紧迫性表现在医疗消费一般不能推迟或延后，刚性表现在医疗消费或支出一般不能削减，因此，每个家庭都可能出于利他主义的动机，去帮助村庄内部那些面临健康风险冲击的家庭，这在客观上也符合中国传统习俗"救急不救贫"的原则。

实际上，村庄内部家庭的医疗消费是存在健康风险分摊机制，甚至可能存在较强的风险分摊机制。如果存在完全的健康风险分摊机制，那么所有家庭都能够通过村庄内部家庭之间的互帮互助实现健康风险的化解，即使是贫困家庭也不会因收入水平较低而不能获得足够的医疗服务，此时政府没有必要向居民提供帮助。如果不存在完全的健康风险分摊机制，那么家庭就不可能通过村庄内部家庭之间的互帮互助抵御健康风险，贫困家庭就会因为其收入水平较低，融资能力不足，而不能获得足够的医疗服务，此时，政府有必要向他们提供帮助。

在医疗支出较少的情况下，居民能够通过村庄层面的健康风险分摊机制抵御健康风险，因而居民的医疗消费不会受到居民自身收入水平的限制。但是，在医疗支出较多（如家庭遭受了大病健康风险冲击）的情况下，居民就不能依靠村庄层面的健康风险分摊机制抵御健康风险，居民的医疗消费就会受到居民自身

---

① Cochrance J, "A Simple Test of Consumption Insurance", *Journal of Political Economy*, Vol. 99, No. 5, 1991.

② Abel A B, Kotlikoff L J, "Does the Consumption of Different Age Groups Move Together? A New Noparametric of Inter-generation Altruism", *NBER Working Papers*, 1994.

收入水平的限制。因此,政府没有必要对居民遭受的一般性的健康风险冲击提供过多的帮助,而有必要向遭受大病健康风险冲击的居民提供帮助。

四、风险管理理论

风险管理理论是一种动态理论,认为风险会随时间和事态发展程度的变化而变化。风险管理是指在风险评估和对政治、经济、社会、法律等综合考虑的基础上所采取的一种风险控制措施,是通过对风险识别和估算,对风险采取合理有效的经济和技术手段进行控制和妥善处理使得风险造成损失预期达到最小成本或获得最大安全保障的科学方法。风险管理具有以下三方面特点:第一,风险管理主体包括国际联合组织、跨国集团、政府部门、企事业单位、社会组织、家庭和个人;第二,各经济主体通过风险识别、评估以及技术手段进行有效控制和处理风险带来的损失,其中,风险识别和评估是基础,而选择合理有效的风险处理手段则是关键;第三,以最小的成本代价使风险损失降到最低水平或取得最大的安全保障为目标。

风险管理概念最早于 1956 年由美国学者 Rusell B. Gallagher 提出。这一概念最早是在企业管理基础上提出的,但是伴随着全球社会经济和科技的迅猛发展,风险管理理念内涵不断得到拓展和应用。其宗旨是要求风险管理的主体单位在对可能发生的风险形成感知和甄别的基础上,实施一系列有效的干预和控制措施,将可能带来的损失控制在风险发生之前,将风险发生之后的损失降低到最低,其最终目的是以最小成本取得最大的安全保障或使风险损失降低至最低水平,实现风险影响最小化,减少个人和社会的风险负担。

按照风险管理的周期可以分为四个阶段,包括风险识别、风险评估或衡量、风险处理和风险管理效果评价[①],其中风险识别和风险评估是基础,选择合适的风险处理手段是关键。按照是否发生损失,可以将风险管理的目标划分为两类:一类是在损失发生前,以避免或减少风险事件形成的机会为目标;另一类是在损失发生之后,以努力使损失减少甚至恢复到损失前的状态为目标。也有学者针对两类目标的风险管理不同,将其命名为"事前"处理策略和"事后"处理策略[②]。

---

① 何文炯:《风险管理》,东北财经大学出版社 1999 版,第 68 页。
② Pandey S D, Behura R, Villlano R, et al, "Economic Cost of Drought and Farmers'Coping Mechanisms: A Study of Rainfed Rice Systems in Eastern India", *Discussion Paper Series*, *International Rice Research Institu*, No. 39, 2000.

世界银行于 2000 年针对社会保护提出了较为完整的社会风险管理的概念框架，系统阐述了风险管理的内涵和机制，以风险减少、风险规避、风险转移和风险处置为目标，强调综合运用多种风险防范和控制手段，对政府、市场、民间机构、社区及个人等风险管理主体的职责进行合理配置，并利用系统的政策思路和制度框架，积极有效应对社会风险，实现社会、经济的协调和可持续发展。根据世界卫生组织提出的分析框架，风险管理策略可以分为正规策略与非正规策略。正规策略包括以市场为基础的活动和由政府提供的机制；非正规策略包括由个人、家庭、社会或村庄社区等群体参与的安排。

国内外学者对风险管理进行了大量研究，风险管理机制的分析框架也不断完善。处理策略层次可分为微观、中观和宏观，不同层次上的行为者其采取的策略也有相当大的差异性。Holzmann 和 Jorgensen 在前人的基础上，于 2001 年提出社会风险管理的概念框架，将风险管理策略分为三类：第一类是为了降低风险事件发生概率的风险预防策略，具体是指在风险事件发生前采取预防风险发生的措施，如避免从事高风险的收入活动；第二类是为了减少风险事件冲击的潜在影响的风险缓解或风险转移策略，具体是指降低风险冲击潜在影响的措施，如参加各类社会保险；第三类是在风险损失发生后消除影响的风险应对处理策略，具体是指在风险发生后消除风险损失、减少影响的一系列措施，如运用家庭存款、外来借贷以及来自政府的社会救助。具体如表 1-3 所示。

表 1-3　整合的风险管理机制

目标	非正规机制————————		————————正规机制	
层次	微观	中观	中观	宏观
行为者	非正规网络个人及家庭	以群组为基础：社区、地方政府	以市场为基础：保险、金融公司	公共机构：中央政府、国际组织
风险消除	预防性医疗；不从事高风险收入活动；迁移；更多有保障的收入来源	为加强基础设施、水坝、梯田所进行的集体行动；公共资源管理	在职培训、岗前培训；劳动安全保护；金融市场扫盲	有稳健的宏观经济政策；环境政策；教育和培训政策；公共卫生政策；基础设施（大坝、公路）；有活力的劳动力市场政策

续表

目标	非正规机制——————————————————————————正规机制			
层次	微观	中观	中观	宏观
减轻风险/多样化风险	作物及措施多样化;收入来源多样化;物质资本与人力资本投资;结婚和家庭规模扩大;分成租赁;缓冲储蓄	职业协会;轮流储蓄与信贷协会;投资于社会资本(网络、协会、宗教仪式、相互馈赠)	金融机构的储蓄账户;小额融资;养老年金;事故、残疾等的保险	农业技术推广;放开贸易;产权保护;养老金体系;为失业、疾病、残疾以及其他风险实行的强制保险
应对风险	变卖资产;借贷;童工;减少食品消费;季节性或暂时性迁移	来自共同扶助网络中的转移支付	变卖金融资产;从金融机构贷款	社会援助;以工代赈计划;补贴;社会基金;现金转移支付

　　风险管理的制度框架对贫困人群尤为关注,因为这些群体在面对风险时是最脆弱的并且通常缺乏适当的风险管理手段,因此,风险管理对减少贫困具有重要的意义。风险管理由三种策略组成,即预防策略、缓和策略和应对策略。按照正式程度,社会风险管理机制可以分为正式机制和非正式机制,最终形成以个人或家庭为起点,社区、社会组织/民间机构、市场和政府多方共同参与的风险管理机制。

五、社会资本理论

　　从概念的提出到理论的形成,社会资本理论的研究已经走过百余年的历史。社会资本的思想最早起源于19世纪的西方社会学研究,法国社会学家埃米尔·杜尔凯姆(Emile Durkheim)在其著作中首次使用了社会资本的概念[1],认为内部联系的紧密或松散程度决定着一个人群自杀率的高低。社会资本作为一个正式概念是在20世纪80年代由法国社会学家皮埃尔·布迪厄(Pierre Bourdieu)在其社会学著作《区隔:品位判断的社会批判》一书中提出,他认为社会资本是资本(经济资本、文化资本、社会资本等)的诸多形态之一,它是一种通过对体

---

① Durkheim E, *The Social Element of Suicide*, New York: Free Press, 1897, p. 68.

制化关系网络的占有而获得实际或潜在的资源集合体①。后来美国社会学家詹姆斯·科尔曼(James Coleman)从微观和宏观的角度对社会资本做了系统的研究,他认为社会资本镶嵌在复杂的社会人际关系的结构中,在实际操作中定义为个人所拥有的社会结构资源的总和。社会资本不是某些单独的实体,而是具有各种形式的不同实体,由构成社会结构的各个要素组成,并为结构内部的个人行为提供便利②。詹姆斯·科尔曼对社会资本理论的诠释和运用使得社会资本理论的现代意义更加丰富。罗伯特·普特南(Robert Putnam)在詹姆斯·科尔曼的基础上,将社会资本的概念从个人层面上升到集体层面,并将其运用到政治学研究中,从自愿群体参与程度的视角来研究社会资本③。他认为社会资本是具有不同组成部分的复杂结构,分为结构性组成部分和认知成分,其中结构性组成部分反映了个人参与社区网络的性质和强度,包括网络、成员、组织以及将团体或个人联系在一起的协会和机构;认知成分即个人社会关系的感知质量,包括社区内的价值观、规范、态度、信念、公民责任、利他主义等④。

迄今为止,对于社会资本的理解呈现出"仁者见仁,智者见智"的局面,在各自的研究领域中开展了有理有据的解释和深入研究。目前学术界对社会资本依然缺乏一个统一的定义,但从整体上来看,社会资本可以表述为包括个人、群体、社会和国家等在内的社会主体之间的一种紧密联系的状态,尤其强调个体与其他个体之间的关系。包括有直接联系的强关系和没有直接联系的弱关系,这些关系叠加形成社会网络,构成了社会资本的基础。社会资本理论受到国内外学术界的广泛关注和深入研究,知识体系逐渐丰富和完善,并被广泛运用于社区建设、就业研究、经济社会发展、民主政治研究等诸多领域。之前关于社会资本的经验研究大多来源于北美和部分西欧国家。近年来,社会资本研究进入到新的人群和文化背景中,三个活跃的新研究领域为:①少数族裔社区社会资本研究;②受灾社区社会资本所扮演角色研究;③从宏观层面上进行社会资本与国民福

① Grootaert C, Van Bastelaer T, *Understanding and Measuring Social Capital*, New York: World Bank, 2002, p. 123.

② Coleman J S, "Social Capital in the Creation of Human Capital", *American Journal of Sociology*, Vol. 94, 1988.

③ Putnam R D, "Making Democracy Work: Civic Traditions in Modem Italy", *Contemporary Sociology*, Vol. 23, No. 3, 1993.

④ Putnam R D, "Bowling Alone: America's Declining Social Capital", *Journal of Democracy*, Vol. 6, No. 1, 1995.

利相联系的跨国比较研究①。

随着社会资本理论内容的逐渐丰富和完善,国内外学者开始将社会资本理论应用于健康领域中。最早关于社会资本与健康关系的研究可以追溯到Wilkinson对收入不平等与健康的研究。他通过研究发现,在收入不平等现象不明显的人群中,其健康水平就相对较高,因此,收入平等有利于创造一个良好的社会环境,其包容度和人际信任也相对较高,也有利于缓减社会焦虑和降低犯罪发生率②。随着人们对社会决定因素在个体健康方面所起作用的认识不断加深,国内外学者不断尝试将社会资本理论引入到公共健康领域。有关微观社会资本(个人层面)以及宏观社会资本(社区、国家层面)与人口健康关系的研究如雨后春笋般涌现。相关研究发现社会资本与一系列健康指标相关,包括精神健康状态、自评健康状况、健康行为、预期寿命损失、身体功能、长期带病、死亡等③。Kawachi 等④发现社会资本和生理健康之间存在较为一致的关联性,这种关联在自我报告的健康上表现得更强,在客观健康结局上显得很无力,同时这种关系与社区的经济发展程度也有关。众多研究还显示,社会资本(网络、信任和互惠)对婴儿死亡率、心理健康、主观健康、心血管疾病和长寿等诸多方面具有重要影响,即便在控制收入等干扰变量后这种影响关系依然存在⑤。甚至在分析有关地区、国家个人或群体的疾病发生率、死亡率等不同类型的健康差异时,社会资本仍展现出极强的解释能力⑥。

---

①　Kawachi I, Subramanian S V, Kim D, *Social Capital and Health*, New York:Springer,2008,p.41.

②　Wilkinson R G, *Unhealthy Societies: The Afflictions of Inequality*, New York:Routledge,1996.

③　Aneshensel C S, Sucoff C A, "The Neighborhood Context of Adolescent Mental Health", *Journal of Health and Social Behavior*, Vol.37, No.4,1996.

④　Kawachi I, Subramanian S V, Kim D, *Social Capital and Health*, New York:Springer,2008,p.41.

⑤　Siahpush M, Singh G K, "Social Integration and Mortality in Australia", *Australian and New Zealand Journal of Public Health*, Vol.23, No.6,1999.

⑥　朱荟:《社会资本与心理健康:因果方向检定和作用路径构建》,《人口与发展》2015 年第 6 期。

第二章　城市外来人口的生存状况

作为一个庞大的社会弱势群体，城市外来人口有着相对独特的生存与生活状态。不利的生存状况一定程度上形塑了城市外来人口不良的健康状况，为了更好地理解城市外来人口的健康风险情况，首先需要对城市外来人口的生存状况和生活满意度有一个全面的认识和系统的把握。本章首先从工作状况、生活质量、权益保障、生存满意度等方面入手，系统描述城市外来人口生存状况的基本状况与特征，把握城市外来人口城市融入的倾向和主要障碍。其次，从代际差异的视角分析两代城市外来人口生存状况的差异情况。最后，描述了城市外来人口生活满意度状况，以此反映他们在流入地的社会心态、生活质量和未来发展。

第一节　城市外来人口生存状况基本特征

中国城市外来人口是中国改革开放和工业化、城镇化进程中涌现出的一个独特的社会群体。他们已经成为我国产业工人的重要组成部分，是我国现代化建设的重要力量，为中国经济增长和产业结构转型做出了重要贡献，但是由于城乡二元经济社会结构等因素的影响，中国城市外来人口在就业、子女教育、劳动工资和社会保障等方面一直受到不合理的待遇，和城市居民相比，城市外来人口在物质文化条件、工作环境、社会身份、福利待遇、社会交往和生活方式等方面均处于弱势，使得他们在城市生存方面一直处于弱势和边缘化状态，对所生活的城市找不到归属感和认同感。因此，正确认识现阶段中国城市外来人口面临的主要问题，是改善城市外来人口生存状况，提高城市外来人口社会福利的基础。

一、工作状况

(一)外出务工时间

从外出务工的时间看,其中1~5年的占43.3%,5~10年的占29.9%,10~15年的占11.4%,15~20年的占10.0%,20年及以上的占5.4%,城市外来人口外出务工时间平均为7.6年,比国家人口和计划生育委员会的调查数据还要多2.3年。可见,城市外来人口在外务工时间趋于长期化。通常而言,城市外来人口进城越久,意味着对城市社会规范、生活方式和生活习惯等了解越多,更能促进对当地环境、居民产生积极情感,更能滋生长期居住的意愿,在城市立足的能力越强,从而融入城市的可能性也越大。

(二)求职途径

城市外来人口进入城市后,首先要获得一份工作或寻找到一种经济谋生的方式,在获得目前工作的方式上,通过父母、亲戚、老乡、朋友介绍的占到50.2%,自己寻找、应聘的则占到24.3%,中介机构或劳务市场占到18.4%,另外政府组织安排及其他分别占2.7%和4.4%。由此可见,城市外来人口就业的组织化程度仍然较低,原有以血缘、亲缘、地缘为基础的强关系在城市外来人口择业中扮演着重要的角色,依赖这些初级群体为基础的强关系来寻找工作,成为一种降低社会成本的有效手段,相对其他可利用的社会资源来说,是一种理性的行为选择方式[1],而通过政府提供的就业服务亟待加强。

(三)职业分布

从职业分布来看,以建筑业、制造业和餐饮业为主,其中建筑业占26.0%,加工制造业占23.4%,餐饮服务业占18.1%,交通运输业占6.7%,家政服务业占5.8%,娱乐服务业占3.6%,物业管理占3.5%,无职业占2.5%,其他职业占10.3%。城市外来人口的行业分布与所在调查城市的经济产业结构特征密切相关,更重要的是与城市外来人口自身人力资本和技能水平相关,因为这些行业通常对劳动力要求不高,门槛低,收入低,工作具有较大的同质性。

---

[1]　李培林:《流动农民工社会网络和社会地位》,《社会学研究》1996年第4期。

(四)工作稳定性

稳定的工作意味着稳定的经济来源,因为只有稳定的工作,城市外来人口才能在城市长期居住,才会逐渐融入城市。从工作流动性来看,未换过工作的城市外来人口占 24.2%,换过 1 份工作的占 23.9%,换过 2~4 份工作的占 40.8%,换过 5 份及以上工作的占 11.1%。综合来看,75.8%的城市外来人口因变换工作而发生职业再流动。可见,城市外来人口工作极不稳定,换工作频率较高,不稳定的就业状况会导致城市外来人口被社会排斥,排斥的可能性随着就业不稳定性的上升而增大,因此,这种状况显然不利于城市外来人口融入城市及抵御城市工作生活中的各种社会风险。

(五)工作收入

工资报酬是反映城市外来人口就业质量的一项重要指标,从工资月收入水平看,600 元以下的占 2.4%,600~1000 元的占 4.8%,1000~1500 元的占 10.9%,1500~2000 元的占 21.2%,2000~3000 元的占 39.3%,3000~5000 元的占 16.2%,5000 元及以上的占 5.2%,城市外来人口月平均收入为 2863 元,比同期全国城市外来人口监测调查报告的 2609 元增加了 254 元。虽然城市外来人口工资水平整体上有了较大幅度的提高,但仍然低于同期浙江省在岗职工平均工资(3340.6 元),城市外来人口月均工资仅相当于同期浙江省在岗职工平均工资 85.7%,同工不同酬现象十分普遍。工资收入是影响城市外来人口城市融入的重要因素,而城市外来人口工资收入低是城市外来人口在城市社会面临的重要经济融入难题。

(六)职业培训

教育培训是城市外来人口进行人力资本投资积累的重要途径,从职业培训来看,35.7%的被调查者回答"接受过"职业培训,64.3%的人表示没有接受过任何培训。这种职业培训的缺乏往往导致城市外来人口只能趁着年轻力壮从事一些体力性的工作,由于此类工作的低回报,他们不得不以牺牲时间为代价努力挣钱,而时间的稀缺又限制了城市外来人口参加职业培训或技术提升的可及性,从而形成了一种恶性循环。

二、生活质量状况

(一)居住状况

稳定住房是城市外来人口融入城市的重要经济物质基础,从居住方式上看,城市外来人口居住有租房、单位宿舍、工棚、自购买房四种方式。其中,独自租房的占 41.5％,合租房子占 17.8％,单位宿舍占 28.3％,工地工棚占 6.4％,四者合计达 94.0％,自购住房占 3.6％,其他占 2.4％。城市外来人口受收入水平限制,租住的房屋主要集中在城乡接合部的"城中村",公共卫生和安全问题比较突出,居住环境较差,房屋居住条件更与城市居民有显著差异。封闭的居住环境导致生活空间的边缘化,缺少和城市主流文化及本地居民交往互动的机会,因而不利于城市外来人口摆脱以地缘、血缘、亲缘为纽带的村落传统和小农意识,并会阻碍他们对城市社会的认同和归属。

(二)日常开支

城市外来人口在城市生活成本高,支出负担重,城市外来人口平均月支出为 949.6 元,占其月均收入总额的 33.2％。其中,食品开支在城市外来人口生活消费中占比最大,占总消费支出的 45.3％,第二是租房费用,占 18.6％,第三是交通通信支出,占 9.3％,第四是水电煤支出,占 6.7％,第五是子女教育支出,占 5.7％,医疗支出占 4.6％,其他开支占 9.8％。由此可知,城市外来人口的消费水平很低,消费结构单一,以生存性消费为主。从消费结构来看,城市外来人口精神需求方面的支出比例很小,根据马斯洛的需求层次理论,说明总体上城市外来人口的现实需求还停留在较低的生存层次,物质需求排在首要位置,精神需求还不强烈,与城市社会的消费模式差别较大,反映了城市外来人口在收入水平十分有限的条件下城市融入的积极性不高。

(三)业余生活

从业余生活来看,"看电视、听广播"占 85.7％,"看书、看报纸"占 40.6％,"上网"占 26.3％,"喝酒、聊天、打牌"17.8％,"逛街、游玩"占 25.1％,"睡觉"占 26.3％,"陪家人孩子"占 37.1％,"其他"占 3.2％。由此可见,城市外来人口的精神文化生活还较为枯燥单调,很少参加有组织的文化活动,其文化娱乐活动主要有看电视、聊天、看书、逛街等,离城市外来人口真正融入城市的主流文化生活还有很大差距。

三、权益保障状况

(一)劳动合同

就业的最基本法律保障是劳动用工合同,从调查来看,82.1%的城市外来人口回答"签订过",10.3%的人回答"没有"签订劳动合同,7.6%的人回答"不知道"。在已签合同中,固定期限合同的占70.5%,无固定期限合同的占9.8%,1年以下临时合同的占19.7%。

(二)劳动时间

从劳动时间来看,城市外来人口平均每天工作8.9个小时,平均每周的劳动时间为6.3天,已经超出国家劳动法规定的"周五天,日八小时"工作制。其中,每周工作超过6天的占82.9%,每天工作超过8小时的占64.7%,这说明城市外来人口劳动时间总体较长,而且缺乏必要的社会保护。

(三)社会保险

城市外来人口在城镇就业和生活,大多数会遇到城镇居民可能遭遇的风险,如工伤风险、疾病风险、失业风险以及生活贫困等。在接受调查的城市外来人口中,67.8%的城市外来人口表示愿意参加社会保险,实际参加养老保险、医疗保险、工伤保险、失业保险的城市外来人口分别占总人数的19.8%、15.5%、28.2%和9.1%,远低于城镇户籍居民。这说明城市外来人口的社会保险程度依然很低,城市外来人口在城市工作生活面临比城市居民更加严峻的职业风险和生活风险,而社会保险的缺位则无形中放大了这些风险,因此,城市外来人口参加社会保险的意愿和实际参保率都有待于提高。

(四)维权情况

从调查结果来看,城市外来人口所在工作单位有23.4%还没有工会组织,即使有些单位有工会组织,也仅有53.7%的城市外来人口加入了工会组织。在未参加工会组织的理由中,有55.4%的城市外来人口"不知道申请加入工会的流程",有 29.5％的城市外来人口"自己不想参加"。因此,绝大部分城市外来人口丧失了通过工会为自己争取合法权利的渠道。当城市外来人口遇到维权困难时,找老乡帮忙成为他们的首选,占 61.3％,选择找当地人帮忙的占 10.5％,选择找前两者之外的朋友帮忙的占 11.8％,而找企业工会组织帮忙的只占 12.7％,选择其他的占 3.7％。

四、生存满意度

生存满意度是指个人在各方面的需求和愿望得到满足时所产生的主观合意程度,是衡量城市外来人口生活质量的重要参数。本次调查结果显示,城市外来人口对生活质量的总体满意度评价不是很高,"很满意"和"比较满意"的合计只有 30.9％,与刘衔华[1]、国家统计局课题组[2]的调查结果一致,而"不满意"和"很不满意"的占到 23.8％,另有处于中间状态的"一般"占 45.3％,如表 2-1 所示。和满意度有关的方面,排在前两位的依次是"对家庭关系的满意度""对社会人际关系的满意度";和不满意有关的方面,排在前四位的依次是"对医疗卫生服务的满意度""对社会保险的满意度""对个人经济状况的满意度""对同住子女受教育状况的满意度"。可见,城市外来人口对家庭关系和社会人际关系的满意度较高,对医疗服务、社会保险、个人经济状况和子女教育状况的满意度较低。

表 2-1　城市外来人口对城市生存各方面的满意度情况

生存满意度	很满意	比较满意	一般满意	不满意	很不满意
对个人经济状况的满意度	4.0	19.3	45.3	27.6	3.8
对居住状况的满意度	5.7	25.4	42.6	21.5	4.8
对医疗卫生服务的满意度	2.4	16.7	41.8	32.8	6.3
对社会保险的满意度	3.3	18.5	46.7	26.9	4.6
对所从事工作的满意度	5.4	29.1	49.2	13.6	2.7

---

[1]　刘衔华:《春节返乡农民工生活满意度调查》,《现代预防医学》2006 年第 9 期。

[2]　国家统计局课题组:《城市农民工生活质量状况调查报告》,《调研世界》2007 年第 1 期。

续表

生存满意度	很满意	比较满意	一般满意	不满意	很不满意
对居住地社会治安状况的满意度	2.6	24.4	48.3	20.9	3.8
对同住子女受教育状况的满意度	2.4	18.5	48.7	25.9	4.5
对业余娱乐生活的满意度	3.6	26.4	45.2	20.8	4.0
对家庭关系的满意度	11.0	46.4	35.3	6.2	1.1
对社会人际关系的满意度	6.7	37.2	47.8	7.3	1.0
对个人生活质量总体满意度	4.7	26.2	45.3	20.1	3.7

医疗服务、子女教育和社会保障依然是城市外来人口融入城市的首要需求。城市外来人口问题的根源主要是城乡二元结构导致的社会不平等。随着城市外来人口对子女教育、医疗服务和社会保障需求的增加,相应的公平诉求也会越来越迫切。鉴于医疗服务、子女教育和社会保障是每个公民应当享有的最基本的生存权,也是城市外来人口真正融入城市需要重点解决的问题,城市外来人口在医疗服务、子女教育和社会保障方面不能享受到与城市居民同等待遇的根源在于城乡二元的户籍制度。

五、融入的倾向与障碍

根据马斯洛需求理论,归属感是人们在满足生理需求、安全需求之后的第三层次心理需求,是一种更高层次的需求。一般情况下,如果城市外来人口对自己有着积极的自我身份认同,能够主动地融入当地社会,则能促进其社会融合的进程,相反,则会阻碍其融入城市的进程。调查显示,有 48.5% 的城市外来人口认为自己是农民,只有 7.6% 的城市外来人口认为自己是市民,32.3% 的城市外来人口认为自己是处于农民与市民之间的中间身份,11.6% 的城市外来人口对自己的身份不了解。从职业上说,城市外来人口已经不再从事农业生产,而是在城市从事第二、第三产业,所以他们是工人;从户籍制度上看,他们的户口仍然留在农村,在农村仍然保留一定数量的土地,所以他们仍然是农民。这种现实中冲突的身份特征使得城市外来人口群体对自我身份认知模糊。

　　改变以血缘、亲缘、地缘为主的村落社交模式,适应以业缘、友缘为特点的城市社交网络,是城市外来人口融入城市的重要标志。在交往倾向上,虽然有65.1%城市外来人口愿意与本地人交朋友,远远高于不愿意的7.5%,但是,在碰到困难时,61.3%的会首先找老乡、亲戚或家人帮忙,只有10.5%的人会找当地朋友帮忙解困。这说明城市外来人口的社会交往具有相对的封闭性,在与外部社会的交往模式中表现出独特的"内倾性",即基于文化的同质,以及类似的工作和生活环境,特别是具有相同的经济地位和社会地位,城市外来人口更愿意与自己的老乡或其他打工群体交往。这种交往方式意味着他们与城市生活相隔离,放弃了对城市文化、价值观念的接触和吸收。

　　随着城市外来人口外出务工时间的增加,就业趋于稳定,希望融入城市的愿望越来越强烈,在受调查的1097位城市外来人口中,在政策允许的条件下,63.7%希望落户到城市,成为市民,36.3%表示不想成为市民,最终要回到农村。城市外来人口希望成为市民的原因主要是城乡之间在收入、生活水平、公共服务、发展机会等方面存在巨大差距,在城市外来人口希望成为市民的主要原因中,选择最多的依次是"就业机会多,收入高""农村收入水平低,没机会挣钱""子女能受到更好的教育""农村缺乏更好的发展机会",分别占44.6%、41.1%、35.4%、32.7%。城市外来人口不想成为市民的原因主要来自城市的工作机会、生活压力和风险,在城市外来人口不希望成为市民的原因中排在前四位的依次是"城市房价太贵,买不起房子""城市压力大,生活太累""城市消费水平高,生活成本大""城市工作不好找,担心失业",分别占40.2%、38.7%、38.2%、25.4%。

六、结论与讨论

　　近几年来,城市外来人口问题引起社会和各级政府的高度重视,显现出明显的政策效应。尽管城市外来人口的生存状况得到一定的改善,但是城市外来人口的工作不稳定、收入水平低、缺乏职业培训、社会保障参与率低、权益保障困难、生活满意度低等基本问题还没有得到根本性改变。尤其是城市外来人口反映强烈的子女公平教育、医疗服务可及性和社会保障需求等问题没有得到解决,以至于城市外来人口虽然有很强烈的融入城市的愿望,但实际上城市融入的进程缓慢,导致社会交往和生活空间呈现内倾化和隔离化,难以融入城市社会的主流生活。为了进一步改善城市外来人口的生存状况,从根本上解决城市外来人口问题,特提出以下几点对策与建议。

(一)强化政府的宏观调控作用,合理提高城市外来人口收入水平

城乡收入差距是城市外来人口外出务工的最主要动力之一,政府部门转变管理理念,坚持同工同酬,在工作时间、工资待遇、劳动强度等权益保障方面加大力度,规范用工单位的用工时间和最低工资标准,引导用人单位合理加薪,保障城市外来人口生活水平随经济社会发展同步改善,建立城市外来人口工资及时支付和合理增长的长效机制,逐步提高城市外来人口的工资标准和福利待遇,加大对拖欠工资行为的处罚力度,促进城市外来人口收入的提高,逐步缩小城市外来人口与城市居民的收入差距,改善其在城市的生存困境。

(二)改革社会管理体制,推进城乡基本公共服务均等化

二元户籍制度是阻碍城市外来人口城市融入的制度根源,因此应深化户籍制度改革,探索建立城乡统一的户籍管理制度,逐步剥离捆绑在户籍制度上的附加功能;深化就业制度改革,构建城乡统一、平等竞争的劳动力市场,为城乡劳动者提供平等的就业机会和服务;深化住房制度改革,建立多种形式的廉租房制度,满足城市外来人口在城市生活的住房需要;消除歧视性的教育政策,保障城市外来人口子女和城市居民子女享有同等的义务教育的权利;完善社会保障体制,建立健全城市外来人口社会保障体系,保障城市外来人口享有和城市居民同等的社会保险和福利的权利。

(三)强化职业培训,切实提高城市外来人口的人力资本

城市外来人口自身素质的短缺依旧是其生存困境的主要原因之一,因此提高城市外来人口自身素质是其融入城市的内在原动力,职业培训是提高城市外来人口人力资本水平的重要途径。政府有必要科学制定城市外来人口的职业培训规划,以市场需求为导向,以现有教育培训机构为主渠道,发挥多种教育培训资源的作用,充分调动行业和用人单位的积极性,开展多层次、多形式的城市外来人口职业培训,以提高就业能力和就业率为目标,坚持短期培训与学历教育相结合、培训与技能鉴定相结合、培训与就业相结合,增强培训的针对性和实效性,以此满足不同阶段、不同层次城市外来人口的需求。

第二节 城市外来人口生存状况的代际差异

由于成长的社会背景和生存环境、生活阅历及受教育程度不同,我国城市外来人口群体在观念、文化和行为等方面表现出明显的代际差异,造成两代城市外来人口生存状况存在巨大不同。作为高龄劳动力、农村人口和城市外来群体三种弱势叠加的第一代城市外来人口,其生存状况尤其值得关注。本节以职业流动作为生存状况的代表性指标,探析城市外来人口群体生存状况的代际差异。

一、引言

城市外来人口是中国社会经济结构转型和体制转轨过程中涌现出的一个独特的社会群体。城市外来人口已经成为我国产业工人的重要组成部分,为中国经济增长和城市发展做出了巨大贡献。经过 40 多年的发展,目前,城市外来人口的劳动力市场结构正发生历史性的变化,第一代城市外来人口逐步退出劳动力市场,"80 后""90 后"城市外来人口大规模涌入劳动力市场,新生代城市外来人口已成为城市外来人口的主力军。党中央明确指出要推进农业转移人口市民化,逐步把符合条件的农业转移人口转为城镇居民,推进城市外来人口市民化已经成为"十四五"乃至更长一个时期统筹城乡发展的重要战略,而稳定的就业是逐步实现城市外来人口市民化的立足之本。然而,无论是第一代城市外来人口还是新生代城市外来人口在进入城市后其职业经历着较为频繁的转换工作单位的过程,这已经成为城市外来人口劳动力市场的普遍现象和重要特征。由于成长的社会背景和生存环境、生活阅历及受教育程度不同,我国城市外来人口群体在观念、文化和行为等方面表现出明显的代际差异,这些代际差异直接或间接地影响着其初职选择和职业流动。研究城市外来人口群体内部出现的差异现象以及新老两代城市外来人口的初职特征及职业流动,对促进我国农村劳动力转移及推进新型城镇化建设具有重要的意义。

二、数据来源与分布特征

(一)数据来源

本节所用的数据是课题组在 2012 年 7—10 月期间,课题组对在浙江省经济比较发达、外来人口数量较多的杭州、宁波和温州三地从事非农工作的城市外来人口进行相关问卷调查，调查采取随机抽样的方法，利用入户调查和填答问卷的形式。共调查了 1150 位从事各种职业的城市外来人口，剔除不合格问卷后，得到有效问卷 908 份，有效回收率为 79.0%。

(二)概念界定

本书中关于两代城市外来人口的界定采用王春光[①]提出的"第一代"和"新生代"的划分标准，将出生于 1980 年及以后的在异地从事非农产业为主的农业户籍人口者界定为新生代城市外来人口，即我们通常所说的"80""90 后"；1980 年以前出生的为第一代城市外来人口。

(三)样本特征

在本次调查的 908 份有效样本中，第一代城市外来人口有 561 人，占样本总数的 61.8%；新生代城市外来人口有 347 人，占样本总数的 38.2%。第一代城市外来人口平均年龄为 43.3 岁，新生代城市外来人口平均年龄为 25.6 岁。从性别看，第一代城市外来人口中，男性 361 人，占 64.3%，女性 200 人，占 35.7%；新生代城市外来人口中，男性 158 人，占 45.5%，女性 189 人，占 54.5%。从受教育程度看，新生代城市外来人口比第一代城市外来人口的受教育程度显著提高。在第一代城市外来人口中，不、初识字的占 15.0%，小学的占 33.2%，初中的占 39.8%，高中或中专的占 8.9%，大专及以上的只占 3.1%；在新生代城市外来人口中，不、初识字的仅占 3.1%，小学的占 19.3%，初中的占 47.0%，高中或中专的占 17.9%，大专及以上的占 12.7%，说明我国城市外来人口的知识结构正在逐步优化。两代城市外来人口的基本特征及其分布如表 2-2 所示。

表 2-2　两代城市外来人口个体特征及分布

变量		第一代城市外来人口		新生代城市外来人口	
		样本数	比例/%	样本数	比例/%
性别	男	361	64.3	158	45.5
	女	200	35.7	189	54.5

① 王春光：《新生代农村流动人口的社会认同与城乡融合的关系》，《社会学研究》2001 年第 3 期。

续表

		第一代城市外来人口		新生代城市外来人口	
		样本数	比例/%	样本数	比例/%
受教育程度	不、初识字	84	15.0	11	3.1
	小学	186	33.2	67	19.3
	初中	223	39.8	163	47.0
	高中或中专	50	8.9	62	17.9
	大专及以上	18	3.1	44	12.7
婚姻状况	未婚	13	2.3	211	60.8
	已婚	518	92.3	123	35.5
	其他	30	5.4	13	3.7
来源地区	东部	357	63.7	195	56.2
	中部	157	28.0	85	24.5
	西部	47	8.3	67	19.3

三、结果分析

(一)城市外来人口初职特征的代际差异

1. 两代城市外来人口初职的动机

有学者研究指出,劳动力过剩、城乡收入差距太大等是造成城市外来人口大范围职业流动的主要原因①。本调查结果显示,两代城市外来人口职业流动最主要的目的是追求更高的经济收入,但第一代城市外来人口追求更高收入的比例要明显高于新生代城市外来人口。第一代城市外来人口外出打工主要是为了自己和家庭的生存,增加收入、以贴补家用、改善家庭生活状况等以追求经济利益为主是他们外出打工的基本动因,如第一代城市外来人口选择"打工挣钱,增加收入"和"为了子女能够接受更好的教育"的比例合计达到78.4%,高出新生

---

① 蔡昉等:《中国转轨时期劳动力流动》,社会科学文献出版社2006版,第56页。

代城市外来人口20.5个百分点。新生代城市外来人口选择"学习技术，增长见识"和"出来体验城市生活"的比例分别占16.7％和9.8％，分别高出第一城市外来人口7.1个和4.5个百分点，说明新生代城市外来人口外出的目的已经从单纯的赚钱走向多元化、分散化，更加追求自身的发展。与第一代城市外来人口相比，新生代城市外来人口年龄轻，教育水平较高，缺乏务工经验，更向往城市生活，渴望融入城市，因此选择"为了最终留在城市，享受城市的生活"的比例高出第一代城市外来人口6.4个百分点，如表2-3所示。

表2-3　两代城市外来人口初职的动机比较　　　　　　（单位:%）

初职的动机	第一代城市外来人口	新生代城市外来人口
打工挣钱,增加收入	60.3	51.6
学习技术,增长见识	9.6	16.7
为了子女能够接受更好的教育	18.1	6.3
为了最终留在城市,享受城市的生活	5.7	12.1
出来体验城市生活	5.3	9.8
其他	1.0	3.5

2. 两代城市外来人口初职获取的途径

城市外来人口从农村流动到城市，首先要获得一份工作或寻找到一种经济谋生的方式，而职业获得方式则反映出城市外来人口在城市的社会网络资源及其利用情况，进而影响城市外来人口的价值取向和行为方式。从两代城市外来人口初职获取的途径来看，两代城市外来人口进城初职获取主要依靠家人、亲戚等血缘关系以及老乡、同学等地缘关系。虽然新生代城市外来人口也主要通过这些传统的社会资源外出打工，但是随着劳动力市场的发展、政府职能的完善以及城市外来人口自身素质的不断提高，在新生代城市外来人口当中多样化的求职方式也逐渐形成。如新生代城市外来人口通过中介机构、劳务市场或自己应聘等非亲缘地缘关系找到工作的比例要高出第一代城市外来人口12.6个百分点（见表2-4），这也说明新生代城市外来人口对社会网络的依赖程度比第一代城市外来人口要小。

表 2-4　两代城市外来人口初职获取的途径比较　　（单位：%）

初职获取的途径	第一代城市外来人口	新生代城市外来人口
亲戚、老乡或朋友	60.4	46.5
自己寻找、应聘	14.1	22.2
中介机构或劳务市场	13.2	17.7
政府组织	8.2	7.9
其他	4.1	5.7

3. 两代城市外来人口初职的年龄

本次调查显示,第一代城市外来人口外出获得初职的平均年龄为 32.7 岁,而新生代城市外来人口仅为 20.9 岁,两者年龄相差 11.8 岁。与此同时,在新生代城市外来人口当中,不到 16 岁就外出打工的占 11.8%,高出第一代城市外来人口 10.7 个百分点,新生代城市外来人口的初职年龄主要分布在 16～25 岁,而第一代城市外来人口的初职年龄相对集中在 26 岁及以上(见表 2-5)。由此可见,我国城市外来人口的年龄结构越来越趋于年轻化,新生代城市外来人口的初次外出务工年龄比第一代城市外来人口更小。新生代城市外来人口几乎是初高中刚毕业或毕业后不久就进城打工,不同于第一代城市外来人口是在经过多年的务农生活后才外出打工。

表 2-5　两代城市外来人口初职的年龄比较　　（单位：%）

初职的年龄	第一代城市外来人口	新生代城市外来人口
16 岁以下	1.1	11.8
16～18 岁	1.8	16.7
19～20 岁	5.7	18.4
21～22 岁	3.4	18.7
23～25 岁	11.7	21.0
26～30 岁	21.2	13.1
31 岁及以上	55.1	0.3

4. 两代城市外来人口初职持续时间

对有职业流动的 647 例城市外来人口样本进行统计分析后发现,两代城市外来人口在初职持续时间上存在一定差异,在第一代城市外来人口群体中,初职维持时间不到 1 年的占 38.8%,而新生代城市外来人口则为 49.1%;新生代城市外来人口初职维持时间 1~2 年的占 23.7%,而第一代城市外来人口则为 13.4%;在 0~3 年的初职维持时间里,约有 63.8% 的第一代城市外来人口离开初职,发生职业流动,而新生代城市外来人口则高达 84.6%,高出第一代城市外来人口 20.8 个百分点;第一代城市外来人口初职维持时间在 5 年及以上的占 24.4%,远高于新生代城市外来人口的 4.5%(见表 2-6)。可见,新生代城市外来人口的初职稳定性远远低于第一代城市外来人口。新生代城市外来人口在外出从事初职工作的过程中,择业行为更具有盲目性,造成初职时间更为短暂。

表 2-6   两代城市外来人口初职持续时间比较　　　　　　(单位:%)

初职维持时间	第一代城市外来人口	新生代城市外来人口
0~1 年	38.8	49.1
1~2 年	13.4	23.7
2~3 年	11.6	11.8
3~4 年	6.5	6.8
4~5 年	5.3	4.1
5 年及以上	24.4	4.5

5. 两代城市外来人口初职流动的去向

从初职流动的去向看,第一代城市外来人口考虑到家庭和务农的需要倾向于在省内城市或省内县城和城镇就近打工,省内流动占到 58.4%,新生代城市外来人口只占 38.7%;而新生代城市外来人口则更倾向于远距离流动打工,省际流动的占 61.3%,第一代城市外来人口只占 41.6%(见表 2-7)。这说明新生代城市外来人口可以利用各种社会资源或机会脱离籍贯所在地,实现跨省、跨区域和远距离的职业流动,去体验和适应新的生活方式,谋求更多的自我发展机会。

表 2-7　两代城市外来人口初职流动的去向比较　　　　（单位:%）

初职流动去向	第一代城市外来人口	新生代城市外来人口
省内流动	58.4	38.7
省际流动	41.6	61.3

(二)城市外来人口职业流动的代际差异

1.两代城市外来人口职业流动性的比较

从职业流动性来看,在 908 份有效样本中,整个外出打工过程中变换工作的比例达 75.7%,没有换过工作的占 24.3%。可见,有近 3/4 的城市外来人口有过变换工作的经历,城市外来人口的工作稳定性较低,频繁变换工作可以被看作城市外来人口不断寻找工作稳定性、不断"试错"的过程。从代际差异来看,新生代城市外来人口中换过工作的占 71.2%,第一代城市外来人口中换过工作的占 78.4%。从人均经历工作次数来看,新生代城市外来人口为 2.6 次,第一代城市外来人口为 3.3 次。

由于两代城市外来人口进入劳动力市场的时间年限不同,城市外来人口职业变动与其外出务工的年限有着密切的关系,没有时间的限定,相互之间不具有可比性。本书按照平均每份工作的时间长度来衡量城市外来人口职业流动强度。本调查显示两代城市外来人口在平均每份工作时间上存在较大差异,其中第一代城市外来人口平均每份工作时间为 4.2 年,新生代城市外来人口平均每份工作时间为 2.4 年,可见,两代城市外来人口在平均每份工作时间上存在明显差异。新生代城市外来人口当中平均每份工作时间不到半年的占 9.5%,高出第一代城市外来人口 7.7 个百分点。新生代城市外来人口平均每份工作时间在半年到一年的占 25.4%,高出第一代城市外来人口 16 个百分点。新生代城市外来人口平均每份工作时间在一年到两年的占 31.4%,高出第一代城市外来人口 12.1 个百分点(见表 2-8)。该结果进一步说明,新生代城市外来人口更难满足自己现实的工作和生存状况,流动性更强,可以说"短工化"、频繁"跳槽"已经成为当前城市外来人口就业一个相当普遍的现象;第一代城市外来人口由于人力资本相对缺乏、家庭观念较强、自身诉求不高等特性,大多数从事一些不规范、非正式的低层次职业,进而决定了其职业流动性相对较弱。

表 2-8　两代城市外来人口平均每份工作时间的比较　　　　（单位:%）

平均每份工作时间	第一代城市外来人口	新生代城市外来人口
0～0.5 年	1.8	9.5
0.5～1 年	9.4	25.4
1～2 年	19.3	31.4
2～3 年	22.3	15.9
3～5 年	25.0	11.0
5 年及以上	22.2	6.8

为了更加直观地判断两代城市外来人口职业流动的强弱程度,将两代城市外来人口职业流动情况与城市居民、青年白领进行了比较,根据全国综合社会调查数据,同期我国城市居民一生中将从事 3.12 份工作,即平均职业流动频率为 2.12 次①,而本次调查的新生代城市外来人口在平均年龄只有 25.6 岁时,人均职业流动频率就达 2.6 次,更不用说第一代城市外来人口了。同期青岛在职青年白领每份工作平均时间为 3.75 年,人均经历工作 2.06 次②,而本次调查的新生代城市外来人口每份工作平均时间仅为 2.4 年,可见,新生代城市外来人口的流动性要比年龄相近、相同时间进入劳动力市场的青年白领高得多。

2.两代城市外来人口职业搜寻时间的比较

为考察两代城市外来人口职业流动中的工作搜寻时间,本书以寻找目前工作花费的时间作为职业搜寻时间。从表 2-9 中可以看出,新生代城市外来人口的职业搜寻时间要短于第一代城市外来人口。新生代城市外来人口在 2 个月内找到工作的比例占 68.6%,高出第一代城市外来人口 17.9 个百分点。第一代城市外来人口的职业搜寻时间超过半年的占 15.1%,高出新生代城市外来人口 11.1 个百分点。由此可见,两代城市外来人口在职业搜寻时间上存在明显差异,这可能是跟城市外来人口的搜寻工作意愿、能力及人力资本的代际差异有关。

表 2-9　两代城市外来人口职业搜寻时间的比较　　　　（单位:%）

职业搜寻时间	第一代城市外来人口	新生代城市外来人口
0～1 个月	30.3	42.5

---

① 刘金菊:《中国城市的职业流动:水平与差异》,《人口与发展》2011 年第 2 期。
② 唐美玲:《青年白领的职业获得与职业流动》,《青年研究》2007 年第 12 期。

职业搜寻时间	第一代城市外来人口	新生代城市外来人口
1~2 个月	20.4	26.1
2~3 个月	12.7	13.3
3~4 个月	10.6	6.7
4~6 个月	10.9	7.4
6 个月及以上	15.1	4.0

3. 两代城市外来人口职业结构的比较

通过数据分析可以发现,城市外来人口进城务工主要集中在建筑、制造和餐饮等劳动密集型产业的非正规部门,无论是初次职业还是当前职业,两代城市外来人口大多从事体力型、服务类等相对低层次的职业。从表 2-10 中可以看出,第一代城市外来人口的初次职业选择中,占比重最大的是建筑装修施工人员,达30.1%,其后依次是餐饮住宿服务人员、制造加工人员、保姆或居民服务人员。新生代城市外来人口的初次职业选择中,占比重最大的制造加工人员,为24.5%,其后依次是餐饮住宿服务人员、建筑装修施工人员、企业管理和办事人员。第一代城市外来人口在当前所从事的职业方面,建筑装修施工人员比重下降到24.6%,但依旧排在首位,制造加工人员所占比重有所增长,由15.6%增长到20.6%,保姆或居民服务人员所占比重由11.8%下降到9.3%。新生代城市外来人口在现在所从事的职业方面,餐饮住宿服务人员所占比重由20.9%上升到28.6%,排在第一位,建筑装修施工人员和制造加工人员所占比重均有所下降,分别下降5个百分点和6.2个百分点。

表 2-10　两代城市外来人口职业结构的比较　　　　　　　　(单位:%)

就业结构	初次职业		当前职业	
	第一代城市外来人口	新生代城市外来人口	第一代城市外来人口	新生代城市外来人口
机关事业单位管理人员	0.5	0.7	0.6	0.8
专业技术人员	4.7	6.7	5.4	9.1
餐饮住宿服务人员	16.5	22.9	17.1	28.6

续表

就业结构	初次职业		当前职业	
	第一代城市外来人口	新生代城市外来人口	第一代城市外来人口	新生代城市外来人口
商业金融服务人员	4.2	5.5	5.0	6.4
保姆或居民服务人员	11.8	5.3	9.3	5.2
建筑装修施工人员	30.1	18.3	24.6	13.3
制造加工人员	15.6	24.5	20.6	18.3
运输设备操作人员	8.5	5.1	8.2	5.0
废旧物资回收人员	2.5	0.5	1.3	0.4
企业管理和办事人员	4.1	8.4	6.1	11.5
其他	1.5	2.1	1.8	1.4

通过比较发现,无论是初次职业还是当前职业,新生代城市外来人口从事技术人员、管理人员、办事人员和服务人员的比例要高于第一代城市外来人口,第一代城市外来人口从事体力型工作的比例要高于新生代城市外来人口。如在初次职业方面,新生代城市外来人口中技术人员、管理人员、办事人员和服务人员的比例占44.2%,高出第一代城市外来人口14.2个百分点;在当前职业方面,新生代城市外来人口中技术人员、管理人员、办事人员和服务人员的比例占56.4%,高出第一代城市外来人口22.2个百分点。由此可见,相比第一代城市外来人口,新生代城市外来人口往往不愿从事劳累、辛苦和危险的工作,而流向工作条件相对较好的服务业或其他第三产业,说明,新生代城市外来人口的就业层次和就业地位要高于第一代城市外来人口。

另外,无论是新生代城市外来人口还是第一代城市外来人口,从初次职业和当前职业来看,绝大多数人从事的工种并没有发生根本性变化。由此说明虽然城市外来人口在不同的单位间频繁地流动,但绝大多数依然从事与原来一样的工种,并没有带来工作性质的变动和职业地位的提升。从社会流动的角度来看,城市外来人口的职业流动更多的只是水平流动而非垂直流动,他们的"跳槽"更多的是一种"原地踏步"。

4. 两代城市外来人口离职原因的比较

为了考察两代城市外来人口离职的原因,本次调查以有过换工作经历的城市外来人口上一份工作的离职的最主要原因来作为城市外来人口职业流动的决策依据。调查发现,城市外来人口离职以主动式流动为主,即在城市外来人口主观愿望的支配下,自愿放弃当前工作,寻找新工作的行为。由表 2-11 可知,两代城市外来人口离职原因存在较大的差异,尽管工资收入是两代城市外来人口最主要的离职原因,但是新生代城市外来人口因工资低而离职的比例(25.7%)要明显低于第一代城市外来人口的比例(38.1%),新生代城市外来人口因工作太辛苦、工作条件不好或福利保障不好而离职的比例高于第一代城市外来人口,说明相对于第一代城市外来人口,新生代城市外来人口更怕苦怕累,缺乏吃苦耐劳的精神。第一代城市外来人口因工作不稳定、子女教育或家庭原因而离职的比例要高于新生代城市外来人口。这与第一代城市外来人口大部分已婚、家庭观念较重有关,而且随着年龄的增大、劳动能力的下降,就业竞争力不如新生代城市外来人口,他们更在意工作的稳定性。新生代城市外来人口因学不到知识和技术而离职的比例也高于第一代城市外来人口,表明新生代城市外来人口中有较少部分有着积极进取、迫切希望提升自身技能的要求,更加在意就业岗位与实现自身发展之间的关系。此外,值得一提的是,因个人原因被解雇、与原来雇主或同事合不来而离职的新生代城市外来人口比例高于第一代城市外来人口,这很可能是由于新生代城市外来人口涉世未深、缺乏忍耐力,在如何处理人际关系方面经验还不够。

表 2-11　两代城市外来人口离职的最主要原因的比较　　　（单位：%）

离职原因	第一代城市外来人口	新生代城市外来人口
工资待遇太低	38.1	25.7
工作太辛苦	13.3	17.2
工作不稳定	7.9	5.4
工作条件不好	5.0	8.6
福利保障不好	6.4	8.3
单位停产、破产或合同到期	5.6	4.2
因个人原因被裁员、解雇	4.4	6.5
子女教育或家庭原因	5.2	1.5

续表

离职原因	第一代城市外来人口	新生代城市外来人口
与原来雇主或同事合不来	5.0	8.8
学不到知识和技术	4.7	7.6
其他	4.4	6.2

5.两代城市外来人口职业再流动意愿的比较

调查结果显示,虽然两代城市外来人口中有相当一部分存在潜在的职业流动可能,但是第一代城市外来人口和新生代城市外来人口在职业再流动意愿方面仍存在明显差异。新生代城市外来人口职业再流动的意愿明显高于第一代城市外来人口,59.3%的新生代城市外来人口有换工作的打算,第一代城市外来人口的比例为34.8%(见表2-12)。而且,新生代城市外来人口中打算到其他城市工作的比例也大于第一代城市外来人口。第一代城市外来人口中打算回老家附近找工作的比例则高于新生代城市外来人口。

表 2-12　两代城市外来人口职业再流动意愿的比较　　　　(单位:%)

职业再流动意愿	第一代城市外来人口	新生代城市外来人口
继续干这份工作	65.2	40.7
在这里换一份其他工作	15.4	35.1
到其他城市找一份工作	7.8	16.3
回老家附近找工作	8.6	2.5
其他	3.0	5.4

第三节　城市外来人口的生活满意度

一、引言

2020 年第七次全国人口普查数据显示,我国流动人口规模达到 3.76 亿人,流动人口总数比 2010 年第六次人口普查时增加了约 1.55 亿人,增加了

69.73％;大规模的人口流动为我国工业化发展、经济增长和新型城镇化发展做出了巨大贡献。与此同时,随着我国社会经济的高速发展,人民物质生活水平不断提高,其主观幸福感也日趋增强。但是,这种发展成果并没有很好地惠及所有公民,不同群体间的主观幸福感存在明显的差异,尤其是流动人口的生活满意度并没有得到有效提高①。由于受户籍制度、收入水平、区域分割等因素的限制,流动人口无法和流入地居民享有同等的权利和待遇,面临难以融入城市的问题,目前数亿农村流动人口仍处于"半城市化"状态,甚至被"边缘化"②,造成其在流入地的生存状况不甚理想,生活满意度更是不容乐观。

研究表明,越来越多的流动人口已不仅仅满足在流入地获取社会经济利益,也迫切希望获得流入地城市社会的接纳,并逐步融入流入地城市社会之中。这种社会融合诉求已超越以往研究所强调的流动人口以谋取经济利益为目的的主要动机③。由于新老两代流动人口在受教育程度、思想观念、行为方式等内在特质上存在显著差异④,上述社会融合诉求在新老两代流动人口间也有着显著的代际差异,他们在经济融合、文化适应、心理认同等方面的社会融合需求上日趋分化,具体表现为新生代流动人口本地长期居住意愿、城市归属感和市民身份认同感更为强烈,这种代际间的融合差异也对流动人口的生活满意度和主观幸福感产生了不同的影响⑤。

党中央提出推进以人为核心的新型城镇化目标,这表明新型城镇化需要将人的要素放在突出位置,将发展目标落实到"人"的具体福利,围绕人的生存权和发展权来推进城镇化进程,其内在要求是让老百姓获得更幸福、更高质量的生活⑥。因此,为了实现"人"的城镇化,从满足流动人口的多维需求和以人为本的指导原则出发,就不能只关注流动人口物质生活水平的提高,更要关注流动人口在城市对生活真实的、综合的心理评价,即生活满意度。从一定意义上来说,流

---

① 和红、王硕:《不同流入地青年流动人口的社会支持与生活满意度》,《人口研究》2016年第3期。

② 孙文中:《殊途同归:两代农民工城市融入的比较——基于生命历程的视角》,《中国农业大学学报(社会科学版)》2015年第3期。

③ 林李月、朱宇:《中国城市流动人口户籍迁移意愿的空间格局及影响因素——基于2012年全国流动人口动态监测调查数据》,《地理学报》2016年第10期。

④ 朱宇:《新生代农民工:特征、问题与对策》,《人口研究》2010年第2期。

⑤ 徐广路、沈惠璋、李峰:《不同代际农民外出务工对其幸福感影响的比较研究》,《西南大学学报(社会科学版)》2016年第2期。

⑥ 张许颖、黄匡时:《以人为核心的新型城镇化的基本内涵、主要指标和政策框架》,《中国人口资源与环境》2014年第11期。

动人口城市融入的过程就是其在城市的生活福祉不断提升的过程，因此，提高生活满意度是流动人口市民化的一个重要驱动力[①]。那么，目前我国流动人口在城市的生活满意度处于一个怎么样的水平？社会融合状况对流动人口生活满意度将带来怎样的影响，其中的作用机制如何？不同代际流动人口的生活满意度的影响模式存在怎样的差别？对于上述问题的回答，不仅有助于把握流动人口生活满意度的现状、特征和影响因素，还能帮助我们掌握社会融合和代际差异在流动人口生活满意度影响模式中的作用方式，更加清楚地认识流动人口尤其是新生代流动人口的生活满意度情况，同时，也有利于改善流动人口的生活质量，增强其城市归属感，提高其市民化水平。

二、相关文献回顾与述评

生活满意度是指个体依据自己设定的主观标准，对其生活状况所作的整体主观性评价，它是衡量生活质量和心理福利的重要维度之一。与生活满意度相关的术语有主观幸福感（subject well-being）、生活质量（quality of life）和幸福感（happiness）。Diener[②] 将主观幸福感概括为三部分：生活满意度（life satisfaction）、积极情感（positive affect）和消极情感（negative feeling）。其中，生活满意度是指对生活状况的总体评价，它是主观幸福感的认知成分；积极情感和消极情感主要指人的情感体验，它是主观幸福感的情感性成分。相比较而言，生活满意度是人们通过思考自己的生活而做出满意度高低的评判，是主观幸福感的众多维度中较为稳定一个指标，逐渐得到经济学、社会学和心理学等学科的重视[③]。但是，在实际研究中"生活满意度"与"主观幸福感"两个概念存在相互混淆使用的现象[④]。在测量方法上，主要有单题测量法和量表测量法。单题测量法要求被访者对某一题项进行回答，用一个总体印象来衡量生活满意度，这种单维度的测量方法的优点是操作方便和简单，但是又有瞬时性，容易受到随机误差影响等，如 Andrews 的七点量表。量表测量法要求被访者对具体生活领

---

① 李丹、李玉凤：《新生代农民工市民化问题探析——基于生活满意度视角》，《中国人口·资源与环境》2012 年第 7 期。

② Diener E，"Traits can be Powerful，but are not Enough：Lessons from Subjective Well-being"，*Journal of Research in Personality*，No. 3，1996.

③ 朱迪：《市场竞争、集体消费与环境质量——城镇居民生活满意度及其影响因素分析》，《社会学研究》2016 年第 3 期。

④ 王毅杰、丁百仁：《城市化进程中的农民工幸福感——一项探索性研究》，《社会发展研究》2014 年第 2 期。

域各个方面分别进行评价,然后将评价汇总,以此来衡量生活满意度,如 Diener 的总体生活满意度量表。

国际移民研究表明,迁移流动被认为是一种以改善个人、家庭或群体生计福祉为目标的策略,移民在城市的生存状态及生活质量也引起了学者们的广泛关注。这方面的早期研究更多地集中在对流动人口就业、收入、消费、社会保障等生存状况或物质层面的定性描述[①]。新近关于流动人口及其发展的研究所关注的重点从以往的经济回报向更为广泛的自身发展方向转移,研究的策略也从过去依据客观物质条件来判断流动人口的福祉向流动人口自身的主观需求及其对美好生活的主观建构方向转移。而生活满意度作为衡量流动人口生活质量的重要指标之一,能够相对稳定地反映流动人口对自己生活状况的认知和评价,因此关于流动人口生活满意度的研究也越来越引起人们的重视。迄今研究表明,流动人口的生活满意度并不高[②],不同群体在城市中的需求和对生活的满意度有着显著的差异,城市流动人口的生活满意度要好于农村流动人口[③]。还有研究发现,尽管城市外来人口觉得在城市里的生活满意度要高于农村生活,但是只有不到 1/3 的城市外来人口对自己的城市生活感到满意,城市外来人口对其城市生活往往处于一种"适应"与"不满"的二重矛盾心理[④]。由于受户籍制度的限制而备受排斥,且无法融入城市,导致进城城市外来人口的生活满意度低于农村居民和城市居民的生活满意度[⑤]。

随着流动人口在流入地居留时间的延长以及家庭式流动的普遍,流动人口的社会融合问题日益引起政府、公众及学者的高度关注。流动人口社会融合是一个多维度的概念,强调流动人口逐步融入流入地城市并被周围环境所同化,且在心理层面上对流入地逐渐形成归属感和认同感,主要包括经济层面、社会层面、文化层面、心理层面的全方位融入。社会融合也是国际移民面临的重要问题,目前国外对社会融合与移民生活满意度、精神健康等主观福祉的关系没有得

[①] Wen M, Wang G, "Demographic, Psychological, and Social Environmental Factors of Loneliness and Satisfaction among Rural-to-Urban Migrants in Shanghai, China", *International Journal of Comparative Sociology*, Vol. 50, No. 2, 2009.

[②] 李国珍:《武汉市农民工生活满意度调查》,《人口与社会》2009 年第 1 期。

[③] 姜兆萍:《身份认同对农村流动人口幸福感的影响》,《黑龙江社会科学》2016 年第 2 期。

[④] 国家统计局课题组:《中国农民工生活质量影响因素研究》,《统计研究》2007 年第 3 期。

[⑤] Knight J, Gunatilaka R, "Great Expectations? The Subjective Well-being of Rural-Urban Migrants in China", *World Development*, Vol. 38, No. 1, 2010.

出一致的结论。如在美国等发达国家，文化适应是国际移民社会融合的重要组成部分，而文化适应则往往被认为是一个充满压力的过程，个体可能会遭受一定程度的文化冲击，甚至会遇到行为偏见、隐性歧视、社会隔离或制度性排斥等，产生焦躁、沮丧情绪，甚至抑郁等心理问题，因此会对主观幸福感有很多潜在的负面作用[1]，但也有研究认为移民的心理压力也可能随其对流入地社会的逐步适应而不断减弱[2]。另外，移民的社会融合意味着其社会网络关系不断改善，这种积极的关系减缓了陌生环境对其精神健康的负面影响，弥补了原始社会资本的不足，对精神健康和情感适应有积极的促进作用[3]。目前国内学术界对社会融合与流动人口生活满意度关系的探讨还不多见[4]，主要关注的是个体特征、经济因素和社会环境等对流动人口生活满意度的影响[5]，对于社会结构、社会文化因素的关注较少。尽管有的研究也强调社会支持、社会关系等社会结构、社会文化因素的重要性[6]，但是总体上看，迄今研究对流动人口主观认知等社会结构、社会文化和心理层面因素的影响关注仍较少。

随着流动人口群体内部结构的日趋分化，其禀赋特征与机会结构的差异造成新老两代流动人口社会融合状况明显不同。尽管新生代流动人口有客观上的人力资本优势且更愿意融入城市，然而新生代流动人口面临着更高的融入门槛，使得新生代流动人口在社会融合中处于不利地位[7]。与此同时，新老两代流动人口在主观上对自身的满意度评价和判断也存在明显差别，但迄今这方面的研

---

① Butler M，Warfa N，Khatib Y，et al，"Migration and Common Mental Disorder：An Improvement in Mental Health Over Time"，*International Review of Psychiatry*，Vol. 27，No. 1，2015.

② Hener T，Weller A，Shor R，"Stages of Acculturation as Reflected by Depression Reduction in Immigrant Nursing Students"，*International Journal of Social Psychiatry*，Vol. 43，No. 4，1997.

③ Herrero J，Fuente A，Gracia E，"Covariates of Subjective Well-being among Latin American Immigrants in Spain：The Role of Social Integration in the Community"，*Journal of Community Psychology*，Vol. 39，No. 7，2011.

④ 黄嘉文：《流动人口主观幸福感及其代际差异》，《华南农业大学学报（社会科学版）》2015年第2期。

⑤ 周丽萍、陈磊、余泽鹏：《农民工生活满意度及其影响因素分析——基于第三期中国妇女社会地位调查数据》，《吉林师范大学学报（人文社会科学版）》2015年第6期。

⑥ 李丹、李玉凤：《新生代农民工市民化问题探析——基于生活满意度视角》，《中国人口·资源与环境》2012年第7期。

⑦ 魏万青、陆淑珍：《禀赋特征与机会结构——城市外来人口社会融合的代际差异分析》，《中国农村观察》2012年第1期。

究尚未得出一致的结论。如有学者认为,新生代流动人口虽然在年龄、职业技能、受教育程度方面具有相对优势,但是这种相对优势未能有效转化为现实的社会获得,也未带来更加积极的心理感受[①];恰恰相反的是,他们外出务工处处感受到的社会排斥和经济剥夺感,期望与现实形成的强烈反差,抵消了外出务工所带来的收入提高效应,造成新生代流动人口的幸福感要低于第一代流动人口[②]。而有的学者却认为,新生代流动人口没有经济压力,处在追求梦想、实现自我价值的发展阶段,因此,对幸福的积极体验明显高于第一代流动人口[③]。

综上所述,目前学术界对生活满意度测量指标的选取尚未达成统一共识,现有研究大多集中于流动人口主观幸福感方面,而对生活满意度的关注相对较少。概念界定不同、调查数据来源各异等原因,导致研究结论各不相同,也缺乏对流动人口生活满意度影响因素的系统性考察。尽管学术界已经注意到代际差异在流动人口主观认知方面的不同表现形式,但是对其生活满意度仍缺乏代际比较,更缺少从社会融合的角度予以关注。本书从社会融合的视角,尝试有针对性回答上述提出的研究问题。

三、数据与方法

(一)数据来源

本节运用国家卫生计生委 2014 年发布的"流动人口社会融合与心理健康调查"专项数据,该专项调查在北京、青岛、郑州、嘉兴、中山、厦门、深圳、成都等 8 个城市进行,以本地居住一个月及以上的 15～59 周岁的流动人口为调查对象,调查内容涵盖流动人口个体和家庭基本信息、劳动就业、社会融合和心理健康等方面。从抽样分布来看,这 8 个城市不仅涵盖了东、中、西部地区,也兼顾了沿海经济发达城市、内陆省会城市以及区域中心城市,城市内部社会经济发展水平异质性较强,采用多阶段分层 PPS 抽样原则进行随机抽样,样本内部差异性较大,具有较好的代表性。样本总数为 15999 人,每个城市的样本量为 2000 人,因个别样本变量缺失,最终进入分析样本总数为 14793 人。

---

①　叶鹏飞:《农民工城市生活主观幸福感的一个实证分析》,《青年研究》2011 年第 3 期。

②　徐广路、沈惠璋、李峰:《不同代际农民外出务工对其幸福感影响的比较研究》,《西南大学学报(社会科学版)》2016 年第 2 期。

③　黄嘉文:《流动人口主观幸福感及其代际差异》,《华南农业大学学报(社会科学版)》2015 年第 2 期。

(二)变量选择与设定

1. 因变量

本节采用 Diener 的总体生活满意度量表，该量表由"生活接近理想状态""满意自己的生活""生活条件是优越的"等 5 个项目组成，分为 7 个等级，将这些条目的评分相加进而得到总体生活满意度。Cronbach's α 系数为 0.862，说明内部一致性信度较好，计算以上各问题的总分，得分越高，代表生活满意度越好。

2. 自变量

本节的主要解释变量是社会融合因素。社会融合是流动人口逐渐融入流入城市、被周围环境同化和个人心理上逐步认同的过程①。目前，社会融合具体的概念、指标和测量方法还没有达成一致的认识，不同学者根据研究需要采用不同的标准来衡量社会融合。如杨菊华②从经济整合、文化接纳、行为适应和身份认同四个维度构建流动人口的社会融合指标。任远等③则从自身身份认同、对城市的态度、与本地人的互动和感知的社会态度四个维度衡量外来人口的社会融合程度。周皓④提出社会融合应包含经济融合、文化适应、社会适应、结构融合、身份认同五个维度。

本节主要从经济融合、心理融合、健康融合和文化融合四方面构建流动人口的社会融合指标。经济融合包括月收入、相对社会经济地位、住房类型、邻里类型、每周劳动时间五个指标；心理融合包括身份认同、城市归属感和长期居住意愿三个指标，其中城市归属感由"感觉自己属于这个城市""感觉自己是这个城市的成员""感觉自己是这个城市的一部分"和"愿意融入社区/单位，成为其中一员"四个问题组成，通过因子分析得到这四个成分负载分别为 0.871、0.912、0.904、0.790，潜在因子可解释总变异为 75.806%，效度和信度检验较好，提取公共因子，并用公式把因子转化为介于 0 到 100 之间的指数，取值越大，代表城市

---

① 张鹏、郝宇彪、陈卫民：《幸福感、社会融合对户籍迁入城市意愿的影响——基于 2011 年四省市外来人口微观调查数据的经验分析》，《经济评论》2014 年第 1 期。

② 杨菊华：《流动人口在流入地社会融入的指标体系——基于社会融入理论的进一步研究》，《人口与经济》2010 年第 2 期。

③ 任远、乔楠：《城市流动人口社会融合的过程、测量及影响因素》，《人口研究》2010 年第 2 期。

④ 周皓：《流动人口社会融合的测量及理论思考》，《人口研究》2012 年第 3 期。

归属感越强；健康融合包括自评健康状况、心理健康和知觉压力三个指标，心理健康和知觉压力采用上述同样的方法转换成介于 0 到 100 之间的指数，取值越大，代表心理健康状况越好，代表知觉压力越大；文化融合则由本地话熟悉情况和文化距离两个指标构成，文化距离反映流动人口对家乡风俗、办事习惯、生活方式和孩子应说家乡话等家乡文化的态度认同情况，运用上述方法转换成介于 0 到 100 之间的指数，取值越大，代表文化距离越大。

个体特征变量包括性别、年龄、婚姻状况、受教育年限、居留时间、随迁家庭人数，除性别、婚姻状况为分类变量外，其余个体特征变量均为连续性变量。

3. 分析方法

本节首先运用描述性统计分析方法对流动人口的生活满意度进行分析，然后采用多元线性回归模型，以生活满意度作为因变量，纳入包括社会人口学特征、经济状况特征、健康状况特征和社会融合因素，拟合线性回归模型，依次对流动人口、两代流动人口的生活满意度的影响因素进行分析，考察了第一代流动人口和新生代流动人口在生活满意度上的差异，系统阐明了不同代际流动人口生活满意度的差异原因。

四、结果分析

（一）描述性分析

由表 2-13 可知，流动人口总体生活满意度为 4.36±1.24 分，标准化换算成百分制，只有 56.43±20.55 分，属于比较低的水平。两代流动人口在生活满意度上存在显著差异，第一代流动人口的生活满意度要高于新生代流动人口。这一结果与叶鹏飞[1]、刘谦等[2]的研究结论相一致。可能的原因是，新生代流动人口的成长环境不同于改革开放初期进城的第一代流动人口，其外出务工不仅仅是为了赚钱谋生，更主要的是希望融入城市，成为城里人，更加积极主动地追求自我价值的实现，其生活满意度以流入地城市居民为参照，但是在城市社会排斥下，新生代流动人口身上所具有的优势无法转化为现实的社会获得，期望与现实形成了巨大的反差，反而降低了他们在城市生活的满意度。反观第一代

---

① 叶鹏飞：《农民工城市生活主观幸福感的一个实证分析》，《青年研究》2011 年第 3 期。
② 刘谦、邹湘江：《"是否更幸福?"——有关新生代流动人口生活感受的定量与定性尝试性分析哈尔》，《滨工业大学学报（社会科学版）》2013 年第 5 期。

流动人口,他们外出务工主要是为了增加收入来改善家庭生活状况,相对于流出地来说,外出打工改善了其经济状况,开阔了眼界,从而提高了个人的生活满意度。

表 2-13　城市外来人口的生活满意度情况

	样本总体	第一代流动人口	新生代流动人口
生活满意度	4.36±1.24	4.50±1.25	4.27±1.24
生活满意度标准化	56.43±20.55	58.73±20.58	54.98±20.40

由表 2-14 可知,从社会人口学特征来看,流动人口的平均年龄为 33.7 岁。新生代流动人口的平均年龄为 27.9 岁,第一代流动人口的平均年龄为 42.8 岁,两者相差近 15 岁。从婚姻状况来看,第一代流动人口已婚的占 95.2%,新生代流动人口已婚的只有 57.1%。在受教育程度方面,流动人口平均受教育年限为9.4 年,新生代流动人口的受教育程度要明显高于第一代流动人口。在居留时间方面,流动人口在流入地平均居留时间为 9.5 年,第一代流动人口比新生代流动人口要高出近 6 年。

从经济状况特征来看,流动人口月平均收入为 3884.1 元,新生代流动人口与第一代流动人口在月均收入上差异不明显。相对社会经济地位指标是指综合考虑与老家、目前居住地的亲戚、朋友和同事以及全社会的收入和职业地位后得出的主观评价,流动人口的相对社会经济地位得分仅为 48.6 分,两代流动人口间在相对社会经济地位得分方面差异不明显。从住房类型来看,第一代流动人口自购房的比例明显高于新生代流动人口,前者比后者高出约 6 个百分点。但是从劳动强度看,第一代流动人口每周劳动时间明显高于新生代流动人口。从邻里类型来看,第一代流动人口的邻居为本地人比例也要高于新生代流动人口。

从自评健康状况来看,流动人口的自评健康状况较好,其中新生代流动人口自评健康为好的比例明显高于第一代流动人口,前者比后者约高 6.4 个百分点。流动人口精神健康状况和知觉压力得分分别为 26.6 分和 9.3 分,两代流动人口在这两个指标方面差异不明显。

从社会融合状况来看,流动人口在本地长期居住意愿为 58.9%,其中第一代流动人口要明显高于新生代流动人口。流动人口城市归属感得分为 75.4 分,处于中等偏上水平。第一代流动人口的城市归属感要明显高于新生代流动人口。新生代流动人口对老家人身份认同要高于第一代流动人口,而对本地人身份认同要低于第一代流动人口。这可能与年龄及其阅历有关,新生代流动人口正处于人生发展的特定阶段,职业不稳定性、未来不确定性都使其难以建立起对某个城市的归属感。

表 2-14　自变量的描述性分析情况

类别变量		样本总体		第一代流动人口		新生代流动人口	
		频数	百分比/%	频数	百分比/%	频数	百分比/%
性别	女	6236	42.2	2291	40.0	3945	43.5
	男	8557	57.8	3436	60.0	5121	56.5
婚姻状况	在婚	10627	71.8	5453	95.2	5174	57.1
	不在婚	4166	28.2	274	4.8	3892	42.9
住房类型	自购房	1479	10.0	777	13.6	702	7.7
	免费房	1847	12.5	586	10.2	1261	13.9
	租住房	11467	77.5	4364	76.2	7103	78.4
邻里类型	本地人	7445	50.3	3065	53.5	4380	48.3
	外地人	7348	49.7	2662	46.5	4686	51.7
自评健康状况	好	13176	89.1	4873	85.1	8303	91.5
	一般	1575	10.6	827	14.4	748	8.3
	差	42	0.3	27	0.5	15	0.2
本地长期居住意愿	是	8718	58.9	3900	68.1	4818	53.1
	否	6075	41.1	1827	31.9	4248	46.9
本地话熟悉情况	熟悉	9263	62.6	3549	62.0	5714	63.0
	不熟悉	5530	37.4	2178	38.0	3352	37.0
本地人身份认同	是	3250	22.0	1379	24.1	1871	20.6
	否	11543	78.0	4348	75.9	7195	79.4

续表

类别变量		样本总体		第一代流动人口		新生代流动人口	
		频数	百分比/%	频数	百分比/%	频数	百分比/%
老家人身份认同	是	12916	87.3	4906	85.7	8010	88.4
	否	1877	12.7	821	14.3	1056	11.6

连续型变量	样本总体		第一代流动人口		新生代流动人口	
	均值	样本量	均值	样本量	均值	样本量
年龄/岁	33.7	14793	42.8	5727	27.9	9066
受教育年限/年	9.4	14793	8.4	5727	10.1	9066
随迁家庭人数	1.3	14793	1.8	5727	1.1	9066
居留时间/年	9.5	14793	13.1	5727	7.2	9066
月收入/元	3884.1	14793	3952.5	5727	3840.8	9066
相对社会经济地位	48.6	14793	48.9	5727	48.4	9066
每周劳动时间	58.1	14793	60.9	5727	56.3	9066
精神健康状况	26.6	14793	26.7	5727	26.5	9066
知觉压力	9.3	14793	9.1	5727	9.4	9066
城市归属感	75.4	14793	76.3	5727	74.9	9066
文化距离	34.2	14793	32.5	5727	35.3	9066

（二）回归模型与结果分析

1. 流动人口生活满意度影响因素的统计分析

生活满意度主要来自流动人口内心的积极和愉悦的情感，对流入城市抱以积极的心态显然可以提升流动个体的生活满意度。由表 2-15 结果可知，文化融合和心理融合对流动人口的生活满意度有显著影响。其中，本地长期居住意愿和城市归属感越强烈、对本地话熟悉程度较好、自己认为是本地人者有较高的生活满意度，即较好的心理融合和文化融合能够使流动人口保持较高的生活满意度水平。文化差距越大、认可自己是老家人则对流动人口生活满意度有显著的负向影响,即流动人口越倾向于保持自己的家乡文化习俗和老家人的身份认同,他们的生活满意度就越低,这与悦中山等[①]的研究结论不同。这可能因为流动人口的社会融合是一个身份重新构建和确认的过程,不可避免会遭遇乡土性与现代性、保守与开放等多种文化形式的碰撞和冲突,造成流动人口内心挣扎和无助,从心理层面上形成了一道道无形的屏障,阻碍了流动人口对城市生活的认同、适应与融入,增加了其心理压力和社交焦虑,最终导致流动人口生活满意度水平不高。

已有的研究表明健康融合是影响流动人口生活满意度的重要因素之一,模型回归结果显示较好的自评健康、精神健康以及较小的知觉压力,使流动人口拥有较高的生活满意度水平。因为良好的健康状况对流动人口具有不可替代的重要作用,不仅能够提高其劳动生产效率,而且可以减少生病休息时间,增加劳动时间供给,从而增强流动人口的收入,由此激发心理层面的积极体验也就不足为奇。

经济融合对流动人口生活满意度也有显著的影响,即流动人口收入越高、相对社会经济地位越好,则其生活满意度越高。相对于自购房,居住在出租房和免费房的流动人口的生活满意度则较低。这在一定程度上与流动人口外出务工的经济诉求有关,因为收入的提高和社会经济地位的改善不仅能带来更多的物质资源和社会资源,而且能改善流动人口及家人的生活水平,由此使其主观上对生活产生更多的积极体验,相应地拥有较高的生活满意度水平。劳动时间主要反映流动人口当前的工作强度,研究发现劳动时间对流动人口生活满意度有显著负面影响,即流动人口劳动时间越长,其生活满意度则越低。高强度劳动一方面加大了流动人口的工作压力和负面情绪,另一方面减少了通过人际网络与其进行社会交往的可能性,从而降低了生活满意度评价。邻里类型在一定程度上反映流动人口居住是否融合,而且它还是人际关系、地域文化和社会心理的体现。研究结果显示邻里类型是外地人的流动人口,其拥有的生活满意度水平较低,究其原因若邻居主要是外地人,则说明存在明显的居住隔离,这样就阻断了流动人口与本地人间的接触和交往,甚至带来歧视或敌对态度,降低了他们在城市生活的主观幸福体验。

从个体特征来看,性别对流动人口生活满意度有显著影响,男性的生活满意

---

① 悦中山、李树茁、费尔德曼:《农民工的社会融合研究:现状、影响因素与后果》,社会文献出版社 2012 版,第 132-133 页。

度要低于女性,这可能与男性的家庭角色地位有关。中国男性往往是家庭的核心支柱,承担着家庭的经济责任,承受了来自个人、家庭和事业上的各种压力,因此,他们对生活满意度的主观体验自然较低。年龄对流动人口生活满意度的影响呈现倒 U 形关系,随着年龄的增加,流动人口的生活满意度逐渐增加,到达临界点后,他们的生活满意度随年龄增长而下降,从年龄分组来看,第一代流动人口的生活满意度要好于新生代流动人口,即代际差异对流动人口生活满意度的影响存在年龄效应。已婚者的生活满意度要好于未婚、离婚或丧偶者,且具有显著的统计学意义,这可能是因为夫妻共同外出的家庭化迁移现象在流动人口中较为普遍,而夫妻之间可以提供情感和经济上的相互支持,从而影响其生活满意度。受教育程度对流动人口生活满意度有负面作用,即流动人口文化程度越高,其生活满意度反而越低,这与诸多研究结论相似。这一现象原因在于流动人口总体的生存状况使得流动人口受教育程度与他们的社会获得(包括经济收入、社会地位、职业声望等)之间不相匹配,即文化程度较高者往往其对社会获得的期望值也越高。相对于受教育程度较低的流动人口,他们的知识、学历、技能等人力资本并未发挥较大的优势,反而使其深刻体验到巨大的现实差距和强烈的社会剥夺感,从而更容易对生活产生许多消极情绪。

表 2-15　流动人口生活满意度影响因素的分析模型

变量	模型 1		模型 2	
	系数	标准误	系数	标准误
个体特征变量				
性别(女)	−0.099***	0.018	−0.096***	0.018
年龄	0.003+	0.002		
年龄平方	0.000**	0.000		
年龄分组(第一代流动人口)			−0.082***	0.022
婚姻状况(不在婚)	0.166***	0.031	0.154***	0.027
受教育年限	−0.015***	0.004	−0.016***	0.004
居留时间	−0.002	0.002	−0.002	0.002
随迁家庭人数	0.012	0.010	0.009	0.010

续表

变量		模型1		模型2	
		系数	标准误	系数	标准误
经济融合					
月收入（对数）		0.091***	0.016	0.087***	0.016
相对社会经济地位		0.023***	0.001	0.023***	0.001
住房类型	免费房	−0.122**	0.040	−0.120**	0.040
	租住房	−0.104**	0.031	−0.105**	0.031
每周劳动时间		−0.001*	0.001	−0.001*	0.001
邻里类型（本地人）		−0.055**	0.018	−0.056**	0.018
健康融合					
自评健康状况	一般	−0.164***	0.029	−0.162***	0.029
	差	−0.316**	0.164	−0.312**	0.164
精神健康状况		0.037***	0.003	0.037***	0.003
知觉压力		−0.108***	0.004	−0.108***	0.004
文化融合					
本地话熟悉情况		0.040*	0.019	0.040*	0.019
文化距离		−0.002**	0.001	−0.002**	0.001
心理融合					
本地人身份认同		0.166***	0.023	0.167***	0.023
老家人身份认同		−0.069**	0.028	−0.069**	0.028
本地长期居留意愿		0.037+	0.020	0.036+	0.020
城市归属感		0.005***	0.000	0.005***	0.000
常数		2.580***		2.815***	
F值		238.549***		248.428***	
R^2		0.279		0.278	

注：+ $p < 0.1$，* $p < 0.05$，** $p < 0.01$，*** $p < 0.001$。

2. 流动人口生活满意度影响因素的代际差异

由表 2-16 的回归结果可知，健康融合对两代流动人口的生活满意度有相同的正向影响，而个体特征、经济融合、文化融合和心理融合对两代流动人口的生活满意度有不同的影响，即社会融合对新、老两代流动人口生活满意度的影响模式存在差异。有本地长期居住意愿、熟悉本地话的新生代流动人口的生活满意度较高，而文化距离则对新生代流动人口的生活满意度有负面作用，以上这些影响因素对第一代流动人口的生活满意度则没有影响，这意味着具有本地长期居住意愿、熟悉本地话对新生代生活满意度的促进作用高于第一代流动人口。与大多数第一代流动人口相比，新生代流动人口对城市生活和市民身份向往更为强烈，具有更高的本地长期居住意愿和更强的市民化倾向[1]。因此，具有本地长期居住意愿的新生代流动人口能构建起更广泛的社会网络和更多的社会关系，并获得更多的社会支持，并通过熟悉本地话与本地人建立社交网络，使流动人口获得对市民幸福生活的"情感共鸣"，促使其更好地融入当地城市生活，提高其生活满意度。

表 2-16 流动人口生活满意度影响因素的代际差异模型

变量		新生代流动人口		第一代流动人口	
		系数	标准误	系数	标准误
个体特征变量					
性别（女）		−0.094***	0.023	−0.099**	0.030
婚姻状况（不在婚）		0.134***	0.032	0.283***	0.069
受教育年限		−0.014**	0.005	−0.020**	0.006
居留时间		−0.011***	0.003	0.002	0.002
随迁家庭人数		0.035*	0.014	−0.013	0.014
经济融合					
收入（对数）		0.108***	0.020	0.062*	0.026
相对社会经济地位		0.023***	0.001	0.022***	0.001
住房类型	免费房	−0.069	0.054	−0.175**	0.063
	租住房	−0.054	0.045	−0.159***	0.045

---

① 刘传江、周玲：《社会资本与农民工的城市融合》，《人口研究》2004 年第 5 期。

续表

变量		新生代流动人口		第一代流动人口	
		系数	标准误	系数	标准误
每周劳动时间		-0.002^{*}	0.001	-0.001	0.001
邻里类型（本地人）		-0.039^{+}	0.023	-0.075^{**}	0.029
健康融合					
自评健康状况	一般	-0.192^{***}	0.042	-0.133^{**}	0.041
	差	0.043	0.275	-0.489^{*}	0.205
精神健康状况		0.036^{***}	0.004	0.040^{***}	0.005
知觉压力		-0.104^{***}	0.005	-0.113^{***}	0.006
文化融合					
本地话熟悉情况		0.053^{*}	0.024	0.011	0.030
文化距离		-0.002^{**}	0.001	-0.001	0.001
心理融合					
本地人身份认同		0.166^{***}	0.030	0.173^{***}	0.037
老家人身份认同		-0.060^{+}	0.036	-0.071^{+}	0.043
本地长期居留意愿		0.053^{*}	0.025	0.013	0.033
城市归属感		0.005^{***}	0.001	0.005^{***}	0.001
常数		2.543^{***}		2.874^{***}	
F 值		148.7		105.8	
R^2		0.264		0.287	

注：$^{+}$ $p<0.1$，* $p<0.05$，** $p<0.01$，*** $p<0.001$。

经济融合对两代流动人口生活满意度的影响也存在不同程度的差异。其中仅住房类型对第一代流动人口的生活满意度有显著的负向影响，即相对于自购房，居住在出租房和免费房的第一代流动人口的生活满意度则较低，工作时间则对新生代流动人口的生活满意度有显著的负向影响，即新生代流动人口劳动时间越长，其生活满意度越低。第一代流动人口早期迫于生计才背井离乡进城务工，肩负着整个家庭的责任，且具有较强的家庭观念，深切意识到安身之所的重要性。住房对流动人口的生活环境和社会交往空间具有重要影响，它为流动人口获得各种城市资源,积累人力资本和社会资源,融入流入地社会提供机会①。对于第一代流动人口来说,没有一套属于自己的房子总觉得没有归属感,因此自购房对其生活满意度有正向促进作用。对于新生代流动人口而言,他们在城市的居住时间较短,对拥有住房的迫切感没有那么强烈,他们更加注重生活的舒适及个人的自身发展;但是,与流入地居民相比时有着较强的相对剥夺感,尽管劳动时间的延长可以获得更多的经济收入,但这种掠夺式人力资源消耗、不平等的收入回报和社会剥夺感导致新生代流动人口精神生活匮乏,对城市生活体验反而降低。

居留时间对新生代流动人口生活满意度有显著影响,但对第一代流动人口的影响并不显著。居留时间越长,新生代流动人口的生活满意度越低,而第一代流动人口的生活满意度似乎对居留时间并不敏感。新生代流动人口正处于人生实现自我价值的重要阶段,对未来生活有着美好的憧憬,对融入城市更是有着强烈的渴望,但是随着其在城市生活时间的延长,社会经历也越多,反而更加深刻体会到流入地的身份歧视和社会差距。因此,在其社会经济地位长期得不到根本性改善、理想与现实之间的差距日益明显的现实环境下,他们对于自身生存状况的消极感受会不断得到积累和强化,进而加深他们的不满程度。恰恰相反的是,第一代流动人口外出务工时间较早,城市生活阅历相对较长,使其对自身能力和客观现实的认识更为清晰而稳定,长期在城市生活的历练,也造就他们生活的韧性,从而对艰苦的生存环境不再陌生,并且能够通过自身的努力去调整和适应,降低了对城市生活的期望。随迁家庭人数对新生代流动人口生活满意度也有显著影响,即随迁家庭人数越多,其生活满意度越高,而对第一代流动人口的生活满意度有负面影响,但作用不显著。因为随迁家庭人数越多,新生代流动人口越能从家庭成员的照顾、陪伴和支持中获得愉悦感和满足感,从而对生活有更多的正面情感。对第一代流动人口而言,随迁家庭人数越多,需要承担更多的家庭生活负担和经济压力,其生活满意度则自然不会很高。

五、结论与讨论

生活满意度是衡量流动人口生活福祉的重要指标之一,反映了他们在流入地的社会心态、生活质量和未来发展。本研究在国家卫生计生委 2014 年发布的"流动人口社会融合与心理健康调查"专项数据的基础上,实证分析了流动人口

---

① 郑思齐、廖俊平、任荣荣等:《农民工住房政策与经济增长》,《经济研究》2011 年第 2 期。

生活满意度的分布特征、代际差异和影响因素,着重考察了社会融合对新老两代流动人口生活满意度的影响差异,结果表明,流动人口的生活满意度并不理想,第一代流动人口的生活满意度要明显高于新生代流动人口。社会融合因素对流动人口生活满意度有重要影响且存在显著的代际差异,与第一代流动人口相比,文化融合、心理融合对新生代流动人口生活满意度的影响更为突显,即新生代流动人口本地长期居住意愿越强烈、越熟悉本地话,则其生活满意度越高。文化距离则对新生代流动人口的生活满意度有负面作用。此外,个体特征、经济融合对新老两代流动人口生活满意度的影响也有显著差异,两代流动人口生活满意度的异同主要源于个体禀赋、价值诉求、融入意愿以及主观心理认知等方面的差异。

　　这些结论对政策制定具有积极的启示意义。随着中国经济社会的不断发展,人们日益关注个体的内在体验和心理感受;2013 年 1 月,李克强总理在召开医改领导小组全国会议时强调,"用改革的最大红利让广大人民受益"①。全国让改革释放最大的红利,让人民群众获得最大的幸福。这表明在"以人为本"的执政理念的要求下,如何让流动人口在新型城镇化的进程中获得最大的生活满意度将成为政府制定社会政策的重要内容,体现了一种以人为本的价值理念和权利诉求。毫无疑问,流动人口是我国城市建设和经济发展的中坚力量,努力让流动人口在流入地获得最大的生活满意度应该成为我国经济社会发展的一项重要内容。因此,首先,良好的经济条件和健康状况是流动人口融入城市的前提保障,增强流动人口的职业技能,提高其在城市的就业质量,使其能够拥有相对稳定的体面就业是立足城市的物质前提,同时要通过推进基本公共服务均等化来确保流动人口能够享受到医疗、住房、教育等与日常生活息息相关的公共服务资源。其次,在关注流动人口生活满意度时,不仅要关注其生活、工作中的物质条件,更应该关注流动人口的主观心理需求,应该从软环境入手,鼓励流动人口与流入地社区、组织和居民发展更为紧密的社会联系,增强流动人口与流入地居民的互动和了解,帮助他们形成新的身份认同,增强城市归属感。最后,随着流动人口中新生代比例的不断提高,新生代流动人口社会融合问题将日益突出,在综合考虑影响流动人口生活满意度普遍因素的前提下,需要充分把握群体内部的个体差异和心理需求,积极关注两代流动人口的禀赋与诉求在客观上是否得到了应有的回报,尤其要针对不同群体的需求层次,分步骤、循序渐进地制定与其切身利益相关的公共政策。

---

　　① 《用改革的最大红利让广大人民受益》,《人民日报》2013 年 1 月 7 日。

第三章　城市外来人口的健康风险状况

为了更好地理解中国城市外来人口的健康风险状况,需要对城市外来人口的健康风险的具体状况有全面的认识和系统的把握。本章首先从城市外来人口健康风险状况入手,系统描述城市外来人口健康风险的基本状况与主要特征,估算其健康经济风险,剖析其健康风险产生的主要原因及其影响;在此基础上,分析城市外来人口健康风险的认知以及所了解的抵御健康风险的办法、手段和态度,识别健康风险的主要来源,最后通过回归模型分析,厘清和识别城市外来人口健康风险的主要影响因素。

第一节　城市外来人口的健康风险特征

如前文所述,健康风险是指可能导致不良健康结果的因素。具体是指在人们的生命历程中,因为自然、社会和人自身的发展等诸多因素出现伤残、疾病或发生其他健康损失的概率。现实生活中,人们往往将健康风险主要指向疾病风险,即指人们面临因各种疾病而产生经济上、生理上、心理上损失的不确定性,包括健康状态风险(如疼痛、伤残、劳动力丧失乃至死亡)和健康经济损失(直接经济损失和间接经济损失)风险。城市外来人口作为我国改革开放进程中所产生的一个特殊群体,从事劳动报酬少、工作环境差、劳动强度大的工作,各种不利的生存状况决定了城市外来人口健康风险来源的临时性、复杂性和多样性。关注城市外来人口的健康风险问题是保证我国经济长期可持续发展、社会公平和谐稳定的主要课题。本节将描述城市外来人口健康风险的基本特征,估算其健康经济风险,获取对城市外来人口健康风险的整体性认识。

一、城市外来人口健康风险特征描述

对城市外来人口来说,负性健康事件发生的频率、持续时间及其影响存在很强的不确定性,常见的健康风险可以用频率、强度、异质性或相关性等特征来描述,本节主要借用频率特征通过城市外来人口自评健康状况、慢性病患病率、两周患病率、精神健康等来描述其健康风险状况。

(一)城市外来人口自评健康状况

健康包括客观状况和主观感受。国内外有关健康的研究正越来越广泛地认识到不仅要探讨客观性的健康指标,而且还要研究主观的健康状况,自评健康状况是指被调查者主观评价自己的健康状况。这个方法运用起来相对较简单、成本低,易于被调查者接受,能够有效反映被调查者自我感知的各种健康状态和个体既有的关于自身健康的知识[1],且能够较好地预测患病率、死亡率等指标,整体上较好地反映实际的健康状况[2],因此运用较为广泛。

由表 3-1 和表 3-2 可知,5.1％的城市外来人口评价自身健康"非常好",45.7％的城市外来人口评价自身健康"很好",39.7％的城市外来人口则认为健康"一般",另外还有 8.7％和 0.7％的城市外来人口评价自身健康"较差"和"非常差"。为了更好地反映城市外来人口主观健康的可比性,调查问卷中设计了打工前后的健康状况对比,与打工前相比,样本中只有 5.4％的城市外来人口认为身体健康状况有改善,65.1％的城市外来人口还是认为身体健康状况没有多大变化,而另有 29.5％的城市外来人口则认为健康状况有所变差。可见,外出打工的经历在一定程度上对城市外来人口的健康状况有损耗的作用。

表 3-1　城市外来人口的自评健康状况

自评健康	女性		男性		总体	
	例数/人	百分比/％	例数/人	百分比/％	例数/人	百分比/％
非常好	29	5.9	34	4.8	63	5.2
较好	224	45.3	326	45.8	550	45.7

---

① 齐亚强:《自评一般健康的信度和效度分析》,《社会》2014 年第 6 期。

② Adler N E,Boyce T,Chesney M A,et al,"Socioeconomic Status and Health:The Challenge of the Gradient",*American Psychologist*,Vol.49,No.1,1994.

续表

自评健康	女性		男性		总体	
	例数/人	百分比/%	例数/人	百分比/%	例数/人	百分比/%
一般	208	42.1	270	38.0	478	39.7
较差	31	6.3	74	10.4	105	8.7
非常差	2	0.4	7	1.0	9	0.7
合计	494	100.0	711	100.0	1205	100.0

表 3-2 城市外来人口对比打工前后的健康状况变化

自评健康	例数/人	百分比/%
更好	65	5.4
没有变化	785	65.1
更差	355	29.5
合计	1205	100.0

国内大量研究发现城乡流动经历对城市外来人口健康状况存在损耗效应,即随着外出打工时间的延长,年复一年高强度的体力劳作以及长时间暴露于各种不利的环境中,城市外来人口的身心健康状况不可避免地受到不同程度的影响[①]。首先,城市外来人口自身相对较低的知识与技能水平和城乡分割的劳动力市场,决定了大多数城市外来人口就业岗位处于职业链的末端,在劳动密集型的工作岗位上从事超长时间、高强度和不安全的劳作,工作环境的职业损害隐患和公共卫生风险尤为突出。周小刚等[②]研究指出,从事制造业和建筑业等重体力劳动是城市外来人口健康耗损的重要机制之一。即便是近年来一些城市外来人口表现出的"高收入"的状况,很大程度上也是用不可逆的健康损害换来的"赔本买卖"。其次,城市外来人口突出的流动性特征和相对较低的社会经济地位,决定了其居住条件往往具有显著的过渡性、临时性特征,居住环境简陋、拥挤,环境脏乱差,基础设施破败,社区服务质量低,社区暴力犯罪高发。再次,城市外来人口在城市缺乏应有的社会支持和归属感、整体社会融入性差[③]。最后,囿于我

---

① 牛建林、郑真真、张玲华等:《城市外来务工人员的工作和居住环境及其健康效应——以深圳为例》,《人口研究》2011年第3期。

② 周小刚、陆铭:《移民的健康:中国的成就还是遗憾》,《经济学报》2016年第3期。

③ 牛建林:《人口流动对中国城乡居民健康差异的影响》,《中国社会科学》2013年第2期。

国城乡分割和地区差异,那些跨区域迁移的城市外来人口,往往被排斥在流入地的医疗保障体系之外,即使一部分城市外来人口可以跨区域参加医疗保险,但是因为目前我国医疗保险的便携性较差,这部分参保的城市外来人口也极少能够将医疗保险进行跨地区转移,医疗保障的缺失导致城市外来人口直接暴露于各种健康风险之中[1],无法有效分享流入地的优质医疗卫生服务资源。这些因素的综合作用,客观上降低了城市外来人口对健康风险的抵御能力,提高了其健康的脆弱性。其结果是原有的健康优势随着时间而流逝[2]。综上所述,城市外来人口的健康是一个多因素驱动的内损耗动态变化过程,尤其是户籍制度所造成的身份差异和社会排斥,使城市外来人口背负着沉重的健康成本。

(二)城市外来人口两周患病率

两周患病率是指被调查者中两周内患病人数或患病人次,本节使用患病人数来表示。如表 3-3 所示,在本次调查中,两周内共有 163 人次患病,两周患病率为13.5%,女性两周患病率(14.6%)略微高于男性(12.8%)。本次调查的两周患病率略微低于国家卫生计生委统计信息中心 2016 年公布的《城市外来人口卫生服务调查分析报告》公布的两周患病率(14.7%),也明显低于第五次国家卫生服务调查中城镇居民和农村居民的两周患病率 28.2% 和 20.2%。这在一定程度上验证了"健康移民效应"的存在。当然,出现这种情况可能与城市外来人口的健康知识匮乏有关,由于受教育水平的限制,大部分城市外来人口不能准确地对自我健康状况做一个客观的评价,且对所经历的健康风险无法正确评估。因此,错误地将一些疾病理解为是正常现象而自评为健康,在自评健康方面存在较高预估的倾向。

表 3-3　城市外来人口两周患病率状况

有无患病	患病		未患病	
	例数/人	百分比/%	例数/人	百分比/%
女性	72	14.6	422	85.4
男性	91	12.8	620	87.2
合计	163	13.5	1042	86.5

---

①　邵长龙、秦立建:《完善我国城市外来人口基本医疗保险制度的研究》,《价格理论与实践》2013 年第 2 期。

②　苑会娜:《进城农民工的健康与收入——来自北京市农民工调查的证据》,《管理世界》2009 年第 5 期。

从两周患病的类型来看，咳嗽、发烧、咽喉痛占 34.8%；眩晕、头痛占 21.7%；肌肉、关节酸痛占 19.1%；胃痛、腹泻占 14.1%；皮炎、皮疹占 2.6%；眼、耳疾病占 2.4%；心口、心脏痛占 1.6%；其他类型病占 3.7%，如表 3-4 所示。咳嗽、发烧、咽喉痛和眩晕、头痛是城市外来人口两周患病的主要类型。其次是肌肉、关节酸痛和胃痛、腹泻。根据疾病分类，第一位是呼吸系统疾病，第二位是神经系统疾病，第三位是肌肉骨骼系统疾病，第四位是消化系统疾病，这很可能与城市外来人口居住生活的环境、工作状况及饮食卫生习惯有关。综上可以看出，城市外来人口对自己的健康主观上乐观，客观健康程度较低。实际上，城市外来人口对疾病的敏感度较低，在他们眼中对于健康的概念是非常粗糙而不完善的，认为"能干活就是没有毛病，就是健康的"，但是客观健康状况令人担忧，"小病挺、大病拖"这样的直接后果是小病变大病，大病变成难治之疾。挺、拖只会加重病情，增加就医支出，加重家庭负担。

表 3-4　城市外来人口的两周患病类型情况

患病类型	例数/人	百分比/%
咳嗽、发烧、咽喉痛	266	34.8
眩晕、头痛	166	21.7
肌肉、关节酸痛	146	19.1
胃痛、腹泻	108	14.1
皮炎、皮疹	20	2.6
眼、耳疾病	18	2.4
心口、心脏痛	12	1.6
其他类型病	28	3.7

（三）城市外来人口慢性病患病率

与自评健康相比，慢性病患病情况是衡量健康的一类客观性指标。慢性病患病率是反映居民健康状况、疾病负担和卫生服务需求的重要指标。当前社会，中国人群的疾病谱正在发生变化，慢性病的影响日益凸显，并已经成为威胁中国居民健康的主要疾病之一。慢性病患病率是根据被调查者在调查前半年内是否由医生明确诊断告知患有慢性疾病而得出的。由表 3-5 可见，城市外来人口患慢性病的为 192 人次，慢性病患率为 15.9%。本次调查的慢性病患病率要略高于国家卫生计生委统计信息中心 2016 年公布的《城市外来人口卫生服务调查分析报告》中的慢性病患病率(14.8%),但明显低于第五次国家卫生服务调查中城镇居民和农村居民的慢性病患病率26.3%和22.7%。从性别来看,男性的慢性病患病率为15.2%,女性为17.0%,说明女性比男性对自己的身体健康更加敏感,再加上由于生理方面原因,女性抵御健康风险冲击的能力相对较弱,患慢性病的概率更高。

表 3-5 城市外来人口慢性病患病情况

有无患病	患病		未患病	
	例数/人	百分比/%	例数/人	百分比/%
女性	84	17.0	410	83.0
男性	108	15.2	603	84.8
合计	192	15.9	1013	84.1

整体上,城市外来人口是一个高度选择性群体,年轻体壮者比其他人群更有可能进入并保留在流动群体中。我国城市外来人口主要从农村流向城市,由经济欠发达地区流向经济发达地区,以务工性流动为主,城市外来人口主要在流入地从事技术含量较低、以体力劳动为主的职业,面临着工作风险较高、收入较低、健康保障较差等威胁。高强度的体力劳动以及长时间暴露于较差的生活和工作环境,对于城市外来人口的健康状况和身体素质有较高的要求,患有慢性病等身体状况较差的城市外来人口将无法适应这类工作岗位,从而无法在流入地获取稳定的工资收入。迫于求职困难、生活压力、节约医疗开支费用、寻求迁出地的社保救助和家庭支持等原因,这些城市外来人口可能返回流出地,造成当前在城市务工的外来人口比本地居民慢性病患病率更低的假象[1]。

从慢性病患病种类看,肠胃炎、慢性腰腿痛、高血压、关节炎是城市外来人口慢性病的主要类型(见表 3-6),可能与其流动过程中的工作生活环境、营养状况、饮食条件及卫生习惯有关。由于城市外来人口群体对慢性病缺乏正确认识,平时生活作息不规律,在饮食、居住条件以及卫生保健等方面没有采取各种有利于健康的措施,再加上缺乏必要的医疗保障和医疗卫生服务,因此,城市外来人口群体可能更容易增加患慢性疾病的风险。随着经济社会的快速发展,人类的疾病谱发生根本性的变化,慢性病逐步成为引起死亡的首要原因,也是引起贫困的

---

① 牛建林:《人口流动对中国城乡居民健康差异的影响》,《中国社会科学》2013年第2期。

重要因素。慢性病已经成为威胁中国居民健康的最重要疾病。根据《中国防治慢性病中长期规划(2017—2025年)》,我国居民每年因慢性病死亡的人数占总死亡人数的比例高达86.6%,造成的疾病负担已占总疾病负担的70%以上。随着疾病结构的转变和人口结构日益老龄化,由慢性病引起的社会负担和经济负担将以十分惊人的速度增长。

表 3-6　城市外来人口慢性病的主要类型

慢性病类型	例数/人	百分比/%
高血压	107	13.3
高血脂/高胆固醇	76	9.5
关节炎	101	12.6
肠胃炎	185	23.0
糖尿病	92	11.4
慢性气管炎	48	6.0
冠心病	23	2.9
慢性腰腿痛	114	14.1
其他慢性病	58	7.2

案例 3-1:"我在鞋厂上班,经常接触一些刺激性气体,早些年前不当回事,上次去看病医生说是慢性气管炎,现在厂里老板按要求也发了口罩。感觉口罩是棉布做的,也没什么用处,天气冷的时候还戴一下,天气热的话就懒得戴,太难受了⋯⋯我们在外面打工,现在快50(岁)了,平时也不在意自己的身体,多多少少都会有一些慢性病。"

相较于其他病种,慢性病具有病因复杂、起病隐匿、病程长、易复发、费用贵以及迁延不愈的特点。因此,慢性病会日积月累逐步损耗患者的劳动能力,逐渐侵占并消耗患者家庭的经济资源,进而降低患者家庭的生活水平和创收能力。尤其是到了慢性病晚期,慢性病会产生巨额的医疗费用支出,如果费用无法得到报销或补偿,会给家庭带来沉重的疾病经济负担。作为社会经济中的弱势群体,城市外来人口家庭在遭受慢性病时可能会受到更大的冲击,所产生的医疗费用更容易造成灾难性或致贫性后果。所以,城市外来人口的慢性病患病状况更应该引起有关部门的高度重视。

(四)城市外来人口精神健康状况

城市外来人口精神健康状况用 Hopkins Symptom Check List(HSCL)量表的简化版进行测量,该量表在不同国家和群体的心理健康研究中都被证明具有较高的效度和信度。该量表共 9 个问题,Cronbach's α 系数为 0.853,说明内部一致性信度较好,计算 9 个问题的总分,得分越高,表明精神健康状况越差。

在外务工过程中,城市外来人口经常陷入精神高度紧张之中,如工作流水线上的单调紧张感,往返交通路途中的拥挤疲惫,失业或意外事件造成的焦虑不安,以及收入不稳定引发的孤独无助感,都有可能诱发精神类疾病。如表 3-7 所示,从精神健康状况来看,排在前五位的是"觉得身心疲惫""觉得生活很艰难""烦躁易怒""失眠""感到前途茫然",这五项中"经常有"和"总是有"的发生率之和均高于 10%。这表明城市外来人口总体精神健康状况欠佳,躯体化现象明显。从精神健康状况指数得分来看,城市外来人口平均得分为 14.1,最小值为 9.0,最大值为 33.0。从性别来看,男性和女性精神健康平均得分为 13.9 和 14.2,两者存在显著差异($P=0.030<0.05$)。在"觉得自己没有用""容易哭泣或想哭"和"觉得活着没意思"这三个变量中,男女之间的反映存在显著差异。这可能是因为女性城市外来人口身处异乡、独自在外打工的情景下更容易诱发悲观或消极的情绪,也更容易通过哭泣、流眼泪或找人倾诉等情绪表达形式宣泄内心的情感体验,另外,不曾经历的工作压力、不容乐观的生存环境、对未来的迷茫和忧虑等都会对其精神健康产生负面影响。相比之下,男性城市外来人口表现出更加乐观和独立,抗压能力更强。

表 3-7　城市外来人口精神健康情况　　　　　　(单位:%)

HSCL 量表题项	性别	从来没有	偶尔有	经常有	总是有	合计	方差检验卡方值
在过去 30 天中,您曾经失眠吗?	男	45.8	41.3	11.3	1.6	100	0.897
	女	45.1	43.3	10.5	1.1	100	
在过去 30 天中,您曾经觉得身心疲惫吗?	男	25.9	47.0	23.2	3.9	100	3.092
	女	27.6	50.4	18.9	3.1	100	
在过去 30 天中,您曾经感到过烦躁易怒吗?	男	38.3	49.5	11.0	1.2	100	0.791
	女	36.3	49.7	12.4	1.6	100	

续表

HSCL 量表题项	性别	从来没有	偶尔有	经常有	总是有	合计	方差检验 卡方值
在过去 30 天中,您曾经容易哭泣或想哭吗?	男	81.5	16.5	1.8	0.2	100	34.062***
	女	65.5	29.2	3.5	1.8	100	
在过去 30 天中,您曾经感到前途茫然吗?	男	58.3	32.0	7.4	2.3	100	0.466
	女	59.2	30.5	7.4	2.9	100	
在过去 30 天中,您曾经感到很孤独吗?	男	63.5	26.6	8.1	1.8	100	1.960
	女	65.8	25.8	7.6	0.8	100	
在过去 30 天中,您曾经觉得自己没有用吗?	男	68.3	27.0	4.0	0.7	100	8.073*
	女	66.1	27.1	3.6	3.2	100	
在过去 30 天中,您曾经觉得生活很艰难吗?	男	47.8	37.3	11.5	3.4	100	1.969
	女	47.2	40.6	9.0	3.2	100	
在过去 30 天中,您曾经觉得活着没意思吗?	男	87.8	11.2	0.4	0.6	100	13.601**
	女	82.3	12.9	2.4	2.4	100	

注:***、**、*分别表示变量在1%、5%、10%水平上显著。

(五)城市外来人口住院大病情况

如表 3-8 所示,本次调查共获得城市外来人口大病住院样本 1192 例,最多的是肿瘤疾病,有 238 例,占 20%;其次是消化系统疾病,有 131 例,占 11.0%;心脑血管疾病有 124 例,占 10.4%;肌肉骨骼疾病有 112 例,占 9.4%;生殖系统疾病有 107 例,占 9.0%。从平均住院日来看,住院时间较长的是精神疾病、传染性疾病和肿瘤疾病,较短的是五官疾病和腹部外科疾病。从平均费用来看,费用较高的是外周血管疾病、肿瘤疾病和心脑血管疾病,费用较低的是腹部外科疾病和精神疾病。

表 3-8　城市外来人口住院大病情况比较

病种	例数/人	百分比/%	平均住院日	平均费用/元
肿瘤疾病	238	20.0	13.6	19421.7
心脑血管疾病	124	10.4	12.0	17822.1

病种	例数/人	百分比/%	平均住院日	平均费用/元
生殖系统疾病	107	9.0	9.1	9268.4
腹部外科疾病	102	8.5	7.6	7523.5
呼吸系统疾病	68	5.7	9.2	8962.8
肌肉骨骼疾病	112	9.4	12.4	14658.1
消化系统疾病	131	11.0	9.3	9731.2
五官疾病	49	4.1	7.4	8162.2
传染性疾病	40	3.3	25.4	16188.5
泌尿系统疾病	58	4.9	13.1	11951.8
内分泌代谢疾病	39	3.3	10.6	8194.0
外周血管疾病	37	3.1	10.9	20551.2
精神疾病	33	2.8	32.5	7904.2
其他疾病	54	4.5	15.2	14158.6

二、城市外来人口的健康经济风险评估

健康风险对城市外来人口的影响很多方面取决于其产生的经济开支费用。大部分城市外来人口居住在交通条件和地理位置相对较差的地区,一旦发生健康风险等负性健康事件需要就医,交通费、陪护费等是一笔费用不小的经济负担。因此,经济风险评估是评价健康风险的重要方面。本节采用绝对经济风险对城市外来人口的健康风险进行评估。

(一)两周患病的绝对经济风险

由表 3-9 可知,城市外来人口两周患病会产生自我医疗费用、就医诊疗费用和交通费用等经济开支。自我医疗是城市外来人口外出打工期间最大限度减少费用和时间的一种无奈选择,主要采用自我买药诊疗方式。自我医疗平均费用为 62.5 元,而到医疗机构就诊的平均费用为 116.8 元,而就医期间的交通费用为 5.4 元。

表 3-9 城市外来人口两周患病治疗费用情况

项目	自我医疗费用	就医诊疗费用	交通费用
金额/元	62.5±57.1	116.8±79.4	5.4±2.6

(二)因病住院的绝对经济风险

城市外来人口较轻的疾病一般不需要照料陪护,对其劳动能力的影响也较小,但是如果疾病较为严重甚至大病,城市外来人口的直接经济费用就会较高,住院概率增加,住院时间可能延长,对自身劳动能力的损伤可能更大,交通费、误工费和陪护照料费等间接费用会同步增加。由表 3-10 可知,城市外来人口住院的直接经济费用为 13183.7 元,其中,人均住院费用为 11419.7 元,占住院直接经济费用的 86.6%,人均门诊费用为 1225.8 元,占住院直接经济费用的 9.3%,人均其他费用为 538.2 元,占住院直接经济费用的 4.1%,说明城市外来人口住院直接经济成本中住院费用占了大部分。从住院间接经济成本来看,城市外来人口患者的平均误工天数为 42.5 天,照料人员的平均误工天数为 16.7 天。一场大病的直接经济成本要至少占城市外来人口将近 4 个月的工资收入,住院城市外来人口不但无法继续承担家庭的经济担子,反而成为需要家庭其他成员照顾的对象,贴身的照顾又会挤占其他家庭成员在生产活动上所花费的时间和投入,降低了家庭整体的劳动生产产出。因此,城市外来人口一旦患大病住院将可能给个人和家庭带来巨大的经济困难。

表 3-10 城市外来人口住院经济费用情况

项目	单位	平均值
住院直接经济费用	元/人	13183.7
住院费用	元/人	11419.7
门诊费用	元/人	1225.8
其他费用[①]	元/人	538.2
住院间接经济费用		
误工天数	天	42.5
照料天数	天	16.7

注:①其他费用指大病患者因看病而发生的交通费、伙食费、生活费和住宿费等。

第二节　健康风险冲击对城市外来人口的影响

健康决定着劳动者可以花费在市场活动和非市场活动上的全部时间。健康不仅影响劳动者的当期收益,也影响其未来收益。城市外来人口一旦遭受健康风险冲击,就会引发医疗服务需求,但对医疗服务的需求是否为有效需求还取决于人们的行为决策,是选择治疗,还是选择放弃治疗。一旦选择到医院等正规医疗机构进行治疗,必然要产生经济负担,主要是指患者、家庭、社会带来的经济损失以及为治疗疾病而消耗的医疗卫生资源。其中主要有用于治疗疾病的直接经济成本和造成劳动力损失的间接经济成本。当然,除此之外,还包括由此造成的心理负担,包括病人、其他家庭成员对疾病的恐惧、对药物治疗的担忧、对康复缺乏信心、对未来生活丧失希望等。当缺乏足够的能力来应对疾病的经济风险时,或者经济负担超过整个家庭的承受能力时,家庭就会出现贫困脆弱性。因此,健康风险冲击对城市外来人口的影响是全方位的,具体可以分直接影响和间接影响。

一、直接影响

(一)影响城市外来人口家庭的财力资本

城市外来人口一旦遭受健康风险冲击,首先最直接的影响是家庭的财力资本。具体表现为医疗费用开支,包括门诊费、手术费、住院费、药费等直接医疗费用支出,此外,还有看病就诊时所支出的交通费、住宿费、营养费、保健品费、康复费等非医疗费用开支。这些大额医疗支出严重影响城市外来人口家庭资产财富的积累,甚至还会挤占其他生产性物质资本的投资。城市外来人口在外生病若不能很快康复,不仅没了收入来源,还要支付较高的生活成本、租房开支等。

案例 3-2:男,42 岁,安徽人,因车祸骨折住院。"这次我丈夫车祸住院伤得很重,医生说是小腿粉碎性骨折,肇事者当时就逃跑了,我们人生地不熟,只能靠自己。刚刚医院通知我说卡(医疗卡)上的 3 万元都扣完了,叫我继续存 1 万元到卡(医疗卡)上,真不知道要怎么办。做手术花了 2 万多元,这几天住院、打针、吃药也都一直在花钱,我们辛辛苦苦在这里挣得的钱都花医院这里了。真不行接下来只能先出院回老家,在这里凡事都需要钱,回家至少吃的住的都问题不大。"

在当前城市外来人口劳动收入低且占家庭收入比重较高的情况下,一旦遭受健康风险冲击,城市外来人口会出现无力承担医疗救治费用,甚至还会降低劳动能力,更难赚取劳动收入,最终导致城市外来人口"因病返贫"或"因病致贫",甚至丧失劳动权、生存权和生命权。

(二)影响城市外来人口家庭的生产和收入

通常情况下,城市外来人口都是家里的"顶梁柱",一旦其健康出现问题,可能对家庭的收入获取能力造成负面冲击,就会使得家庭部分或者完全失去重要经济来源,进而很有可能因此陷入更加贫困的境地。现有研究指出健康风险冲击使患病农户人均纯收入平均降低 5%～6%,健康风险冲击的长期影响可持续大约 15 年,这种影响对于贫困农户的影响更为深远①。实际上,疾病所带来的经济成本远不止医疗费用,还包括患者劳动时间损失、家庭照料人员的劳动时间损失等,这属于健康风险冲击的间接影响。这意味着城市外来人口家庭成员的患病可能导致更大的经济成本,导致家庭收入减少,大病导致城市外来人口患者不得不停止生产活动或不能从事生产活动,自然就失去了稳定的收入来源,长期大病导致劳动能力下降,从而改变生产活动,甚至导致失能或长期失业。本次调查结果显示(见表 3-11),由于本次大病住院治疗,耽误自身工作时间 5 天及以内的占 9.4%,6～15 天的占 38.9%,16～30 天的占 22.7%,31～90 天的占 12.2%,91～180 天的占 6.7%,181～365 天的占 3.3%,366 天及以上的占 6.8%。

表 3-11　城市外来人口遭受健康风险冲击后耽误本人的工作时间

耽误的工作时间	例数/人	百分比/%
5 天及以内	112	9.4
6～15 天	464	38.9
16～30 天	271	22.7
31～90 天	145	12.2

---

① 高梦滔、姚洋:《健康风险冲击对农户收入的影响》,《经济研究》2005 年第 12 期。

续表

耽误的工作时间	例数/人	百分比/%
91～180 天	80	6.7
181～365 天	39	3.3
366 天及以上	81	6.8
合计	1192	100.0

同时,若城市外来人口患者需要家庭成员照料,贴身的照顾又会挤占其他家庭成员在生产活动上所花费的时间和投入,减少了照料者的外出劳动时间,进而造成劳动时间的损失而带来工资收入的减少,削弱了城市外来人口家庭的综合收入,甚至出现生活困难的状况。本次调查结果显示(见表 3-12),本次住院治疗,耽误家人工作时间 5 天及以内的占 18.7%,6～15 天的占 32.9%,16～30 天的占 20.4%,31～90 天的占 11.6%,91～180 天的占 4.6%,181～365 天的占1.3%,366 天及以上的占 3.0%,未耽误家人工作时间的占 7.5%。

表 3-12　城市外来人口遭受健康风险冲击后耽误家人的工作时间

耽误的工作时间	例数/人	百分比/%
5 天及以内	223	18.7
6～15 天	392	32.9
16～30 天	243	20.4
31～90 天	138	11.6
91～180 天	55	4.6
181～365 天	15	1.3
366 天及以上	36	3.0
没有耽误	90	7.5
合计	1192	100.0

案例 3-3：男,36 岁,四川人,因胆囊结石住院。"他爸(丈夫)肚子痛得受不了才来医院,医生说是胆囊结石,需要住院,还要家属陪在身边做各种检查。我跟厂里请了一个星期的假,老板人比较好,让我先安心照顾家人。我跟他爸工地老板也打过电话,现在住院了不能干活,让工地老板找其他人顶替一下。"

二、间接影响

(一)影响城市外来人口的日常生活消费

在收入水平、消费资源既定的情况下，用于健康消费的支出增加必然会降低其他非医疗保健消费的支出。健康风险冲击迫使城市外来人口只能从其家庭中获取基本的居住、饮食和生活照料，导致城市外来人口家庭调整消费结构，减少日常生活开支。同时，大额医疗保健的支出在较大程度上也挤占了其他消费开支，比较常见的是减少家庭日常食物支出。由此可能改变消费习惯，如降低食物、服装、休闲娱乐、人情等费用开销，导致家庭恩格尔系数并不高，表现出隐蔽性贫困的特征。大病甚至会影响城市外来人口的其他生计活动，比如推迟创业、购房、婚嫁、生育等大额消费活动。由表3-13可知，城市外来人口在涉及日常生活消费水平在生病前后有无改变这一问题时，认为下降很多、有点下降、基本无影响的分别占26.3%、48.8%、24.0%，说明对生活消费水平造成影响的占到75.1%。说明健康风险冲击对城市外来人口及家庭生计产生了重要影响，大量医疗支出挤占了家庭消费支出和生产经营支出。高梦滔等[1]研究证实，贫困农村居民在遭受严重健康风险冲击后，要花将近8年时间才能恢复到生病前的消费水平，要花将近10年时间才能恢复到生病前的生产经营投入水平。

表3-13　城市外来人口日常生活消费水平在生病前后有无改变

生活消费水平的变化	例数/人	百分比/%
下降很多	313	26.3
有点下降	582	48.8
基本无影响	286	24.0
不知道	11	0.9
合计	1192	100.0

(二)导致城市外来人口家庭的人力资本受损

健康风险冲击直接表现为影响患者的劳动能力和劳动时间，意味着城市

---

① 高梦滔、姚洋：《健康风险冲击对农户收入的影响》，《经济研究》2005年第12期。

外来人口患者健康资本下降,其健康状况的下降必然影响到培训或教育机会的获得,降低了劳动的生产效率。其次,影响家庭其他成员的劳动时间安排,减少就业培训机会,大病甚至还会挤占家庭子女教育的支出。在部分家庭连最基本的生活保障都不能满足时,可能做出减少家庭成员教育投资的行为,如要求子女辍学,过早地进入劳动力市场就业,导致家庭未成年子女成为家庭收入的主要贡献者,子女辍学必然带来城市外来人口家庭人力资本下降,从长期来看,由健康风险冲击带来的人力资本受损将会对家庭的长期收入水平产生不利影响。

(三)影响城市外来人口家庭的社会资本和社会交往

尽管城市里有比较完备的健康风险分担体系,但是在城市外来人口生活的社区很难形成正规的健康风险分担机制,反而更多地依赖非正式的风险分摊机制实现自我保护,主要依靠血缘、亲缘、地缘及社区内的互助共济网络转移风险。但是,这种互助网络往往讲究"互惠性",即表现为"人不助我,我不助人"的特征。对长期遭受健康风险冲击的家庭来说,患者因需要家庭成员的照料而减少了社会交往活动,这将进一步导致一些社会关系的疏远或者断绝。另外,如果一味地接受或寻求网络成员的社会支持和帮助,而不给予或无法支付应有的社会网络成本,久而久之,将逐渐被边缘化,社会关系网络规模日趋收缩,交往频率和信任程度下降,社会支持减弱,最终社会资本将表现严重不足。

(四)加重城市外来人口家庭的心理负担

疾病尤其是大病导致患者身心痛苦,加重了城市外来人口的精神负担,减少了社会交往,大病久治未愈更会导致患者丧失对未来生活的信心。另外大病会给患者带来巨大压力,如难以接受生活和身体剧变的现实,拖累家庭的自责内疚感,甚至与外出务工的同乡比较而产生落差等,进而在心理、身体方面产生诸多负面影响。大病还可能带来家庭债务,更是给患者造成沉重的精神负担,感觉自己成了家庭的负担。另外,部分城市居民对患者的冷漠、偏见和歧视也给他们造成巨大的心理压力。

总之,健康风险对城市外来人口来说是一种外部的生计冲击,具有不可预期性和突然性。健康风险冲击除了对患病个体身心造成直接的危害外,还对整个家庭的生计、心理、社会关系等带来冲击和破坏。这种破坏包括通过损耗患病个体健康而降低其生计发展能力,通过大量医疗支出而减少家庭资产存量,通过影响患病个体的活动能力和家庭成员的照料时间而减少城市外来人口家庭的谋生活动等。这些影响都可以归结为一个因素，即健康风险冲击对城市外来人口可持续生计能力的破坏。

第三节　城市外来人口健康风险的认知与识别

外出务工是一个充满风险的过程，受到低学历、缺乏技能、收入不稳定、居住条件恶劣、劳动强度大、保障水平低以及缺乏社会支持等因素的相互叠加影响，城市外来人口的身体状况不断朝着恶化的方向发展，造成城市外来人口面临相当沉重乃至不可承受的负担。失业、疾病、贫困、伤残等都可能给城市外来人口带来灾难性的影响，其中，由疾病和负性健康事件带来的健康风险，危害巨大，影响深远，往往成为城市外来人口致贫或陷入慢性贫困的主要原因。在这样的背景下，城市外来人口如何感知和识别健康风险事件就显得尤为重要。

一、城市外来人口健康风险的认知

健康风险感知反映了城市外来人口对自身健康状况持有的不确定性。只有在准确甄别出自身所面临风险的前提下，人们才能有针对性地采取干预措施。首先风险甄别是从错综复杂的环境中筛选出个体可能面临的潜在风险。城市外来人口只有在对自身健康状况的感知体验或医务人员诊断的基础上，才能识别出健康风险的大小，再根据自身的经济状况或疾病所需费用来识别健康经济风险。

(一)健康风险来源认知

城市外来人口在外出打工的过程中，困扰其家庭的健康卫生问题中，需住院的大病占 34.7%，高频率的常见病和多发病（门诊）占 22.3%，长期存在的慢性病占 20.8%，伤残占 15.1%，精神疾病占 3.5%，其他疾病占 3.6%（见表 3-14）。说明城市外来人口对外出打工期间的健康风险具有一定的认知度。但是受知识水平有限以及城市外来人口长期以来形成的疾病观念的约束，城市外来人口对疾病认知模糊，不重视预防性医疗，没有经常性的体检习惯，通常不认为一些较轻的不舒服症状是疾病，所以在很多情况下不能及时发现疾病，从而造成了小病拖成大病的问题。

表 3-14　困扰城市外来人口的主要健康卫生问题(多选)

主要健康风险来源	频数	百分比/%
需住院的大病	684	34.7
高频率的常见病和多发病(门诊)	440	22.3
长期存在的慢性病	410	20.8
伤残	298	15.1
其他疾病	72	3.6
精神疾病	70	3.5
合计	1974	100.0

(二)健康风险产生原因认知及预防措施

由表 3-15 可知,城市外来人口对健康风险原因还缺乏足够的认识,有18.5%的认为是"个人运气不好,难以控制",其次是"经济条件差,缺乏营养补充"占13.1%,"身体素质差"占12.5%,"无法得到足够的疾病预防服务"占11.2%,"工作环境恶劣"占10.8%,"居住环境的卫生状况差"占10.7%。这种认知水平可能跟城市外来人口的文化程度、社会阅历有着密切关系。

表 3-15　城市外来人口对健康风险原因认知情况(多选)

健康风险原因认知	频数	百分比/%
个人运气不好,难以控制	363	18.5
无法得到足够的疾病预防服务	220	11.2
居住环境的卫生状况差	210	10.7
工作环境恶劣	212	10.8
生活习惯和方式不好	171	8.7
身体素质差	246	12.5
家族有疾病遗传史	45	2.3
健康保健知识缺乏	126	6.4
经济条件差,缺乏营养补充	257	13.1
其他原因	113	5.8
合计	1963	100.0

为了预防健康风险事件的发生,城市外来人口往往采取相应的预防措施来应对,其中最常采用的是"保障身体的营养和充足的休息"(27.2%)、"不在高风险的环境中作业"(18.2%)以及"改善居住和饮食条件"(16.5%),如表 3-16 所示。而"保障身体的营养和充足的休息"使用的频率排在了第一位,这是城市外来人口基于理性考虑的无奈选择。由于接受公共服务的途径十分有限,再加上有限的知识和技能,城市外来人口往往采取一些传统保守、初级形式的预防措施,这些措施有时是短暂且难以持续的,风险防范作用也是十分有限的。

表 3-16 预防健康风险事件发生城市外来人口采取的措施(多选)

预防措施	频数	百分比/%
保障身体的营养和充足的休息	560	27.2
不在高风险的环境中作业	374	18.2
改善居住和饮食条件	341	16.5
培养良好的卫生习惯	327	15.9
购买各种医疗保险	233	11.3
学习卫生保健知识	174	8.4
其他	52	2.5
合计	2061	100.0

在有限收入水平的束缚和生计的压力下,城市外来人口不得不将衣、食、住等基本生活所需置于优先考虑的地位,但却忽视了健康人力资本投资对自身劳动力可持续发展的重要性,并尽可能压缩在日常医疗保健方面的经济支出。长此以往,城市外来人口身体状况下降,健康难免亮"红灯",甚至失去劳动能力。

(三)健康知识获取渠道

城市外来人口日常生活中劳动工作占去大部分时间,用于了解健康知识的时间很少。统计数据显示,仅有 34.3%的城市外来人口表示平时会主动了解健康知识(见表 3-17)。由此说明城市外来人口对健康知识的关注度还很不够。实际上,自身知识水平、经济上的压力以及特有的乡土文化特质等因素迫使城市外来人口有时候不得已对健康追求做出让步。由于健康知识的匮乏、对疾病症状缺乏应有评估以及对症状的严重程度不能正确衡量,最终导致城市外来人口在出现健康问题时,对是否采取医疗救治存在犹豫不决的心理。

表 3-17　城市外来人口主动获取健康知识的情况

是否主动	会	不会	不清楚
例数/人	414	765	26
百分比/%	34.3	63.5	2.2

　　受教育水平低,缺乏获取健康知识的主动性,再加上工作压力大,城市外来人口的日常生活被工作占据了大部分时间,较长的劳动时间影响了城市外来人口健康知识的获取,通过电视和广播中的健康栏目获取健康知识是城市外来人口了解健康知识的主要渠道,占 48.7%,其次是通过互联网搜索到的信息和报纸杂志上的文章,分别占 15.6% 和 12.4%。而通过社区、医院医生或所在单位/社区提供的健康讲座或咨询活动获取健康知识的人仅占 5.6% 和 7.2%(见表 3-18)。由此可见,城市外来人口健康知识获取的途径还十分有限,医疗机构、单位和社区在向城市外来人口普及宣传健康知识方面存在不足,影响和作用甚微,需要进一步加以改进。

表 3-18　城市外来人口获取健康知识的途径

获取途径	社区、医院医生	所在单位或社区提供的健康讲座或咨询活动	电视和广播中的健康栏目	报纸杂志上的文章	家人	互联网搜索到的信息
例数/人	67	87	587	149	126	188
百分比/%	5.6	7.2	48.7	12.4	10.5	15.6

(四)城市外来人口健康风险承受能力

　　一旦健康风险发生,势必对城市外来人口及家庭产生不同程度的后果,从数据来看,在健康风险发生时城市外来人口最担心的是"无法获得足够的经济来源加以应对",占 62.5%,"影响和耽误自己和家人的工作"占 20.4%,"影响子女教育"占 7.8%,"其他"占 9.3%(见表 3-19)。

表 3-19　健康风险发生时城市外来人口最担心的情况

最担心的情况	例数/人	百分比/%
无法获得足够的经济来源加以应对	753	62.5
影响和耽误自己和家人的工作	246	20.4

续表

最担心的情况	例数/人	百分比/%
影响子女教育	94	7.8
其他	112	9.3
合计	1205	100.0

首先,由于健康风险具有急迫性,造成的心理或身体的痛苦往往让人难以承受,从而影响其后续行动,若不进行治疗,一般不会自然痊愈,并有恶化的发展趋势,因此,必须进行及时处置。其次,健康风险带来投入的非回报性。医疗费用开支的投入一般是一种刚性消费支出,其投资只能使身体恢复到生病前的健康水平而不会比病前更好。国外已有的研究指出,当疾病经济负担超过家庭全部收入的10%时,对于家庭的经济状况将是灾难性的,其将迫使家庭成员不得不进行生活消费品等其他方面最小需求量的压缩、生产或生活性资产的出售以及面临较高水平的负债压力,从而导致陷入贫困[1]。本次调查发现,将近50%的城市外来人口表示能承受的健康风险支出占总收入的比例为小于1/10,当健康风险支出占城市外来人口总收入的比例超过1/5时,将有75.3%的城市外来人口表示无法承受(见表3-20)。因为城市外来人口的务工收入往往是整个家庭最主要的经济来源,如供养年迈无收入的父母,养育学龄阶段的未成年子女以及大家庭其他需要供养的成员。此外,这些收入也可能是城市外来人口改善流出地住房状况和农业生产条件的重要来源。

表3-20 城市外来人口能够承受的健康风险支出占全部收入的比例

承受比例	例数/人	百分比/%
小于1/10	582	48.3
1/10~1/5	326	27.0
1/5~1/4	178	14.8
1/4~1/3	71	5.9
1/3及以上	48	4.0
合计	1205	100.0

---

[1] Ranson M,"Reduction of Catastrophic Health Care Expenditures by A Community-Based Health Insurance Scheme in Gujarat India:Current Experiences and Challenges",*Bull World Health Organ*,Vol.80,2002.

二、城市外来人口健康风险影响因素识别

(一)工作环境

大量研究表明,城市外来人口健康状况的恶化主要来自工作环境、就业环境等风险因素的冲击。表 3-21 显示了城市外来人口在外务工过程中主要从事的工作岗位特征,与受访者的行为与职业特征相联系。样本中分别有 39.2%、29.5%和26.8%的人表示主要从事的工作岗位要求"长时间坐着""长时间站着"和"不断走动";分别有 19.2%、18.1%、15.3%、14.8%和12.5%人表示主要从事的工作岗位"非常嘈杂(噪声大)""非常脏""非常热或非常冷""危险或高空作业"和"有害气体、液体或固体"。长时间在劳动条件差、劳动强度大的环境中工作,客观上大大增加了劳动者罹患职业病的风险。随着外出停留时间的增加,日复一日、年复一年的超负荷体力劳动以及长时间暴露于各种不利的职业环境中,城市外来人口的身心健康难免会出现问题。

表 3-21　城市外来人口对工作环境健康风险的识别情况

变量		百分比/%	变量		百分比/%
工作受伤可能性	非常不可能	38.7	工作岗位特征	需要过量负重	7.4
	不大可能	19.5		不能随意变化姿势	3.8
	一般	24.1		要求不断走动	26.8
	有些可能	8.6		要求长时间站着	29.5
	非常可能	5.5		要求长时间坐着	39.2
	说不清楚	3.6		有害气体、液体或固体	12.5
工伤经历情况	受过工伤未得补偿	8.2		危险或高空作业	14.8
	受过工伤得到补偿	8.5		拥挤	8.5
	未受过工伤	83.3		非常嘈杂(噪声大)	19.2
工作体检情况	上岗体检	35.8		非常脏	18.1
	在岗体检	42.6		非常潮湿	2.2
	其他	21.6		非常热或非常冷	15.3

从个体感知角度来看，仅有 9.1％的城市外来人口认为目前的工作岗位"非常可能"或"有些可能"受伤，说明城市外来人口对目前工作岗位的危险认识度较低。从工伤经历来看，有 16.7％的城市外来人口有过工伤经历，其中仅约一半的城市外来人口得到工伤补偿。从工作体检状况来看，在目前这份工作中，接受过"上岗体检"的占 35.8％，接受过"在岗体检"的占 42.6％。

从工作时间来看，长期超时的劳动，挤占城市外来人口的学习、娱乐、休息和社会交往等活动时间，严重降低城市外来人口的生活满意度和生活质量，导致出现各种生理和心理的疾病。城市外来人口平均每周工作时间为 6.2 天，平均每天工作 8.9 小时，超出了国家劳动法规定的"周五天，日八小时"工作制。在部分私人工厂调研发现，在行业竞争日趋激烈的压力下，企业为了赶订单，片面追求经济利益，延长城市外来人口劳动时间的现象非常普遍，他们通过计件工资或加班补贴的形式引诱或有意让城市外来人口超时超强度工作，每周工作超过 6 天的占 83.8％，每天工作超过 8 小时的占 64.0％，甚至在个别企业机器 24 小时不停歇。超时劳动挤占了城市外来人口正常的休息和娱乐时间，也耽误了用于就医治病的宝贵时间。由于城市外来人口处于弱势地位，无法与劳动力需求方进行平等谈判，因此，为了最大限度地节约生产成本提高企业隐形利润，用工企业凭借其在城市外来人口劳动力就业市场上的优势地位，给予当地工人和城市外来人口差别化的健康福利待遇。

（二）居住条件

1. 住房来源

住房来源反映了城市外来人口住房结构和解决住房的途径，不同住房来源带来的有差异的保障心态和生活形态，对城市外来人口群体的意义更为特殊。如表 3-22 所示，城市外来人口的住房来源以向当地居民租房和住在雇主提供的宿舍为主，基本上没有自己的住房，自购房的比例仅为 4.7％；城市外来人口住房来源中来自国家或政府的渠道非常少，说明大多数城市外来人口被排斥在基于户籍制度的城镇住房保障体系之外，在流入地城市的住房选择范围非常有限，保障性住房对绝大多数城市外来人口而言，依旧遥不可及。城市外来人口在流入地虽有一席立锥之地，但安居之梦仍长路漫漫。

表 3-22　城市外来人口对居住环境健康风险影响因素的识别情况

变量		百分比/%	变量		百分比/%
住房来源	自购	4.7	居住区空气质量评价	较好	16.8
	租的	67.8		一般	74.1
	老板提供	24.7		较差	9.1
	其他	2.8	居住区噪声质量评价	较好	16.8
住房类型	楼房	58.6		一般	65.7
	平房	34.4		较差	17.5
	地下室、工棚	4.5	住房周边有化工厂、印染厂等污染型工厂的比例		26.8
	其他	2.5			

　　城市外来人口住房产权拥有率极低的现状客观上说明了其"临时性"的特征凸显。一方面,城乡二元的户籍制度和城市住房政策的限制,导致城市外来人口基本上被排斥在城市住房保障体系之外。他们不仅享受不到福利分房的待遇,也没有享有廉租房或经济适用房的权利,只能被迫通过非正规住房来满足自己的居住诉求。另一方面,身份限制和人力资本有限,导致城市外来人口在生计方面呈现收入水平低、流动性强和就业不稳定性等特征,不愿意更没有能力进入正规的商品房市场。于是去市场上租房或者蜗居在单位提供的简陋宿舍里成为大多数城市外来人口住房来源的无奈选择[1],且居住区域大多位于农村、城郊接合部等边缘地区,再加上,现行房屋租赁行业的不成熟,租房者的权利和安全无法得到法律的保护,临时终止租房协议、驱逐租客的现象时有发生,造成城市外来人口的居住权难以得到有效保证[2]。

2. 住房类型

　　从住房类型来看,城市外来人口住房类型以楼房为主,所占比例为58.6%,平房的比例也在占到近1/3,但仍有小部分居住在临时的工棚或地下室(见表 3-22)。就业性质决定了部分城市外来人口居住在单位提供的居住场所内。

---

① 柯兰君:《都市里的村民》,中央编译出版社 2001 版,第 221 页。
② 赵晔琴:《"居住权"与市民待遇:城市改造中的"第四方群体"》,《社会学研究》2008 年第 2 期。

其中,企业提供的宿舍或平房仅仅是一个供工人休息的场所,其目的是以最小的成本换取最大的利益,即让工人最快地恢复生产能力,而很少考虑工人的实际需求①。单位宿舍内安置人数较多,空间拥挤不堪,人均住房面积小,除了床铺之外基本上没有属于自己的私人空间,更不用提夫妻或家庭团聚,导致城市外来人口的工作、生活、社会交往都被局限在高密度、共享且无私密性的空间范围内,这实际上是用人单位对城市外来人口的控制由工作场所延伸至日常生活的一种体现。这对于正处于情感交流、恋爱婚嫁年龄阶段的青年流动人口而言,无异于是对其个人生活的残忍剥夺②。尽管工厂宿舍制的住房模式有利于在短期内解决大量工人的住房问题,也解决了城市外来人口职住分离和企业用工问题,但却迫使城市外来人口远离城市社会,削弱了他们积累城市社会资本和拓展社会关系的能力,变相剥夺其社会生活和家庭生活的可能性,也不利于城市外来人口与城市社会融合。工棚实际上属于过渡性的临时活动板房,没有配备厨卫浴等基本生活设施,非常不适宜居住。这些房屋大部分是城市外来人口用泥砖、帆布、木材等简易材料私自搭建的,房屋的安全系数和牢固程度较低,遮风挡雨效果较差,非常缺乏宜居性。

3. 社区环境质量

随着我国工业化和城市化进程中环境污染问题的日益凸显,城市外来人口不同程度地暴露于各类污染的环境中③,且在城市外来人口数量越多的社区,其面临的环境暴露风险更高。由表 3-22 可知,城市外来人口所在居住区的空气、噪声质量较好的评价也不高,居住区附近有化工厂、印染厂、钢铁厂等污染型工厂的比例较高,约占 26.8%。由于城市外来人口大多聚居于城中村、城乡接合部等管制松散的地带,这里重工业密集、低小散等污染型企业多、人员构成复杂,来自环境的健康风险较高。由于在环境信息和健康风险知识上的获取不足及理解有限,城市外来人口可能还存在低估环境污染暴露水平、对环境污染严重性的感知程度偏低等问题。这在一定程度上说明城市外来人口实际上承受了我国城镇化进程中整体环境质量恶化带来的各种潜在危害。

---

① 任焰、梁宏:《资本主导与社会主导——"珠三角"农民工居住状况分析》,《人口研究》2009 年第 2 期。

② 熊景维:《我国进城农民工城市住房问题研究》,博士学位论文,武汉大学,2013 年,第 67 页。

③ 陆文聪、李元龙:《农民工健康权益问题的理论分析:基于环境公平的视角》,《中国人口科学》2009 年第 3 期。

4. 住房室内环境

城市外来人口住房普遍存在着建筑密度大、容积率高、通风采光条件不理想、配套设施少的问题,公共卫生脏乱差现象突出,并存在用电用火等安全隐患。从表 3-23 中的调查情况来看,排在第一位的是"老鼠、蟑螂很多",第二位是"雨天漏水",第三位是"隔音效果很差",第四位是"室内很潮湿"。城市外来人口住房存在的主要问题给他们带来了各种烦扰,比如阴冷、潮湿、发霉的环境容易诱发过敏、哮喘和其他呼吸道疾病;蟑螂、老鼠等会传播众多传染性疾病;太热或太冷的环境会导致心脑血管疾病的发病率升高。与此同时,洗澡不方便、上厕所不方便等也成为困扰城市外来人口的主要住房问题,因为很多居住在单位宿舍的城市外来人口公用卫生间的比例很高,经常是整个楼层只设一个卫生间,这使得卫生设施在使用高峰时段非常拥挤,甚至出现混乱不堪的局面。

表 3-23　城市外来人口对住房室内环境健康风险影响因素的识别情况

住房主要问题	百分比/%	住房主要问题	百分比/%
洗澡不方便	13.7	卫生条件很差	8.4
上厕所不方便	10.7	财物经常被偷	3.9
经常停水、停电	2.6	存在火灾隐患	2.5
采光不好	12.8	房屋很吵	10.5
通风条件差	12.6	老鼠、蟑螂很多	26.3
电线路老化	4.4	雨天漏水	24.7
空间很拥挤	18.4	室内很潮湿	19.5
隔音效果很差	20.4		

(三)健康行为习惯

国内外大量研究表明,抽烟、酗酒、睡眠不足、生活无规律等不良健康生活方式都是健康的"黑色杀手"。城市外来人口流入城市后需要面对新的生活方式和生活环境,也会面临各种各样的健康风险,若没有学习正确的健康知识以及形成良好的健康行为,势必对他们的健康带来危害。由表 3-24 可以看出,从不吸烟和从不喝酒的比例为 64.1% 和 54.7%,吸烟和喝酒每周不超过一次的分别占7.2% 和 23.4%,而吸烟和喝酒的频率在每周几次的分别为 28.7% 和 21.9%。

由此看来,城市外来人口有吸烟、喝酒习惯的人不在少数。在外务工期间,城市外来人口比较容易受周围人的影响染上吸烟或酗酒等恶习,在访谈过程中,不少城市外来人口表示在外出打工前没有吸烟或喝酒的习惯,但打工以后就慢慢地染上这些坏习惯了。

表 3-24　城市外来人口的日常健康习惯

健康行为习惯	吸烟		饮酒		锻炼	
	例数/人	百分比/%	例数/人	百分比/%	例数/人	百分比/%
从不	772	64.1	659	54.7	707	58.7
每周不超过一次	87	7.2	282	23.4	288	23.9
每周几次	346	28.7	264	21.9	210	17.4
合计	1205	100.0	1205	100.0	1205	100.0

　　案例 3-4:"以前在老家不抽烟,但出来打工后,经常有工友抽烟时就给你发一根,慢慢地自己也就跟着抽起来。喝酒也这样。"

　　案例 3-5:"工厂经常加班,有时困得实在受不了就抽几根烟提提神。"

从体育锻炼角度来看,58.7%的城市外来人口从不参加锻炼,经常锻炼身体的仅占到 17.4%。从访谈结果来看,城市外来人口反映主要是由于工作太忙,繁重的体力劳动让他们身心疲惫,没有多余的时间参加锻炼。甚至有部分人认为体力劳动就可以代替体育锻炼,锻炼是浪费宝贵的时间。由此可见,城市外来人口还缺乏锻炼身体的健康意识。

(四)医疗保险参保情况

虽然医疗保险并非直接对健康起作用,但是它可以通过经济补偿的方式改善参保人员利用医疗服务的能力,减轻患者的医疗费用负担,提高抵御疾病风险的能力,从而促进健康,起到互助共济作用。也就是说,此类保障制度能够激励参与者及时修复因疾病造成的身体损伤,从而恢复收入获取能力,进而减轻医疗支出负担对家庭经济的冲击。城市外来人口长期在城镇就业和生活,会面临诸多风险和不确定,难免会遭遇到各种各样的风险冲击,如工伤事故、职业病等意外风险。一旦遭遇疾病、工伤等风险,如果没有有效可靠的医疗保障制度和措施,风险的不断累加不仅会影响到城市外来人口的工作、生活和家庭,同时也必将影响社会的和谐和稳定。

在健康风险如影随形的困境下,医疗保险是城市外来人口维持自身健康的"最后防线",但是很多城市外来人口缺乏对医疗保险作用的清楚认识,甚至还有一定的认识误区,更谈不上怎样改善和维护自身的社会保障权益。从调查结果来看,只有 2.8% 的城市外来人口对医疗保险政策"非常了解",33.7% 的人只是"了解一点",61.6% 的人表示"不太了解","从未听说"的也占到 1.9%(见表 3-25)。城市外来人口对医保政策的不了解、知晓度不高会直接影响其后续对医疗卫生服务的利用。

表 3-25　城市外来人口对医疗保险政策了解情况

医保政策了解情况	例数/人	百分比/%
非常了解	34	2.8
了解一点	406	33.7
不太了解	742	61.6
从未听说	23	1.9
合计	1205	100.0

对于收入不高的城市外来人口群体而言,医疗保障制度的缺位和令人担忧的健康状况,导致他们在自付医疗成本上不堪重负,进一步降低了城市外来人口获得医疗服务的可及性,更加难以融入城市的生活中。调查结果显示,目前城市外来人口的医疗保障状况不容乐观,在 1205 名受调查的城市外来人口中只有 51.8% 参与了医疗保险;"未参与"和"不知道"的占到了 40.1% 和 8.1%,合计达 48.2%(见表 3-26)。

表 3-26　城市外来人口参加医疗保险情况

是否参保	例数/人	百分比/%
参与	624	51.8
未参与	483	40.1
不知道	98	8.1
合计	1205	100.0

由表 3-27 可知,在 624 位参保的城市外来人口中,56.2% 参与了新型农村合作医疗保险,16.2% 参与了城市外来人口医疗保险,14.4% 参与了城镇职工医

疗保险,6.6%参与了商业医疗保险,3.5%参与了城镇居民医疗保险,重复参加医疗保险占3.1%。重复参保意味着财政的重复投入,不仅无形中增加了财政负担,使本来就有限的财政资源得不到最合理的分配,而且又增加了管理成本,掩盖了真实的参保水平,容易高估制度运行效率,也会损害基本医疗保险制度的构建和可持续发展。

表 3-27　城市外来人口参保的医疗保险类型

医疗保险类型	例数/人	百分比/%
新型农村合作医疗保险	351	56.2
城市外来人口医疗保险	101	16.2
城镇职工医疗保险	90	14.4
商业医疗保险	41	6.6
城镇居民医疗保险	22	3.5
重复参保	19	3.1
合计	624	100.0

由表 3-28 可知,关于未参保的原因,"对医保不了解,不知道参加什么类型保险"的占 39.2%,认为"身体好,很少生病,用不着参加医疗保险"的占 22.9%,觉得"缴费后不生病保险金收不回,不划算"的占 14.8%,认为"从工资中扣不如直接多发点钱实惠"的占 10.0%,"工作经常流动,不好参加"占 9.4%,"其他"占 3.7%。对城市外来人口来说,参保率低主要受下几方面因素影响:一是对医保政策不了解,对基本医疗保险方面的政策知之甚少,参保意识较弱,参保意愿不强。甚至对医疗政策的认识有偏差,错误地把医疗保险登记缴费认为是乱收费,掏钱参保缴费是给别人看病提供方便。即使有部分人想参保,但对于缴费时间、缴费方式等不了解,信息不灵通,导致贻误参保缴费时机。二是城市外来人口就业不稳定,工作经常处于流动变换中,职业流动和居住不固定是他们办理医保的主要障碍,医保待遇跨地区转移接续问题得不到有效解决,影响参保缴费的积极性。三是缺乏风险意识,对自身健康状况过于乐观,在健康认识上有误区,自以为年纪轻,不容易患病,即使患病也是小病,因此无须参加医疗保险,对医疗保险很少关心。四是一些地方政府出于财政考虑不愿意为外来非户籍人口提供医疗保障补贴,一些企业出于降低运行成本的考虑而不愿意为城市外来人口购买医疗保险,一定程度上降低了这部分群体的参保比例,影响他们参与享受各项医疗保健服务。

表 3-28　城市外来人口未参保的主要原因

不参保的原因	例数/人	百分比/%
对医保不了解,不知道参加什么类型保险	189	39.2
身体好,很少生病,用不着参加医疗保险	111	22.9
缴费后不生病保险金收不回,不划算	71	14.8
从工资中扣不如直接多发点钱实惠	48	10.0
工作经常流动,不好参加	45	9.4
其他	18	3.7
合计	482	100.0

城市外来人口群体以青壮年为主,疾病风险较低,且普遍缺乏风险意识,同时城市外来人口大多数来自经济欠发达地区,家庭经济压力大,较低的收入水平使他们无暇顾及潜在的健康风险。只有当遭遇重大疾病时,他们才意识到参加医疗保险的重要性和必要性。因此迫切需要加大对医疗保障政策的宣传力度,使城市外来人口增强自我保健意识、风险分担意识和互助共济意识,更多地了解参加医疗保险对自身健康保障的重要意义。

第四节　城市外来人口健康风险的影响因素

城市外来人口群体内部健康差异的影响因素与农村居民、城市居民等非城市外来人口相比具有明显的群体性特征,他们的健康更多地受到流动过程本身的塑造。因此,对城市外来人口健康有显著影响的因素主要有工资收入、职业类型与时间、工作和状况以及面临的家庭经济负担和压力。在前期描述性分析的基础上,本节利用二元 Logistic 回归模型和普通最小二乘线性回归模型,来进一步探究城市外来人口健康风险的多重影响因素。

一、引言

国内对城市外来人口健康的影响因素进行比较全面系统分析的研究并不多见。从当前已有的为数不多的研究结论中可见,影响城市外来人口健康的因素是多方面的,性别、年龄等人口学因素和收入、教育等经济学因素,户籍、地区等制度性因素,以及心理因素都是影响城市外来人口健康的重要因素。另外如工作时间长、失业率较高、居住条件差、生存压力大、语言不通等也会对城市外来人口健康产生不利影响[1]。如苑会娜[2]对北京市八城区的城市外来人口进行了调查,结果发现城市外来人口的健康状况与性别、教育、流动状况、心理健康、社会保障及居住条件有关。随着研究的深入,学者们研究发现,城市外来人口的健康状况与流动经历、生活压力、社会资本及环境公平也有关[3]。迁移过程中面临的压力,例如被排斥、不公平待遇等对精神健康产生较大的消极影响[4]。从经济因素来看,城市外来人口的健康也与健康相关的支出、收入水平、社会保障等因素有关。城市外来人口大多进入技术含量低、待遇水平低、工作强度大的次属劳动力市场,工作环境差,劳动时间长,休息时间少[5]。为了提高经济地位,获得更高收入,城市外来人口不得不在健康方面付出更高的代价,同时较低的收入水平也约束他们获取和利用健康资源的能力,这些都会直接影响到他们的健康状况[6]。从制度因素来看,户籍制度及其衍生的城乡二元结构造成了城市外来人口普遍感到被排斥,并产生自卑、孤独、失落、不满等心理问题[7]。此外,越来越多的研究发现社会支持网络对健康有着突出的影响。社会支持无论对身体健康还是精神健康都起着重要的作用,这种作用既可以是直接的,也可以是间接的[8]。居住地的改变使城市外来人口脱离原有的社会关系网络,短时间内面临社会交往及社会支持的匮乏,这对城市外来人口身心健康造成不同程度的影响[9]。相关研

---

① Mou J,Griffiths S M,Fong H,et al,"Health of China' Rural-Urban Migrants and Their Families:A Review of Literature from 2000 to 2012",*British Medical Bulletin*,No. 106,2013.

② 苑会娜:《进城农民工的健康与收入——来自北京市农民工调查的证据》,《管理世界》2009 年第 5 期。

③ 陆文聪、李元龙:《农民工健康权益问题的理论分析:基于环境公平的视角》,《中国人口科学》2009 年第 3 期。

④ 何雪松、黄富强、曾守锤:《城乡迁移与精神健康:基于上海的实证研究》,《社会学研究》2010 年第 1 期。

⑤ 刘林平、郑广怀、孙中伟:《劳动权益与精神健康——基于对长三角和珠三角外来工的问卷调查》,《社会学研究》2011 年第 4 期。

⑥ 朱胜进、唐世明:《新生代农民工身心健康状况及对策与"用工荒"关系分析》,《浙江学刊》2011 年第 6 期。

⑦ 李培林、李炜:《近年来农民工的经济状况和社会态度》,《中国社会科学》2010 年第 1 期。

⑧ Wen M,Zheng Z,Niu J,"Psychological Distress of Rural-to-Urban Migrants in Two Chinese Cities:Shenzhen and Shanghai",*Asian Population Studies*,Vol. 13,No. 1,2016.

⑨ 吴敏、段成荣、朱晓:《高龄农民工的心理健康及其社会支持机制》,《人口学刊》2016 年第 4 期。

究表明城市外来人口在流入地的社会网络和社会支持越多,心理健康水平可能越好,社会功能及生理健康也越好。相反,缺少社会活动和人际交往将直接影响城市外来人口的心理健康,并可能带来一系列心理问题[①]。

二、研究方法与变量

(一)变量赋值

1.因变量

本书用自评健康、慢性病患病率和心理健康三个指标来测度城市外来人口的健康状况。健康指标既包括生理健康(慢性病患病率),又包括心理健康;既有经专业医生评估的客观指标(慢性病患病率),又有主观评价指标(自评健康和心理健康)。因此,可以得到对样本人群健康状况较为全面的评价。

自评健康:利克特量表(Likert scale)的健康状况自我评估是目前国际社会科学领域公认且最常用的健康评价方法。该评估方法通过询问被访者自我感知的总体健康状况如何获取相关信息,其结果为 Likert 五分变量,有非常好、很好、好、一般、差五个选项。在多变量分析中,自评健康往往被转换成二分变量,其中回答"非常好""很好"或"好"赋值为1,回答"一般"或"差"赋值为0,且在数据处理中作为参照组。

慢性病患病率:询问被访者是否被医生告知确诊患有以下至少一种慢性病,包括高血压/高血脂/高胆固醇、哮喘、慢性气管炎、糖尿病、心脏病、中风、关节炎、肾结石/肾炎/泌尿系统疾病、消化道溃疡/肠胃炎、癫痫、甲肝/乙肝或其他未列出的慢性病,至少患有一种慢性病赋值为1,没有患任何慢性病赋值为0,且在数据处理中作为参照组。

心理健康:由自填问卷中包含的 6 项健康问题(GHQ-6)来衡量,询问被访者在过去 30 天内的心理感受。每个问题都有五个选项来表示他们经历某种症状的程度(包括"1.紧张;2.绝望;3.焦虑或烦躁;4.沮丧;5.费劲;6.毫无价值"6 项问题,选项包括没有、很少、偶尔、经常、总是),以测量被访者的心理健康。统计时"没有"计为5,"很少"计为4,"偶尔"计为3,"经常"计为2,"总是"计为1。本次调查所得问卷中相关问题的 Cronbach's α 系数为 0.853,说明其内部一致

---

① Qiu P, Caine E, Yang Y, et al, "Depression and Associated Factors in Internal Migrant Workers in China", *Journal of Affective Disorders*, Vol. 134, No. 1-3, 2011.

性信度较好，6项问题得分相加取平均分即为心理健康综合得分，取值范围为1～5，取值越高代表心理健康状况越好。

2. 自变量

本部分突出城市外来人口健康状况与制度因素、生活方式、社会支持、相对社会经济地位的关系。制度因素操作化两个变量：①户籍身份a，即城市外来人口（＝1）和本地居民（＝0）；②户籍身份b，把城市外来人口区分为城—城城市外来人口和乡—城城市外来人口。生活方式变量有是否经常吸烟、饮酒、锻炼身体、吃早餐、每天睡眠时间大于8小时以及体检情况，有赋值为1，否则为0。③是否患慢性病，有赋值为1，否则为0。④本地医保情况，有赋值为1，否则为0。⑤社会支持，采用人际支持测量表（ISEL-9）进行测量，去除条目2和6后，信度分析结果表明Cronbach's α系数达到0.814，表明内部一致性信度较好，将条目3、8、9合并为实际支持，条目1、4、5、7合并为情感支持，具体条目见附录一和附录二。⑥相对社会经济地位通过询问受访者自己的经济地位，在温州属于哪个层次赋值，包括下等、中下等、中等、中上等、上等5个选项，分别赋值1～5。

3. 控制变量

本研究同时控制个体的性别（男性为1，女性为0）、年龄（分组变量）、婚姻状况、受教育年限、月收入（对数）、职业类型等社会人口学特征变量。

（二）模型设定

由于本节的因变量自评健康和慢性病患病率为二分变量，故对自评健康和慢性病患病率采用二元Logistic回归模型进行分析。以被解释变量为自评一般健康为例，其Logistic回归模型形式如下：

$$\ln\left(\frac{p_i}{1-p_i}\right)=\beta_0+\beta_i X_i+\varepsilon_i$$

其中，$p_i=P(Y_i=1)$，$Y_i=\begin{cases}1,\text{自评健康好}\\0,\text{自评健康差}\end{cases}$；$X_i$为解释变量。

心理健康为连续变量，故对心理健康采用以下普通最小二乘线性回归分析模型：

$$Y_i=\beta_0+\beta_i X_i+\varepsilon_i$$

模型纳入人口学特征、社会经济因素、生活方式、社会支持等变量，并结合因变量特征，运用二元Logistic回归模型和多元线性回归模型进行多元回归分析。

三、结果分析

(一)户籍类型与城市外来人口健康状况

从表 3-29 和表 3-30 的回归分析结果可知,控制人口学和社会经济特征、生活方式、社会支持等变量后,城市外来人口的慢性病患病率要显著地好于本地居民,心理健康则显著不及本地居民,两者间的自评健康差异不显著。结合户籍的身份和属地差异,可知这实际上是乡—城城市外来人口慢性病患病情况好于本地居民,而城市外来人口与本地居民心理健康的差异更多地体现在户籍"本地/外地"的差别。其次,从城市外来人口群体内部来看,不管是自评健康、慢性病患病率还是心理健康,乡—城城市外来人口与城—城城市外来人口在健康状况方面均没有存在显著的差异。

大量研究表明,城市外来人口被认为是一个有着高度选择性的群体。从社会背景来看,我国城市外来人口主要是从农村流向城市、从经济欠发达地区流向经济发达地区,以务工性流动为主,城市外来人口主要从事对身体健康要求较高、技术含量较低的体力劳动,面临着工作风险较高、收入较低、健康保障较差等困境。较差的生活环境、高强度的体力劳动和较为匮乏的社会支持网络等现实威胁,对于劳动者的健康状况和身体素质提出了较高的要求。要求城市外来人口在进行迁移选择时必须综合考量自己的健康状况,只有当身体健康的优势能够抵消其在收入水平、工作环境、住房条件与社会网络等方面的劣势时,他们才会做出外出务工的选择,身体状况较差的城市外来人口将无法适应这类高强度的体力劳动和恶劣的生活条件以及工作环境。因此,我国现阶段的城市外来人口以青壮年劳动力为主,患慢性病的概率相对较低。但与此同时,流动迁移被认为是一个伴着众多变化的过程,也是一个充满压力的过程[1]。从熟悉的生活环境和工作场所流迁到新的环境,城市外来人口不仅发生空间形态上的转移变动,也面临社会支持网络的变动和匮乏、社会交往不足、语言沟通障碍、社会经济地位低下等困扰,这些都可能是导致心理健康问题的根源性因素[2]。城市外来人

---

[1] 何雪松、黄富强、曾守锤:《城乡迁移与精神健康:基于上海的实证研究》,《社会学研究》2010 年第 1 期。

[2] 吴敏、段成荣、朱晓:《高龄农民工的心理健康及其社会支持机制》,《人口学刊》2016 年第 4 期。

口在城市务工过程中所产生的心理困扰又是造成其健康损耗的重要原因①。

（二）城市外来人口自评健康的影响因素

通过城市外来人口自评健康的影响因素分析，笔者发现，城市外来人口的社会人口学特征对自评健康的影响不大，仅年龄因素对自评健康有微弱的影响，相对社会经济地位、生活方式、慢性病、医保和社会支持等变量对自评健康有显著影响。

由表 3-29 结果可知，主观社会经济地位对城市外来人口自评健康具有显著影响，而通常被认为是有益于健康的收入、教育、职业等客观社会经济指标对城市外来人口的自评健康并没有显著的影响。这一发现提示，通过社会比较获得的相对社会经济地位可能比绝对社会经济地位在预测城市外来人口的健康时更为敏感。因此，影响自评健康的主要因素不是他们较低的收入水平、较差的受教育程度或低微的职业阶层，而是他们与周围人对比后产生的差距和失落感，其产生的相对剥夺感是影响健康的重要原因，进而使他们对自己现有社会经济地位和生活状态产生不满。这种消极的比较可能带来身份焦虑、消极情感、羞耻、不信任等不良情绪，这些心理压力和负面感知都会直接（通过高血压、心脏病、自杀等）或间接（增加酗酒、吸烟、不良饮食习惯等不利健康行为）影响健康②。长期的慢性压力也会作用于身体免疫和心脑血管系统③，增加患病概率④，从而对健康状况产生不利影响。由此可见，这种复杂心态的背后不仅仅是客观经济条件差异带来的心理预期落差，更是制度不公造成社会资源分配不平等所导致的主观心态失衡⑤。这一结论有助于丰富对社会分层与健康关系的认识，加强对城市外来人口社会心态的重视。

---

① Chen J,"Internal Migration and Health: Re-Examining the Healthy Migrant Phenomenon in China", *Social Science and Medicine*, Vol. 72, No. 8, 2011.

② Eibner C, Sturn R, Gresenz C R, "Does Relative Deprivation Predict the Need for Mental Health Services?" *Journal of Mental Health Policy and Economics*, Vol. 7, No. 4, 2004.

③ Cuesta M B, Budría S, "Income Deprivation and Mental Well-being: The Role of Non-cognitive Skills", *Economics and Human Biology*, Vol. 17, 2015.

④ Eibner C, Sturn R, Gresenz C R, "Does Relative Deprivation Predict the Need for Mental Health Services?" *Journal of Mental Health Policy and Economics*, Vol. 7, No. 4, 2004.

⑤ 崔岩:《流动人口心理层面的社会融入和身份认同问题研究》,《社会学研究》2012 年第 5 期。

表 3-29　城市外来人口自评健康和慢性病的影响因素分析(exp(*B*)值)

变量	自评健康			慢性病患病情况		
	全样本	全样本	城市外来人口	全样本	全样本	城市外来人口
流动身份						
城市外来人口	1.015			0.801*		
流动身份(本地居民)						
城—城外来人口		1.131			1.038	
乡—城外来人口		0.998			0.770*	
户籍性质						
农业户口			0.919			0.666
性别(女)	1.098	1.115	1.096	1.228	1.222	0.798
年龄(17~24岁)						
25~34岁	0.628+	0.634+	0.453	0.806	0.809	0.690
35~44岁	0.542+	0.544+	0.466	1.230	1.225	0.732
45~55岁	0.498	0.503	0.475	2.385*	2.381*	1.598+
56岁及以上	1.367	1.338	1.032	4.289**	4.275**	2.832*
婚姻(不在婚)	1.243	1.235	1.147	0.849	0.853	0.848
受教育年限	0.985	0.984	0.980	0.992	0.989	1.025*
月收入(对数)	0.994	0.993	1.091	1.124	1.130	1.266
职业类型(生产运输设备操作人员)						
管理和技术人员	1.215	1.150	1.591	1.088	1.083	0.443
办事人员	1.125	1.067	1.433	1.826*	1.822*	0.436
经商	1.227	1.158	1.203	0.547*	0.543*	0.619+
服务业人员	1.185	1.155	1.176	0.612*	0.615*	0.853+

续表

变量	自评健康			慢性病患病情况		
	全样本	全样本	城市外来人口	全样本	全样本	城市外来人口
其他	0.630⁺	0.621⁺	0.389	1.247	1.239	2.672
相对社会经济地位	1.589***	1.591***	1.678**	0.948	0.949	0.715
生活方式						
经常吸烟	0.729	0.743	0.555*	0.909	0.911	1.601
经常饮酒	1.284	1.250	0.934	1.107*	1.108	1.083
经常锻炼	1.924**	1.883**	1.929*	0.663*	0.663*	0.773*
经常吃早餐	1.546*	1.575*	1.571⁺	0.967	0.958	0.928
睡眠(大于8h)	1.258	1.286	1.174	0.494*	0.493*	0.105*
体检	1.415**	1.412**	1.502*	1.274	1.105	0.684⁺
慢性病	0.162***	0.161***	0.196***			
有本地医保	1.104**	1.102**	1.125*	0.807	0.814	0.724*
社会支持						
情感支持	1.015*	1.013*	1.019*	1.274	1.268	1.376
实际支持	1.121	1.118	1.125	0.972	0.973	0.847
-2Log likelihood	944.328	944.221	480.465	992.601	992.024	409.198
Cox&Snell R^2	0.140	0.140	0.132	0.084	0.085	0.058
Nagelkerke R^2	0.224	0.224	0.211	0.137	0.137	0.108

注:括号内为参考变量,⁺ $p<0.1$, * $p<0.05$, ** $p<0.01$, *** $p<0.001$。

由表3-29结果还可以看出,经常锻炼、经常吃早饭、体检等健康生活方式,有本地医保以及情感支持对城市外来人口自评健康有显著正向促进作用,尤其是经常锻炼的城市外来人口自评健康的概率是不经常锻炼的1.93倍。但事实上,大多数城市外来人口更关注的是打工挣钱,在预防保健、健康意识、健康教育等方面的观念普遍淡薄,自我保健缺乏,不注重身体锻炼,反而因环境、情感、工作压力等因素,更易于发生酗酒、抽烟等不健康的行为,在这方面需要引起有关部门的足够重视。另外,患有慢性病对城市外来人口自评健康有显著负面影响,慢性病越多,自评健康越差。

(三)城市外来人口慢性病患病的影响因素

由 3-29 结果可知,年龄、受教育年限、职业类型、生活方式、医保对城市外来人口慢性病患病情况产生了显著影响。在年龄方面,45～55 岁和 56 岁及以上慢性病患病率明显高于 17～24 岁,即随年龄的增长,城市外来人口患慢性病的概率呈增加趋势,这符合随着年龄增长,患病率上升、健康水平下降的自然规律和经验常识。受教育年限对慢性病患病率也有显著影响,这表明随着受教育年限的提高,慢性病患病率反而增加。该结果与宋全成等[1]的研究结果一致,这可能与受教育年限较高者在城市中长期从事高强度、快节奏的工作,及其生活方式等特征有一定的关联。另外,经常锻炼、保证充足的睡眠时间、参加体检等健康生活方式可以显著降低慢性病患病率。

(四)城市外来人口心理健康的影响因素

由表 3-30 可知,社会人口学特征对心理健康的影响十分有限,主要影响城市外来人口心理健康的变量有年龄、生活方式和社会支持等。在年龄方面,年龄对城市外来人口心理健康有显著正向影响,即城市外来人口心理健康水平随年龄增长而提高,这表明年纪较大的城市外来人口,其心理健康水平较高,有学者对农民工的研究也得出类似的结论[2]。城市外来人口心理健康状况与其所处的自身发展阶段和特殊处境有密切关联,随着年龄的增长和外出务工时间的增加,逐渐建立起自己的经济基础、人力资本和社会网络,逐步认同城市的文化观念、生活方式以及行为习惯,社会交往的范围从血缘、地缘扩大到更广泛的范围,与本地居民的社会交往逐渐加深,越能通过社会参与获取社会网络支持,汲取物质和精神资源,心理健康状况越好。

---

[1]　宋全成、张倩:《中国老年流动人口健康状况及影响因素研究》,《中国人口科学》2018年第 4 期。

[2]　胡荣、陈斯诗:《影响农民工精神健康的社会因素分析》,《社会》2012 年第 6 期。

表 3-30　城市外来人口心理健康影响因素分析(B 值)

变量	全样本	全样本	城市外来人口
流动身份			
城市外来人口	−0.056*		
流动身份(本地居民)			
城—城外来人口		−0.012+	
乡—城外来人口		−0.065*	
户籍性质			
农业户口			0.068
性别(女)	0.061	0.063	0.056
年龄(17~24 岁)			
25~34 岁	0.164*	0.163*	0.195*
35~44 岁	0.205*	0.204*	0.262*
45~55 岁	0.297**	0.296**	0.311**
56 岁及以上	0.312**	0.312**	0.328+
婚姻(不在婚)	0.071	0.069	0.056
受教育年限	−0.009	−0.008	−0.012
月收入(对数)	−0.022	−0.024	−0.006
职业类型(生产运输设备操作人员)			
管理和技术人员	0.168*	0.170*	0.216+
办事人员	−0.030	−0.029	−0.074
经商	0.060	0.063	0.091
服务业人员	0.008	0.007	−0.001
其他		0.002	−0.181
相对社会经济地位	0.054*	0.054*	0.017
生活方式			

续表

变量	全样本	全样本	城市外来人口
经常吸烟	-0.096^+	-0.097^+	-0.076
经常饮酒	0.085	0.084	0.085
经常锻炼	0.038	0.038	-0.022
经常吃早餐	0.151^{**}	0.152^{**}	0.181^*
睡眠(大于 8h)	0.103	0.103	0.160^*
体检	-0.006	-0.007	0.024
有本地医保	0.078	0.077	0.084
社会支持			
情感支持	0.139^{**}	0.138^{**}	0.152^{**}
实际支持	0.152^{***}	0.152^{***}	0.114^*
R^2	0.136	0.136	0.141
Ajusted R^2	0.124	0.122	0.137
F 值	6.684^{***}	6.466^{***}	3.423^{***}

注:括号内为参考变量,$^+ p<0.1$,$^* p<0.05$,$^{**} p<0.01$,$^{***} p<0.001$。

由表 3-30 结果还可知,经常吃早餐、每天睡眠大于 8h、情感支持和实际支持对城市外来人口心理健康有显著影响。这些因素表明较为规律的饮食习惯、充足的睡眠时间等健康生活方式以及较好的社会支持是保持良好心理状态、缓解心理问题与压力的重要途径。

第四章　城市外来人口健康风险与居住条件

居住条件是城市外来人口生活中的重要组成部分,居住条件的舒适与否,将影响城市外来人口的健康状况。由第二章的研究结论可知,城市外来人口的居住条件十分不理想,以租赁住房为主,住房面积狭小,以城中村为主,居住环境较差,公共卫生和安全问题较为严重,而且与本地居民间的居住隔离现象尤为严重。这些居住条件问题对城市外来人口健康带来怎样的影响? 对城市外来人口健康呈现怎么样的影响机制? 针对这些问题,本章将从住房条件、社区环境和居住隔离三个层面,系统考察居住条件对城市外来人口健康的影响,揭示不同居住条件要素对城市外来人口健康的作用结果和影响机制,拓展和丰富城市外来人口居住条件与健康关系的理论认识。

第一节　住房条件对城市外来人口健康的影响

一、引言

住房是关乎城市外来人口在城市生存与发展的最基本生活条件之一,是影响个人健康的重要社会决定因素之一。相比本地居民,城市外来人口住房条件处于明显弱势地位,以租赁住房为主,住房面积狭小,室内基本设施较为简陋,住房室内环境较差。那么城市外来人口相对于本地居民的住房条件劣势会对他们的健康状况产生怎样的影响? 如果存在影响,这些影响主要集中在健康的哪些方面? 住房条件的健康效应在城市外来人口和本地居民这两个群体之间是否存在差异? 针对这些问题,本章将在第二章的基础上,着重引入住房条件来考察其对城市外来人口健康的影响情况,将以自评健康、慢性病患病情况和心理健康作为因变量,研究城市外来人口住房条件的不同维度与健康的关系。本章开篇对研究设计、变量设置和分析策略进行了说明,然后基于调查数据,利用二元 Logistic 回归模型和多元线性回归模型,考察了住房条件对城市外来人口健康的影响,检验住房变量等相关因素对健康作用的方向和强弱,最后,以本地居民为参照组,比较住房条件对城市外来人口和本地居民健康作用的异同。

二、相关文献回顾与述评

对住房条件与健康关系的研究最早可追溯到 19 世纪早期,由于当时与住房条件有关的传染性疾病(如霍乱)相继暴发,流行病学家经过研究发现,住房条件恶劣(比如通风采光差、空间过度拥挤、卫生条件差、建筑材料不合格等)可能会成为传染病传播和蔓延的"温床"[1]。因此,改善住房的卫生条件、缓解居住拥挤来降低传染性疾病的发病率是早期英国公共卫生政策和传染病防控措施的重要环节。在 19 世纪中期,弗里德里希·恩格斯在其著作《英国工人阶级状况》中提出如较差住房、贫困、衣服和食物以及缺少健康设施等导致下等阶层出现较高的发病率和死亡率,而且居住在标准条件以下的人群所经受的压力冲击增加了贫困人群的发病率,这些发现有力地支持了贫穷的住房条件会对健康状况起不利作用的观点[2]。潮湿、霉菌生长可能会引发呼吸系统疾病、慢性病和精神病;而看似与空气质量有关的哮喘实际上与室内污染物和蟑螂、老鼠等害虫有关;室内过分使用含铅涂料可能引发铅中毒,导致儿童神经及认知受损[3]。

随着研究的深入,对住房条件与健康关系的关注也从早期流行病学逐渐延伸到社会学、经济学等其他学科领域。大量的国外研究结论都证实了住房条件与健康指标和疾病(包括传染病、慢性病、营养不良、心理疾病等)的关系[4];不合格的住房条件(包括过度拥挤、阴暗潮湿、通风不良、缺乏卫生设施和清洁的饮用

---

① Cohen B,"Social Determinants of Health:Canadian Perspectives",*Canadian Journal of Public Health*,Vol. 96,No. 5,2005.

② Raphael D,*Social Determinants of Health:Canadian Perspectives*,New York:Oxford University Press,2004,p. 69.

③ Bonnefoy X,"Inadequate Housing and Health:An Overview",*International Journal Environment and Pollution*,Vol. 30,No. 3/4,2007.

④ Habib R R,Mahfoud Z,Fawaz M,et al,"Housing Quality and Ill Health in a Disadvantaged Urban Community",*Public Health*,2009,Vol. 123,No. 2,2009.

水等)与呼吸类传染病、肺结核、哮喘、皮肤过敏、心血管疾病等发病率密切相关[1]。从住房支付能力视角研究住房与健康之间的关系是近年来兴起的研究热点[2]。由于住房支付能力直接影响个体可获得的住房类型、质量和安全性，因而与个体健康状况(特别是心理健康)建立关联。如住房可负担性不足通过住房支付困难的压力机制间接影响健康[3]。住房也常常被用于代表个体社会声望和社会经济地位的重要指标，在某种程度上标志了个人(家庭)的社会经济实力，生活在自有住房的人群的健康状况往往要好于生活在租住房的人群的健康状况，相对于租房者来说，拥有住房者具有较高的控制权、生活满足感、自尊和来自家庭的安全感。另外，住房条件对心理健康也有着显著影响，住房拥挤、房屋楼层、类型和位置与焦虑、抑郁等心理症状有着密切关系[4]。

相比较于国外对住房条件与健康关系的全面探讨，国内在这方面的研究可以说还处于起步阶段。尽管现有研究已经从地理学、经济学及社会学等学科角度对中国特定背景下城市外来人口的居住条件进行了详细描述，但是对由此所造成的城市外来人口健康状况却长期缺乏关注。现有关于住房条件与健康关系的研究也仅限于一些零星的调查，并且在这方面的研究也存在很大的局限性。不少关于城市外来人口健康及影响因素的研究，都只是将住房条件的某一方面、某一个变量作为社会因素之一纳入分析，而不是作为主要观察的变量，更缺乏就住房条件对城市外来人口健康影响的系统研究[5]。既有研究表明，居住环境是造成乡—城城市外来人口与城镇居民健康差距的最主要原因之一。住房条件与城市外来人口各种健康指标存在一定关联性，如人均住房面积越大者，健康状况

① Gibson M, Petticrew M, Bambra C, et al, "Housing and Health Inequalities: A Synthesis of Systematic Reviews of Interventions Aimed at Different Pathways Linking Housing and Health", *Health and Place*, Vol. 17, No. 1, 2010.

② Bentley R J, Pevalin D, Baker E, et al, "Housing Affordability, Tenure and Mental Health in Australia and the United Kingdom: A Comparative Panel Analysis", *Housing Studies*, Vol. 31, No. 2, 2016.

③ Baker E, Mason K, Bentley R, et al, "Exploring the Bi-Directional Relationship between Health and Housing in Australia", *Urban Policy and Research*, Vol. 32, No. 1, 2014.

④ Howden-Chapman P, "Housing Standards: A Glossary of Housing and Health", *Journal of Epidemiology and Community Health*, Vol. 58, No. 3, 2004.

⑤ Li J, Liu Z, "Housing Stress and Mental Health of Migrant Populations in Urban China", *Cities*, No. 81, 2018.

越好;住房质量越高,健康状况越好[1],生活满意度也越高[2];住房所有权、搬家次数、住所安全情况、住所内卫生状况对城市外来人口健康也都有显著影响[3]。相对于单位宿舍和公租房,寄居在城中村等非正式住房的城市外来人口面临更多的知觉压力和心理问题。城市外来人口住房室内基础设施拥有越少,其患慢性病的概率也越高,甚至对其精神健康有重要的负面影响[4]。住房室内空气质量也是影响城市外来人口身体健康的重要因素之一。此外,除了客观的住房特征外,一些主观住房变量如室内环境质量评价、住房安全感、住房满意度等也被证实与健康状况有关[5]。如住房条件通过社区满意度间接影响城市外来人口的心理健康[6]。

三、数据来源与方法

(一)数据来源

本节所使用的数据来自一项由温州医科大学与温州市卫生和计划生育委员会于 2017 年 7 月联合开展的抽样入户问卷调查。该调查采用多阶段分层随机抽样法,首先根据城市外来人口的区位分布选取位于市中心、近郊和远郊的鹿城区、瓯海区、龙湾区和瑞安区四个城市外来人口分布较为集中的县级行政区域,然后在每个县级行政区随机抽取两个街道,接着在每个街道随机抽取 3 个村(居)委会,再在每个村(居)委会随机抽取城市外来人口和本地居民各 25 户,对每户家庭中的一名成员(16～65 岁)进行入户问卷调查。样本的限定条件是在本村(居)委会居住超过半年,年龄在 16 岁及以上。该调查采用一对一的结构式

---

① 聂伟、风笑天:《农民工的城市融入与精神健康——基于珠三角外来农民工的实证调查》,《南京农业大学学报(社会科学版)》2013 年第 5 期。

② 和红、王硕:《不同流入地青年流动人口的社会支持与生活满意度》,《人口研究》2016 年第 3 期。

③ 姜明伦、于敏、李红:《农民工健康贫困测量及影响因素分析——基于环境公平视角》,《农业经济与管理》2015 年第 6 期。

④ Xie S,"Quality Matters:Housing and the Mental Health of Rural Migrants in Urban China",*Housing Studies*,Vol. 34,No. 3,2019.

⑤ Chen J,"Perceived Discrimination and Subjective Well-being among Rural-to-Urban Migrants in China",*The Journal of Sociology and Social Welfare*,Vol. 40,No. 1,2013.

⑥ Xiao Y,Miao S,Sarkar C,et al,"Exploring the Impacts of Housing Condition on Migrants' Mental Health in Nanxiang,Shanghai:A Structural Equation Modelling Approach",*International Journal of Environmental Research and Public Health*,Vol. 15,No. 2,2018.

访谈,通过调查者和受访者之间一问一答的形式,由调查者根据受访者的回答填写问卷。最终调查了 23 个村(居)委会,最后纳入本节分析的有效样本为 1139 个,其中城市外来人口 571 个,本地居民 568 个。

(二)变量选择与设定

1.因变量

因变量健康状况用三个指标衡量:①自评健康:采用利克特五级量表,询问被访者自我感知的总体健康状况,回答"非常好""很好"或"好"赋值为 1,回答"一般"或"差"赋值为 0。②慢性病患病情况:询问被访者是否被医生告知确诊患有以下慢性病,包括高血压/高血脂/高胆固醇、哮喘、慢性气管炎、糖尿病、心脏病、甲肝/乙肝或其他未列出的慢性病,至少患有一种慢性病赋值为 1,没有患任何慢性病赋值为 0。③心理健康:由自填问卷中包含的 6 项健康问题(GHQ-6)来衡量,询问被访者在过去 30 天内的心理感受。GHQ-6 量表的 Cronbach's α 系数为 0.853,说明其内部一致性信度较好,6 个问题得分相加取平均分,取值范围为 1~5,取值越高代表心理健康状况越好。

2.自变量

参考已有研究及考虑到数据的可获得性,本节的住房条件包括住房类型、住房来源、住房室内基本设施、室内空气质量、住房拥挤程度、室内采光情况、室内隔音效果、室内潮湿情况等 8 个指标。其中:①住房类型分为楼房和其他,分别赋值 1 和 0。②住房来源分为自己购买和其他,分别赋值为 1 和 0。③住房室内基本设施的变量值通过询问住房室内卫生间、厨房、自来水、天然气/煤气、电视机、空调、热水器、洗衣机、电冰箱、电风扇、网络等 11 项基本设施的拥有情况获得,拥有 6 项及以上赋值为 1,其他赋值为 0。④室内空气质量,回答"较好"赋值为 1,"一般"或"较差"赋值为 0。⑤住房拥挤程度,受访者回答"住房不拥挤"赋值为 1,"拥挤"赋值为 0。⑥室内采光情况,受访者主观评价采光条件"好"赋值为 1,"不好"赋值为 0。⑦室内隔音效果,受访者主观评价室内隔音效果"好"赋值为 1,"差"赋值为 0。⑧室内潮湿情况,受访者主观评价室内"不潮湿"赋值为 1,"潮湿"赋值为 0。⑨住房条件总得分,将上述 8 个指标取值加总,取值范围为 0~8,取值越大,说明住房条件越好。

3.控制变量

控制变量包括性别、年龄、婚姻、受教育程度、职业类型、月收入(对数)、相对社会经济地位和居住年限,其中婚姻分为在婚和不在婚,受教育程度用受教育年限表示,职业类型分为蓝领和白领,相对社会经济地位通过询问受访者自己的社会经济状况在温州属于哪个层次进行赋值,包括下等、中下等、中等、中上等、上等五个选项,分别赋值1～5。居住年限是指所在社区的居住时间。

4.分析方法

本节以下内容将在控制人口学和社会经济特征变量的基础上,考察住房条件与城市外来人口健康的关系。由于本节的因变量自评健康和慢性病患病率为二分变量,故对自评健康和慢性病患病率采用二元 Logistic 回归模型进行分析。以被解释变量为自评一般健康为例,其 Logistic 回归模型形式如下:

$$\ln\left(\frac{p_i}{1-p_i}\right) = \beta_0 + \beta_i X_i + \varepsilon_i$$

其中,$p_i = P(Y_i = 1)$,$Y_i = \begin{cases} 1, 自评健康好 \\ 0, 自评健康差 \end{cases}$;$X_i$ 为解释变量。

心理健康为连续变量,故对心理健康采用以下普通最小二乘线性回归分析模型:

$$Y_i = \beta_0 + \beta_i X_i + \varepsilon_i$$

同时为避免出现统计偏差,对所有回归模型都进行共线性诊断,各个变量的方差膨胀因子(VIF)都小于2,证明自变量之间不存在共线性问题。

相关模型还分析考察了全样本人口的住房条件单项变量与户籍身份的交互作用及住房条件总得分与健康的关系,以及城市外来人口和本地居民住房条件单项变量与健康的关系。

四、实证分析与结果

(一)描述性分析

由表4-1可知,城市外来人口的自评健康状况没有明显好于本地居民,这一结论不符合国际移民理论阐述的"健康移民假说",更符合"流行病学悖论"。根据该理论,城市外来人口的流动经历存在内在健康损耗效应,随着时间推移,城市外来人口的健康状况不断恶化,与城镇居民的健康差距不断缩小,直至健康状况差于城镇居民。本次调查中城市外来人口外出务工年限较长,平均外出务工年限为14年,最长的达到38年,随着在流入地工作生活时间的延长,健康风险进一步积累和加剧,他们在健康状况上的优势随之递减。城市外来人口慢性病患病情况要明显好于本地居民,这可能与城市外来人口的平均年龄较小有关。

城市外来人口心理健康得分略微低于本地居民,但无显著差异。下文的回归分析结果显示,控制了人口学和社会经济学变量以及社区环境变量,流动人员的心理健康得分也明显低于本地居民。

表 4-1　城市外来人口与本地居民的健康状况比较

变量		城市外来人口	本地居民
自评健康/%	非常好	13.8	15.1
	很好	39.4	40.0
	好	27.0	25.5
	一般	18.2	17.8
	差	1.6	1.6
慢性病患病情况/%		13.1***	24.1***
心理健康得分(均值)		4.4	4.5

注:* $p<0.05$,** $p<0.01$,*** $p<0.001$。

(二)回归模型与结果分析

1. 住房条件对城市外来人口自评健康的影响

表 4-2 模型 3 显示,控制一系列人口学和社会经济学因素之后,对城市外来人口自评健康有显著影响的变量较少,仅住房类型、住房室内基本设施对城市外来人口的自评健康影响显著。住房来源、室内空气质量、居住空间拥挤状况、室内采光情况、室内隔音效果、室内潮湿情况等住房条件变量对城市外来人口自评健康的影响均不显著。就本地居民而言,住房条件对本地居民自评健康的影响较大,室内空气质量、居住空间拥挤状况、室内隔音效果和室内潮湿情况对其自评健康结果影响显著,而住房类型、住房来源、住房室内基本设施、室内采光情况对其自评健康的影响不显著。另外,住房条件总分对全样本和本地居民自评健康在 5% 的水平上有显著影响,却未显示与城市外来人口自评健康有显著相关关系。由此可见,住房条件对城市外来人口健康的影响低于笔者基于相关文献得出的理论预期,而且这种影响要小于对本地居民的影响,这在表 4-2 的模型结果所展示的检验和评价模型整体效果的 Cox&Snell R^2 和 Nagelkerke R^2 中也可以看出端倪。

表 4-2　住房条件与城市外来人口自评健康状况的关系（exp(B)值）

变量	全样本		城市外来人口		本地居民	
	模型 1	模型 2	模型 3	模型 4	模型 5	模型 6
性别（女）	1.030	1.015	0.911	0.920	1.080	1.109
年龄	0.986	0.988	0.986	0.991	0.983	0.987
婚姻（不在婚）	0.994	1.005	0.806	0.812	1.193	1.270
受教育年限	0.994	0.989	0.993	0.994	0.991	0.985
职业类型（蓝领）	1.160	1.111	1.083	1.066	1.176	1.147
月收入（对数）	1.003	1.020	1.050	1.024	0.977	1.038
相对社会经济地位	1.508***	1.512***	1.499**	1.512**	1.502**	1.475**
户籍（本地居民）	1.568	3.133+				
住房类型	0.643+		0.548*		0.868	
住房来源	1.647+		2.245		1.455	
住房室内基本设施	1.046		1.043+		2.511	
室内空气质量	1.515*		1.330		1.729*	
居住空间拥挤状况	1.557*		1.367		1.790+	
室内采光情况	0.909		0.735		1.231	
室内隔音效果	1.621**		1.420		1.732*	
室内潮湿情况	1.233*		1.103		1.392**	
住房条件总分		1.261**		1.079		1.254**
户籍×住房条件总分		0.856+				
−2 Log likelihood	1072.314	1092.578	543.558	554.428	520.630	536.847
Cox&Snell R^2	0.046	0.029	0.042	0.024	0.064	0.037
Nagelkerke R^2	0.074	0.047	0.067	0.038	0.103	0.059
N	1139	1139	571	571	568	568

注：括号内为参考变量，$^+$ $p<0.1$，* $p<0.05$，** $p<0.01$，*** $p<0.001$。

　　从住房类型看,居住楼房的城市外来人口比居住其他房屋类型的自评健康要差。具体而言,住楼房的城市外来人口自评健康的概率仅为住其他房屋类型的 0.548 倍。王桂新等对上海本地居民的研究同样发现类似现象[①];住楼房的本地居民的心理健康反而较差。对于这一结论,笔者认为可以从以下三方面进行解释:第一,参考群体理论可能可以解释住房类型对城市外来人口健康的作用机制。城乡、区域二重分割本身区分了不同地域和城乡之间居民的地位和权利,而城市外来人口对社会分割产生的种种福利和待遇不公有更深刻的体验,不同的住房来源和住房类型带来有差异的保障心态和生活体验。基于这样的现实背景,当城市外来人口与本地居民一起居住楼房时,在近距离接触中越能体验到城乡、区域、体制内外之间的不平衡,产生较强的不协调感和相对剥夺感,面临更多的社会排斥、文化差异、不公平待遇等压力[②]。比较楼房与其他住房类型的城市外来人口知觉压力后可以发现,前者的知觉压力得分为是 43.7,而后者的知觉压力得分是 38.4,并且得分差异统计检验显著。根据生活压力理论,压力是影响个体健康的重要作用机制,较大程度的压力暴露和应对压力资源的缺乏会导致生理和心理健康状况下降。英国学者迈克尔·戴利在 2014 年对英国低收入群体健康状况不佳的原因进行调研时发现,低收入人群健康状况不佳的主要原因并不是收入低或没有足够的财富,而是与邻里攀比所产生的心理压力[③]。这种压力的消极影响远大于城市外来人口从城市社会网络中获取的支持和资源[④]。第二,楼房的条件相对较好,但是租金价格也较高,比较楼房与其他住房类型的每月租金发现,楼房的平均月租金为 1090.7 元,而其他住房类型的平均月租金仅为 619.6 元,并且两者差异统计检验显著。这意味着住楼房需要支付更高的住房成本,经济压力可能会导致城市外来人口自评健康较差。第三,也有个别学者认为住楼房的城市外来人口可能因为安全顾虑或其他方面的担忧反而对自身健康造成不利影响[⑤]。由此可见,住房类型对健康影响的方向并不是确定的。

---

　　① 王桂新、苏晓馨、文鸣:《城市外来人口居住条件对其健康影响之考察——以上海为例》,《人口研究》2011 年第 2 期。

　　② Liu Y, Zhang F, Liu Y, et al, "Economic Disadvantage and Migrants' Subjective Welling-Being in China: the Mediating Effects of Relative Deprivation and Neighborhood Deprivation", *Population, Space and Place*, Vol. 25, No. 2, 2018.

　　③ 曹乐康:《邻里攀比易导致健康状况下降》,环球网,http://health.huanqiu.com/health_news/2014-10/5184820.html.

　　④ 胡荣、陈斯诗:《影响农民工精神健康的社会因素分析》,《社会》2012 年第 6 期。

　　⑤ 王桂新、苏晓馨、文鸣:《城市外来人口居住条件对其健康影响之考察——以上海为例》,《人口研究》2011 年第 2 期。

从住房室内基本设施看,其对城市外来人口自评健康有显著影响,但这一结果仅在 10％的水平上显著。住房室内基本设施每增加 1 个单位,城市外来人口自评健康的概率就显著提高 4.30％。此结论与常识相符,住房室内基本设施反映了房屋居住质量,决定着住房基本生活功能的实现程度。不难理解,住房室内基本设施越齐全,越能增加居住生活的舒适度,使生活方式健康化、科学化,提高了生活质量,增强了抵御疾病的能力,因此自评健康也越好。这与李礼等[1]和林赛南等[2]的研究结论基本一致。

表 4-2 模型 5 显示,室内空气质量、居住空间拥挤状况、室内隔音效果和室内潮湿情况都显著影响本地居民自评健康。即室内空气质量评价越好,居住空间越宽敞,室内隔音效果和潮湿情况越得到改善,则本地居民自评健康越好。具体而言,室内空气质量每增加 1 个单位,本地居民自评健康的概率就提升72.9％;居住空间拥挤状况每改善 1 个单位,本地居民自评健康的概率就提升79.6％;室内隔音效果每改善 1 个单位,本地居民自评健康的概率就提升73.2％;室内潮湿情况每减少 1 个单位,本地居民自评健康的概率就提升39.2％。住房是人们所处时间最多的地方,有调查显示人们每天平均有 14 个小时在自己的住房中度过[3]。也就是说,人们一天中的大多数时间都在自己的住房内活动。相对于城市外来人口,住房对具有身份优势的本地居民来说有着更为重要的意义,决定其在社会分层中的地位。尤其是在生活水平越来越好的今天,人们对住房有着更高的要求和期望,对居住环境和身体健康给予了前所未有的关注。而住房的空气质量、居住空间拥挤状况、隔音效果和潮湿情况等都是评价健康住宅的基本指标,与其生活质量紧密相关,因此主观构建的高期望使得本地居民更容易经历由于"住房期望"未被满足而造成自我健康评价受损[4]。尤其在南方地区,潮湿闷热的气候对居民的生活造成不少影响,不少本地居民抱怨梅雨季节室内阴暗潮湿,容易发霉,且地面长有青苔常常湿滑难行,容易摔倒。从上述分析中可以得出,住房室内状况对本地居民自评健康的影响尤其显著。

---

① 李礼、陈思月:《居住条件对健康的影响研究——基于 CFPS2016 年数据的实证分析》,《经济问题》2018 年第 9 期。

② 林赛南、李志刚、郭炎:《流动人口的"临时性"特征与居住满意度研究——以温州市为例》,《现代城市研究》2018 年第 12 期。

③ 王海涛、范向华:《住房与健康》,《环境与健康杂志》2005 年第 4 期。

④ Hu Y, Coulter R, "Living Space and Psychological Well-being in Urban China: Differentiated Relationships across Socioeconomic Gradients", *Environment and Planning A*, Vol. 49, No. 4, 2017.

虽然住房条件对个体健康具有显著的主效应，但是个体并非单方面被动受到住房条件特征的影响。实际上，住房条件特征与户籍之间会发生各种可能的交互作用。因此，表 4-2 模型 1 和模型 2 增加了住房条件单项变量、住房条件总分与户籍的交互项。结果表明，户籍与住房条件总分存在显著交互作用，加入交互项后，模型的拟合度有所提高，相对于城市外来人口，住房条件对本地居民自评健康的影响作用更大，而对城市外来人口自评健康的影响只有对本地居民影响大小的 85％左右。模型 1 还考察了各个住房条件单项变量与户籍的交互作用，结果均未达到显著性水平，说明各个住房条件单项变量对城市外来人口和本地居民自评健康的影响在大小上没有差异。

2. 住房条件对城市外来人口慢性病患病情况的影响

表 4-3 模型 3 显示，在控制一系列人口学、社会经济学因素后，住房类型、室内采光情况、室内隔音效果和室内潮湿情况显著影响城市外来人口慢性病患病情况。住房来源、住房室内基本设施、室内空气质量、居住空间拥挤状况对城市外来人口慢性病患病情况的影响不显著。对本地居民而言，居住空间拥挤和室内隔音效果显著影响其慢性病患病情况，住房类型、住房来源、住房室内基本设施、室内空气质量、室内采光情况对其慢性病患病情况的影响均不显著。另外，住房条件总分对全样本、城市外来人口和本地居民慢性病患病率均有显著影响。

表 4-3　住房条件与城市外来人口慢性病患病情况的关系（exp(B)值）

变量	全样本		城市外来人口		本地居民	
	模型 1	模型 2	模型 3	模型 4	模型 5	模型 6
性别（女）	1.303	1.211	1.036	0.899	1.579*	1.513*
年龄	1.059***	1.056***	1.052**	1.044**	1.070***	1.067***
婚姻（不在婚）	0.697	0.735	0.625	0.672	0.895	0.885
受教育年限	1.002	1.008	1.034	1.051	0.994	0.995
职业类型（蓝领）	1.013	1.127	0.664	0.770	1.287	1.384
月收入（对数）	0.924	0.933	1.151	1.082	0.875	0.898
相对社会经济地位	1.062	1.022	1.228	1.120	0.909	0.911
户籍（本地居民）	0.567+	0.482***				
住房类型	1.609+		1.893+		1.231	
住房来源	0.757		0.874		0.771	

变量	全样本		城市外来人口		本地居民	
	模型 1	模型 2	模型 3	模型 4	模型 5	模型 6
住房室内基本设施	1.248		1.200		0.274	
室内空气质量	1.251		1.345		1.230	
居住空间拥挤状况	0.664+		0.893		0.460*	
室内采光情况	0.469		0.144+		0.044	
室内隔音效果	0.393***		0.363***		0.436**	
室内潮湿情况	0.564**		0.344***		0.877	
住房条件总分		0.809***		0.852+		0.750***
−2 Log likelihood	981.323	1017.187	402.194	432.145	559.735	573.632
Cox&Snell R^2	0.095	0.066	0.071	0.021	0.113	0.091
Nagelkerke R^2	0.153	0.107	0.131	0.039	0.168	0.136
N	1139		571		568	

注:括号内为参考变量,$+ p<0.1$,$^* p<0.05$,$^{**} p<0.01$,$^{***} p<0.001$。

从住房类型看,其与城市外来人口慢性病患病情况呈微弱的相关关系,但这一结果仅在 0.1 水平上达到显著。值得注意的是,由于本次调查城市外来人口样本中高达 81.10% 都住在楼房,这一结果可能还不足以准确地反映住楼房与慢性病患病情况的关系,进一步细分住房类型,或者纳入更多的住房条件变量,或许会有助于更好地揭示住房条件与慢性病患病率的影响关系。

从住房室内状况看,室内采光情况、室内隔音效果和室内潮湿情况显著影响城市外来人口慢性病患病情况。具体而言,室内采光情况每增加 1 个单位,城市外来人口患慢性病的概率降低 85.6%;室内隔音效果每提高 1 个单位,城市外来人口患慢性病的概率降低 63.7%;室内潮湿情况每改善 1 个单位,城市外来人口患慢性病的概率降低 65.6%。在实际调查中笔者发现,不少城市外来人口居住在城中村、城乡接合部的农民房中。在经济利益的驱动下,当地村民私自搭建或加建房屋楼层,见缝插针式的"连体楼""贴面楼""握手楼"比比皆是,由于楼房密集,楼间距无法达到规定的距离,导致采光被严重影响,走道光线昏暗,这些楼房之间窗靠窗,终日见不到太阳,在炎热潮湿的南方天气中通风极差。"我们这儿白天都得开灯,要不老觉得家里太阴暗,黑乎乎的,不舒服。"一位租户说。"这里太压抑了,连门外的天空都是狭长的,看不到太阳,更不要说花草树木了。"

"住这里最怕梅雨季节,地上和墙上潮得不行,衣服和家具都发霉。"另外一位租户无奈地说。朝向不好、阳光不足、湿气太重、拥挤、压抑等都是访谈中城市外来人口反映其住房存在的普遍性问题。国外已有大量研究证实,阴冷、潮湿、嘈杂的住房条件与心脑血管疾病、关节炎等多种慢性疾病的发病率有密切的联系[①]。在调研中就有一位妇女反映她的丈夫因为长期跑运输劳累,再加上租住的房间阴暗潮湿,这两年老是腰酸背痛。长期居住在阴暗潮湿的环境下,不仅容易引发上述风湿病、支气管炎等慢性疾病,还会助长霉菌的生长繁殖,诱发皮肤病等疾病。

从房屋内部结构看,在城市外来人口租住的房屋里,居住面积一般非常有限,同一居室蜗居多户的现象并不少见,有的户与户之间用窗帘布、木板等简易材料相互隔开,房屋的隔音效果可想而知。"房子隔音特别差,我的卧室正好和邻居的卧室是隔壁,忙碌了一天就想回去好好休息,房间隔音效果太差了,邻居看电视声音大点我都能知道演的是什么电视剧。更过分的是半夜里经常会有奇怪的声音吵得人睡不着,有时候刚刚睡着就被床板撞在墙上的声音吵醒了。"一位出租车司机向笔者抱怨。可见,嘈杂、隔音效果差的住房条件不仅影响城市外来人口的情绪、睡眠和工作效率,降低生活质量,更容易造成紧张的邻里关系,甚至还会诱发高血压、中风和冠心病,并对神经系统产生不良影响[②]。本研究上述的实证和访谈结果恰恰反映了采光、隔音不佳以及潮湿等住房问题对城市外来人口健康带来的潜在危害,而这些影响却容易被城市外来人口和有关部门忽视。

笔者还分析了各个住房条件单项变量以及住房条件总得分与户籍身份的交互作用,模型结果均未达到显著性水平。住房条件总分与慢性患病率有显著关系,即城市外来人口和本地居民住房条件整体上越好,两者报告患有慢性病的概率就越低。

3. 住房条件对城市外来人口心理健康的影响

表 4-4 显示住房条件多项指标与心理健康有关。从模型拟合程度来看,模型对本地居民的拟合效果较优,而对城市外来人口的拟合效果相对较差,在加入住房条件变量后,模型拟合优度明显上升。从住房条件变量纳入前后模型决定系数的变化中可以直观地看出,这些住房条件变量对解释因变量的差异具有重

---

① Krieger J, Higgins D L, "Housing and Health: Time again for Public Health Action", *American Journal of Public Health*, Vol. 92, No. 5, 2002.

② Bonnefoy X, "Inadequate Housing and Health: An Overview", *International Journal Environment and Pollution*, Vol. 30, No. 3/4, 2007.

要的显著贡献,充分说明这些住房条件因素对城市外来人口和本地居民心理健康的重要影响。相对于其他社会经济学因素的影响,这些住房条件因素的健康效应的重要性更为突出。

表 4-4　住房条件与城市外来人口心理健康的关系(B 值)

变量	全样本		城市外来人口		本地居民	
	模型 1	模型 2	模型 3	模型 4	模型 5	模型 6
性别(女)	0.045	0.038	0.044	0.041	0.037	0.026
年龄	0.009***	0.009***	0.011**	0.011***	0.008*	0.008*
婚姻(不在婚)	0.040	0.043	0.004	0.005	0.051	0.047
受教育年限	−0.003	−0.006	−0.10	−0.012	0.001	−0.002
职业类型(蓝领)	0.084*	0.077+	0.084	0.081	0.070	0.069
月收入(对数)	0.000	−0.001	0.073	0.078	−0.041	−0.058
相对社会经济地位	0.036	0.042	0.001	0.009	0.078*	0.080*
户籍(本地居民)	−0.361***	−0.197***				
住房类型	−0.048		−0.019		−0.094	
住房来源	0.183**		0.007		0.351***	
住房室内基本设施	0.011		0.011		0.010	
室内空气质量	0.033		0.064		0.012	
居住空间拥挤状况	0.075		0.153*		−0.074	
室内采光情况	0.191**		0.108		0.330**	
室内隔音效果	0.221***		0.138*		0.297***	
室内潮湿情况	0.076		0.068		0.075	
住房条件总分		0.108***		0.080***		0.137***
户籍×住房来源	−0.361*					
户籍×住房条件总分		−0.060*				
R^2	0.114	0.092	0.093	0.076	0.152	0.115
Ajusted R^2	0.100	0.084	0.068	0.063	0.129	0.102
F 值	8.449***	11.428***	3.779***	5.779***	6.621***	9.094***
N	1139		571		568	

注:括号内为参考变量,+ $p < 0.1$,* $p < 0.05$,** $p < 0.01$,*** $p < 0.001$。

表 4-4 模型 3 显示,住房室内宽敞和室内隔音效果好,对城市外来人口的心理健康有着显著的正向影响。而住房类型、住房来源、住房室内基本设施、室内空气质量、室内采光情况、室内潮湿情况对城市外来人口心理健康的影响均不显著。对本地居民而言,住房来源、室内采光情况、室内隔音效果对其心理健康影响显著,其他住房条件变量对其心理健康影响均不显著。另外,住房条件总分对全样本、城市外来人口和本地居民的心理健康均有显著影响。

从住房空间拥挤状况看,住房室内宽敞对城市外来人口心理健康有显著的正向影响。住房室内拥挤程度每减少 1 个单位,城市外来人口的心理健康得分增加 0.153,说明住房室内越宽敞,越有利于改善城市外来人口的心理健康水平。调查中笔者发现,在靠近市区的某某社区一地下室,500 多平方米的地下室里,被搭建出 29 个隔间用于出租,有的小隔间里甚至住了一家三代。密密麻麻私接乱搭的电线随意缠绕在房间内,做饭用的锅碗瓢盆杂乱地摆放在过道上,灯光昏暗、空气污浊,环境又脏又乱,蜗居在这样拥挤局促、嘈杂混乱的住房环境里对城市外来人口心理造成的负面影响可想而知。居住空间被认为是一种重要的"健康资源",也是个体的压力源,通过压力和资源影响健康。居住空间的缺乏与不良的心理健康有着密切联系。高密度的拥挤环境通过压力暴露机制对人的情绪将产生消极的影响,主要影响了人的情感反应和生理唤醒水平,使肾上腺素浓度升高,压力增大;而且拥挤使人与人之间的吸引力降低,产生退缩行为,回避社会交往,破坏人际关系网络,使工作效率下降;住房拥挤还会暴露个人的隐私,产生心理压力,干扰睡眠或扰乱正常的家庭生活和社交活动,从而可能导致城市外来人口主观幸福感的降低。另外,有研究发现住房拥挤不仅直接导致心理疾病,还间接与精神错乱和滥用药物等行为问题息息相关[1]。

从室内隔音效果看,室内隔音效果对城市外来人口心理健康有显著的正向影响。具体而言,室内隔音效果每增加 1 个单位,城市外来人口心理健康得分将增加 0.138。国外大量研究证实,当住房内存在噪声、嘈杂、维护差等结构缺陷时,居住者更容易患心理疾病[2]。对忙碌劳累一整天的城市外来人口来说,安静的休息环境对缓解工作疲劳和心理压力显得更为重要。但事实上,因人口密度过高带来环境嘈杂或噪声扰民却一直是城中村城市外来人口反映和投诉的突出

---

① 曾锐、唐国安:《拥挤空中的居住行为分析——以深圳城中村为例》,《中外建筑》2011年第 6 期。

② Evans G W,"The Built Environment and Mental Health",*Journal of Urban Health-bulletin of the New York Academy of Medicine*,Vol.80,No.4,2003.

问题。长期暴露于嘈杂的居住环境,主要通过影响睡眠、降低生活质量和增加慢性压力等途径对城市外来人口的心理健康造成负面影响。

表 4-4 模型 1 和模型 2 还分析了各个住房条件单项变量以及住房条件总分与户籍的交互作用,结果表明只有住房来源和住房条件总分与户籍存在显著交互作用,即住房来源和住房条件总分对本地居民心理健康的影响显著大于对城市外来人口心理健康的影响。总体来看,相对于城市外来人口,住房条件对本地居民心理健康的影响更大,表现为影响因素更多、显著水平更高。

五、结论与讨论

本节利用温州市城市外来人口抽样调查数据,从自评健康、慢性病患病率、心理健康三个方面考察了住房条件对城市外来人口健康的影响效应,并与温州本地居民的相关结果进行比较。其主要研究结论如下:

(1)住房条件是影响城市外来人口健康的重要因素之一,在控制其他影响因素的情况下,住房条件对城市外来人口健康状况具有显著影响。国际上的一些研究已经指出房屋产权和住房潮湿、阴暗、通风不良、过度拥挤等状况都与各种健康指标有着密切关系。例如,拥有房屋产权通过身份感的获得影响居住者的心理健康;住房拥挤、嘈杂、阴冷等可直接导致健康状况变差、抑郁等问题。本研究证明这些影响在中国是同样存在的,住房条件通过住房类型、室内基本设施、室内隔音效果和室内潮湿情况等对城市外来人口的健康产生作用。这从另一个角度说明了住房条件对认识城市外来人口健康状况有重要的现实和理论意义,而以往研究往往忽略了这一点。

(2)城市外来人口健康的各个方面或多或少受到来自住房条件的影响。在自评健康方面,住房类型和室内基本设施两个变量对城市外来人口自评健康有显著影响,即居住楼房不利于城市外来人口自评健康;改善室内基本设施能提高城市外来人口自评健康状况。在慢性病患病方面,住房类型、室内采光情况、隔音效果、潮湿情况与城市外来人口慢性病患病率有显著关联,即住楼房导致城市外来人口患慢性病的概率变高;改善室内采光、隔音和潮湿等情况有利于降低城市外来人口患慢性病的概率。在心理健康方面,减少住房拥挤、改善隔音效果能显著提升城市外来人口心理健康水平。同时,住房来源对城市外来人口的三项健康指标的影响都不显著,说明就促进城市外来人口的健康水平而言,改善城市外来人口的住房条件和住房质量比改善其房屋产权获得情况具有更重要的意义。

(3)住房条件对城市外来人口健康的影响强度低于笔者的理论预期。由于受超长时间的劳作、职业和居所的不稳定、居留预期的不确定以及对住房要求的低预期等种种生计特点的影响,住房对城市外来人口而言仅仅是一种临时性、替代性的安身之所,城市外来人口在其中度过的时间有限,使不利的住房条件对城市外来人口健康的潜在影响难以在短时间内得到实现,因而造成住房条件对城市外来人口健康的影响有限且强度低于笔者的理论预期。

(4)住房条件对城市外来人口健康的影响强度低于且不同于对本地居民的影响。尽管城市外来人口在住房条件方面明显不如本地居民,但住房条件对城市外来人口健康的影响总体上要明显弱于对本地居民健康的影响。住房条件对城市外来人口健康的影响主要集中在事实层面的客观健康状况(如慢性病患病率),对自评健康和心理健康的影响则较小,而对本地居民的影响则作用于心理层面的主观健康感知(如自评健康、心理健康)。这种群体间的影响差异主要是由城市外来人口和本地居民在户籍身份、生计特征、住房功能定位以及住房满意度等方面的不同所造成的,使得住房条件对两者的影响呈现不一样的结果。整体上来看,城市外来人口对住房条件的心理预期较低,对不利住房条件的忍耐性较高,对所住房屋的定位仅仅是一种临时性、替代性的安身之所。同时,影响城市外来人口和本地居民健康的住房条件变量是不同的,影响城市外来人口健康的住房变量更多是处于基本生存层面的因素,而影响本地居民健康的住房变量则是住房来源、室内采光情况、室内空气质量等更高层次的需求因素。但是可以预见的是,随着城市外来人口城市社会融入的加深以及住房条件的改善,住房条件的健康效应可能会在城市外来人口和本地居民之间趋于一致。

本节的研究结论具有如下启示:住房条件对城市外来人口的健康而言具有重要意义,城市外来人口的住房条件明显劣于本地居民,城市外来人口即使因为健康移民选择效应表现出较好的健康水平,但如果他们久居于不合意的住房环境下又得不到改善,必然会对他们的健康产生不利影响。这对于深入理解城市外来人口在城镇化过程中承受的额外健康风险,减少城市外来人口城市融入的健康脆弱性,制定改善城市外来人口整体健康的政策具有重要意义。在具体政策制定上,本节的分析结果表明住房条件对不同人群造成差异化的健康结果,即影响城市外来人口和本地居民健康的住房条件因素有所不同。因此,针对城市外来人口而改善住房条件的相关公共政策也应当有别于针对本地居民的政策,其着力点不在于房屋产权,而在于改善城市外来人口住房的简陋、拥挤、潮湿和隔音差等状况,进而促进其健康水平的提高。

第二节　社区环境对城市外来人口健康的影响

一、引言

社区环境对居民健康的影响是近年来公共健康、社会学、地理学、城市规划等多学科领域关注的一个热点。对城市外来人口来说，社区是其生活和工作的重要载体，不仅是城市外来人口获得社会资本和社会支持的关键场所，更是其融入城市生活并完成市民化过程的重要场域。因此，社区环境的质量将直接影响到城市外来人口日常生活的便利性与舒适性[①]，进而影响到城市外来人口的健康。

伴随着中国快速城镇化以及空间重构，城市居住空间形态和社区环境发生剧烈变化，未经改造的旧城区、城郊接合部、城中村、棚户区等成为城市外来人口聚集居住的主要空间形态，并与本地居民的居住空间出现分异，甚至呈现出日趋明显的隔离态势[②]。住房拥挤、设施陈旧、治安混乱、贫困集聚、犯罪频繁、公共服务缺失等是目前大多数城市外来人口社区环境的普遍现象[③]，这一结局导致城市外来人口长期处于慢性压力状态，也带来获取健康机会和享有健康资源的双重剥夺，影响其身心健康。遗憾的是，迄今少有研究对社区环境对城市外来人口健康影响进行深入考察。社区环境对城市外来人口健康将造成怎样的影响？这种影响在城市外来人口和本地居民之间有何差异？对这些问题的考察将有助于加深对城市外来人口社区环境与健康之间关系及其内在机理的深入认识，为寻求城市外来人口健康社区干预的有效途径，为城市外来人口社区环境政策的制度安排和健康水平的提升提供科学依据和政策参考。

---

①　杨菊华：《中国流动人口的社会融入研究》，《中国社会科学》2015 年第 2 期。

②　冯云廷：《居住隔离、邻里选择与城市社区空间秩序重构》，《浙江社会科学》2018 年第 9 期。

③　王汉生、刘世定、孙立平等：《"浙江村"：中国农民进入城市的一种独特方式》，《社会学研究》1997 年第 1 期。牛建林、郑真真、张玲华等：《城市外来务工人员的工作和居住环境及其健康效应——以深圳为例》，《人口研究》2011 年第 3 期。

二、相关文献回顾与述评

早在 17 世纪，人们就意识到生活在贫困社区的居民更可能与犯罪、低教育水平、低社会经济地位和较高的疾病发病率联系在一起。20 世纪 20 年代初，美国芝加哥学派的社会学家就研究了社区环境与健康指标的关系，发现在城市中那些贫困、移民数量多、住房条件差的社区往往有畸高的婴儿死亡率、犯罪率以及精神疾病发病率①。社区环境与健康的关系作为一项专门的实证研究是从 20 世纪 90 年代开始兴起的，当时更多采用长时段的历时性数据进行研究。2007 年，国际著名医学刊物《社会科学与医学》（*Social Science and Medicine*）曾以"住所与健康"为主题出版了专栏论文，系统阐述社区环境对健康影响的重要意义②。总体上看，国外有关社区环境与健康关系的研究比较丰富，这些研究大多关注社区物理环境、公共服务设施以及社会环境对居民健康的影响。

国外早期的研究更多集中于社区物理环境与健康的关系上。居住空间的分异使得不同社区的物理环境会有差异，如在较差的社区随处可见街边或人行道上的垃圾、玻璃碴或废弃物，以及建筑物上或墙体上的涂鸦等，这些社区物理失调不利于居民的健康③。与此同时，邻近主要道路、车站、机场等交通设施的社区，噪声和尾气污染也会对社区内的居民健康产生不利影响④。社区环境还通过体育锻炼、饮食习惯等健康行为与健康产生联系，如社区内有可供活动的场地或公共绿地等活动资源，可能降低环境污染暴露，引导居民进行户外体育活动，

---

① Shaw C R, McKay H D, *Juvenile Delinquency and Urban Areas: A Study of Rates of Delinquents in Relation to Differential Characteristics of Local Communities in American Cities*. Chicago: University of Chicago Press, 1969, p. 117.

② Stockdale S E, Wells K B, Tang L, "The Importance of Social Context: Neighborhood Stressors, Stress-Buffering Mechanisms, and Alcohol, Drug, and Mental Health Disorders", *Social Science and Medicine*, Vol. 65, No. 9, 2007.

③ Wen M, Hawkley L C, Cacioppo J T, "Objective and Perceived Neighborhood Environment, Individual SES and Psychosocial Factors, and Self-Rated Health: An Analysis of Older Adults in Cook County", *Social Science and Medicine*, Vol. 63, 2006.

④ Geelen L M J, Huijbregts M A J, Hollander H D, et al, "Confronting Environmental Pressure, Environmental Quality and Human Health Impact Indicators of Priority Air Emissions", *Atmospheric Environment*, Vol. 43, No. 9, 2009.

增强社会交往和社区参与,从而间接对健康产生正向影响①。在社区建成环境维度上,整洁的邻里空间、适宜的人口密度、完善的商业布局、良好的生态空间及较好的交通设施等环境要素的宜居性与便利性能显著提升居民的生活满意度和健康水平②。

随着经济社会的发展,社会文化环境逐渐成为影响健康的主要因素③。与健康相关联的社区社会环境特征包括社会资本、社会融合、归属感、安全感、社区文化声誉等,在近年来引起学者的广泛关注,社会文化环境被认为是对健康产生影响的主要路径之一,甚至有研究发现社区物理环境通过社会环境而作用于个体健康④。总体上看,社会凝聚力、行为准则与价值观、犯罪与秩序等社会环境与健康有密切联系,尤其是社区社会资本对健康的影响关系得到深入研究,不同形式的社区社会资本如相互帮助、彼此问候、礼尚往来、社会融合等使人获得情感的认同、归属和社会支持,缓解孤独、焦虑、抑郁等不良情绪,并与一系列健康指标相关联。即使控制收入等变量后,这种影响关系依然在包括精神健康、自评健康、身体功能、健康行为、预期寿命损失、死亡率等指标上显著存在⑤。相反,暴露于充满暴力、犯罪、缺乏秩序等危险的环境里,将直接导致居民遭受身体伤害并且有可能加剧抑郁、消极等情绪⑥,同时居民因为感知社区不安全而避免外出,减少了户外活动和体育锻炼的机会,对健康产生不利的影响。

相比国外的研究,国内对社区环境与健康关系的研究还较为少见,研究对象

---

① Diez-Roux A V,"Investigating Neighborhood and Area Effects on Health",*American Journal of Public Health*,Vol. 91,No. 11,2001.

② Florida R,Mellander C,Rentfow P J,"The Happiness of Cities",*Regional Studies*,Vol. 47,No. 4,2013.

③ Poortinga W,"Community Resilience and Health:The Role of Bonding,Bridging,and Linking Aspects of Social Capital",*Health and Place*,Vol. 18,No. 22,2012.

④ Kim Y,"Impacts of the Perception of Physical Environments and the Actual Physical Environments on Self-Rated Health",*International Journal of Urban Sciences*,Vol. 20,No. 1,2016.

⑤ Wen M,Cagney K A,Christakis N A,"Effect of Specific Aspects of Community Social Environment on the Mortality of Individuals Diagnosed with Serious Illness",*Social Science and Medicine*,Vol. 61,No. 6,2005.

⑥ Wilson-Genderson M,Pruchno R,"Effects of Neighborhood Violence and Perceptions of Neighborhood Safety on Depressive Symptoms of Older Adults",*Social Science and Medicine*,Vol. 85,No. 4,2013.

主要有城市外来人口、老年人和儿童等①。已有的研究指出城市外来人口的社区满意度、社会凝聚力、安全感评价与健康有关②,其中对社区社会环境正面的主观评价(如社区凝聚力、社区安全感)有利于改善自评健康、降低知觉压力,与慢性病则无相关关系③,而社区的物理环境指标(如公共服务设施、空气质量等)与城市外来人口的健康没有相关关系。当然,也有研究指出社区内健康资源配置、健康知识的普及有助于降低城市外来人口的健康不平等④。相对城市居民,城市外来人口更多地依赖社区原有的乡缘、地缘等社会关系,社区社会资本多的城市外来人口自评健康好于社会资本少的城市外来人口,城里朋友多、与本地居民交往多、与居住地组织常联系、常参加居住地活动和信任居住地社区的城市外来人口的健康状况相对较好⑤。从宏观层面看,居住隔离塑造了隔离社区独特的邻里环境,通过多种作用机制影响城市外来人口的健康,突出表现为城市外来人口聚居程度越高,城市外来人口健康状况越差。

目前,关于国内城市外来人口社区环境与健康关系的研究已经起步且主要集中于地理学、城市规划等学科领域。回顾以往研究可以发现,这类研究往往将社区环境作为健康影响因素之一纳入分析,或聚焦社区环境的某一方面对城市外来人口健康的影响,结论不一;现有研究主要侧重于社区物理环境对城市外来人口健康影响的分析,对社会环境因素重视不够,多数研究将物理环境与社会环境分割探讨,忽略了两者对健康的共同作用;对社区环境的测量指标和方式也不一致,而且忽视社区环境影响因个人背景不同而带来的交互作用。到目前为止,社区环境与城市外来人口健康关系的本质未得到很好的揭示,更远未达成普遍共识。随着城市外来人口城市融入进程的推进,社区必将成为城市外来人口在城市生活和工作的重要场所,社区环境对城市外来人口的影响作用将越发凸显。尽管学术界已关注到邻里交往、邻里贫困、人口密度等社区因素与城市外来人口主观幸福感的关系,但是缺乏社区环境对城市外来人口健康的系统考察,更缺乏

① 陆杰华、郭冉:《基于地区和社区视角下老年健康与不平等的实证分析》,《人口学刊》2017年第2期。

② Chen J, Chen S, "Mental Health Effects of Perceived Living Environment and Neighborhood Safety in Urbanizing China", *Habitat International*, Vol. 46, 2015.

③ Chen J, "Perceived Discrimination and Subjective Well-being among Rural-to-Urban Migrants in China", *Journal of Sociology and Social Welfare*, Vol. 40, No. 1, 2013.

④ 彭大松:《社区特征如何影响流动人口的健康》,《人口与发展》2018年第6期。

⑤ 刘晔、田嘉玥、刘于琪等:《城市社区邻里交往对流动人口主观幸福感的影响——基于广州的实证》,《现代城市研究》2019年第5期。

从户籍差异的角度予以关注,本节尝试有针对性地回答上述问题。

三、数据来源与方法

(一)数据来源

本节所使用的数据来自一项由温州医科大学与温州市卫生和计划生育委员会于 2017 年 7 月联合开展的抽样入户问卷调查。该调查采用多阶段分层随机抽样法,首先根据城市外来人口的区位分布选取位于市中心、近郊和远郊的鹿城区、瓯海区、龙湾区和瑞安区四个城市外来人口分布较为集中的县级行政区域,然后在每个县级行政区随机抽取两个街道,接着在每个街道随机抽取 3 个村(居)委会,再在每个村(居)委会随机抽取城市外来人口和本地居民各 25 户,对每户家庭中的一名成员(16～65 岁)进行入户问卷调查。样本的限定条件是在本村(居)委会居住超过半年,年龄在 16 岁及以上。该调查采用一对一的结构式访谈,通过调查者和受访者之间一问一答的形式,由调查者根据受访者的回答填写问卷。最终调查了 23 个村(居)委会,最后纳入本节分析的有效样本为 1139 个,其中城市外来人口 571 个,本地居民 568 个。

(二)变量选择与设定

1. 因变量

因变量健康状况用三个指标衡量:①自评健康:采用利克特五级量表,询问被访者自我感知的总体健康状况,回答"非常好""很好"或"好"赋值为 1,回答"一般"或"差"赋值为 0。②慢性病患病情况:询问被访者是否被医生告知确诊患有以下慢性病,包括高血压/高血脂/高胆固醇、哮喘、慢性气管炎、糖尿病、心脏病、甲肝/乙肝或其他未列出的慢性病,至少患有一种慢性病赋值为 1,没有患任何慢性病赋值为 0。③心理健康:由自填问卷中包含的 6 项健康问题(GHQ-6)来衡量,询问被访者在过去 30 天内的心理感受。GHQ-6 量表的 Cronbach's α 系数为 0.853,说明其内部一致性信度较好,6 个问题得分相加取平均分,取值范围为 1～5,取值越高代表心理健康状况越好。

2. 自变量

本节主要的解释变量是社区环境因素。社区环境是一个多维度的综合概念,已有研究表明社区环境感知相比客观社区环境,对健康的影响更为显著,需要将两者同时纳入模型中综合考察对健康的影响。本节将社区环境分为 6 个主观感知指标和 2 个客观指标。其中，社区环境的 6 个主观感知指标：①社区安全感，询问受访者对所在社区安全的主观评价，分别赋值 1～4，得分越高，反映社区安全感越好。②社区凝聚力，询问受访者与所在社区的居民相处融洽、信赖、认识、帮助四方面的情况，Cronbach's α 系数为 0.924，说明内部一致性信度较好，计算上述四方面的平均分，得分越高，代表社区凝聚力越好。③社区环境质量，询问社区附近是否有工厂、社区空气质量和噪声质量评价等三方面情况，回答"没有""较好"赋值为 1，"有"或"一般""较差"赋值为 0，三个指标取值加总代表社区环境质量。④社区服务设施，询问社区附近是否有图书馆、电影院、健身房、公交站、餐馆、学校、超市等服务设施情况。有六项及以上赋值为 1，其余赋值为 0。⑤社区物理失序，询问受访者主观评价所在社区路面是否很多污水、是否有很多垃圾无人处理、墙壁上是否到处是"牛皮癣广告"、社区道路是否坑洼不平等四个问题，Cronbach's α 系数为 0.723，说明内部一致性信度较好，计算四个问题的平均分，分数越高，代表社区物理失序越严重。⑥社区社会失序，询问受访者主观评价所在社区是否发生入室盗窃、故意伤害、抢劫/抢夺、打架斗殴等事件，Cronbach's α 系数为 0.714，说明内部一致性信度较好，计算上述四方面的平均分，分数越高，代表社区社会失序越严重。

社区环境的客观指标：⑦社区城市外来人口占比，是指城市外来人口占整个社区常住人口的比例情况。⑧居住区位，包括市中心、近郊和远郊三个选项，分别赋值 1～3。

3. 控制变量

控制变量包括性别、年龄、婚姻、受教育程度、职业类型、月收入（对数）、相对社会经济地位和居住年限，其中婚姻分为在婚和不在婚，受教育程度用受教育年限表示，职业类型分为蓝领和白领，相对社会经济地位通过询问受访者自己的社会经济状况在温州属于哪个层次进行赋值，包括下等、中下等、中等、中上等、上等五个选项，分别赋值 1～5。居住年限是指所在社区的居住时间。

4. 分析方法

城市外来人口健康的影响因素是多层次、多维度的综合指标，分层模型的使用可以更好地理解在影响城市外来人口健康的因素中不同社区层次变量的作用机制，还可以避免一般线性模型中蕴含的内生性问题，可以获得更稳健的标准差，减少误差项的干扰。因此，本书采用分层线性模型进行数据分析（HLM），在模型中分别纳入个人和社区两个层次的变量，在此基础上拟合以下模型。

（1）空模型。空模型中不含有第一层和第二层的任何自变量，通过计算组内相关系数(intra-class correlation coefficient, ICC)来估计因变量的方差中被第二层单位所解释的部分, 据此确定是否有必要采用多层模型。具体表示如下:

第一层: $\quad Y_{ij} = \beta_{0j} + r_{ij}$

第二层: $\quad \beta_{0j} = \gamma_{00} + u_{0j}$

其中, Y_{ij} 是指第 j 组中的第 i 个个体的健康状况; γ_{00} 是固定效应, 代表所有个体健康状况的平均值; 误差项 r_{ij} 和 u_{0j} 则分别代表组内城市外来人口的个体差异和组间差异。

(2)完整的 HLM 模型。将第一层和第二层自变量加入空模型中, 就构成了完整的 HLM 模型。该模型可以考察各层自变量对因变量作用的程度, 同时也可以考察第二层的群体特征如何通过个体特征对因变量产生影响。具体模型形式如下:

第一层: $\quad Y_{ij} = \beta_{0j} + \beta_{1j}X_{ij} + r_{ij}$

第二层: $\quad \beta_{0j} = \gamma_{00} + \gamma_{01}W_j + u_{0j}$

由于本研究采用的自评健康和慢性病患病率为二元变量, 故运用的是多层模型中的多层广义线性模型, 也称为含随机效应的广义线性模型(generalized linear model with random effect); 心理健康为连续变量, 则采用多层线性回归分析模型。对自变量进行共线性检测, 得到方差膨胀因子(VIF)小于 3, 表明自变量之间不存在多重共线性。

四、实证分析与结果

(一)描述性分析

由表 4-5 可知, 城市外来人口的自评健康状况没有明显好于本地居民, 这一结论不符合国际移民理论阐述的"健康移民假说", 更符合"流行病学悖论"。根据该理论, 城市外来人口的流动经历存在内在健康损耗效应, 随着时间推移, 城市外来人口的健康状况不断恶化, 与城镇居民的健康差距不断缩小, 直至健康状况差于城镇居民。本次调查中城市外来人口外出务工年限较长, 平均外出务工年限为 14 年, 最长的达到 38 年, 随着在流入地工作生活时间的延长, 健康风险进一步积累和加剧, 他们在健康状况上的优势随之递减。城市外来人口慢性病患病情况要明显好于本地居民, 这可能与城市外来人口的平均年龄较小有关。城市外来人口心理健康得分略微低于本地居民, 但无显著差异。后续的回归分析结果显示, 控制了人口学和社会经济学变量以及社区环境变量, 流动人员的心理健康得分也明显低于本地居民。

表 4-5　城市外来人口与本地居民的健康状况比较

变量		城市外来人口	本地居民
自评健康/%	非常好	13.8	15.1
	很好	39.4	40.0
	好	27.0	25.5
	一般	18.2	17.8
	差	1.6	1.6
慢性病患病情况/%		13.1***	24.1***
心理健康得分(均值)		4.4	4.5

注:* $p<0.05$,** $p<0.01$,*** $p<0.001$。

从人口学和社会经济学特征来看,城市外来人口和本地居民样本中男性比例略高于女性,城市外来人口普遍比本地居民年轻(见表 4-6)。但受教育年限低于本地居民,以初中文化程度为主。城市外来人口以已婚为主流,未婚、离异和丧偶的比例较少。城市外来人口的月收入水平明显低于本地居民。城市外来人口的职业以蓝领为主,约占 3/4,而本地居民中蓝领的比例不到 1/2;城市外来人口相对社会经济地位处于较低水平,存在明显的相对剥夺,也明显低于本地居民;城市外来人口所在社区的居住年限为 5.35 年,远远低于本地居民。本次调查的主要人口学与社会经济学特征与温州市城市外来人口监测数据基本接近;因而,本次调查数据能够较好地反映温州市流动人员的基本特征,对温州市城市外来人口具有较好的代表性。

从社区环境变量来看,城市外来人口表现出比本地居民明显的劣势,整体社区治安状况较差,邻里关系一般。城市外来人口社区安全感、社区凝聚力的评价明显不如本地居民;相对于本地居民,城市外来人口居住社区附近有污染工厂的比例以及空气和噪声污染较重的比例都较高,社区服务设施的拥有比例较低。社区发生入室盗窃、故意伤害、抢劫/抢夺、打架斗殴等社会失序情况的概率明显高于本地居民。但在社区路面是否有很多污水、是否有很多垃圾无人处理、墙壁上是否到处是"牛皮癣广告"、社区道路是否坑洼不平等物理失序方面,城市外来人口与本地居民无显著统计差异。由此可见,城市外来人口在城市社区生活中需要面对更多的混乱秩序、贫困、环境污染等威胁,长期处于这样的压力和风险中将有害于健康。

表 4-6　自变量的描述性分析情况

变量		城市外来人口	本地居民	变量		城市外来人口	本地居民
性别/%	男	53.4	51.1	婚姻/%	在婚	82.0*	86.6*
	女	46.6	48.9		不在婚	18.04*	13.4*
年龄/岁		36.7	43.2	职业类型/%	蓝领	74.1***	47.9***
月收入/千元		4.2*	4.5*				
受教育年限/年		8.7***	9.8***		白领	25.9***	52.1***
相对社会经济地位		1.9*	2.2*	居住年限/年		5.35***	21.3***
社区安全感		3.2**	3.3**	社区服务设施		3.6***	3.7***
社区凝聚力		2.9***	3.1***	社区物理失序		0.7	0.7
社区环境质量		1.0**	1.2**	社区社会失序		0.3***	0.2***
居住区位		2.3		城市外来人口占比		0.5	

注：* $p < 0.05$，** $p < 0.01$，*** $p < 0.001$。

(二)回归模型与结果分析

1. 城市外来人口的人口学、社会经济学特征与健康状况的关系

由表 4-7、表 4-8 和表 4-9 的回归分析结果显示，仅有年龄、相对社会经济地位和居住年限与健康状况有一定关系。其中，年龄与慢性病患病情况呈显著负相关，即年龄越大的人患慢性病的概率越高，这符合自然规律和经验常识。年龄与城市外来人口自评健康有微弱的负相关关系，但与本地居民自评健康没有相关关系。年龄与心理健康呈显著正相关关系，即年龄越大的人，心理健康状况越好。相对社会经济地位与自评健康显著正相关，即对自己社会经济地位评价越高的人自评健康越好。居住年限与本地居民心理健康正相关，但与城市外来人口健康状况没有相关关系。

2. 社区环境对城市外来人口自评健康的影响

根据多层模型要求，首先依据空模型分析结果，判断数据是否可以采用多层模型。在空模型中，在不加任何自变量的情况下对因变量的方差分解为组

内差异和组间差异两部分。通过计算组内相关系数（ICC），来判断是否适合采用多层模型。由空模型分析结果可知，ICC 为 0.062。按照温福星等[①]的建议，当 ICC 大于 0.059 时，组间的变异不可忽略，有必要考虑使用多层模型。因此，本数据适合采用分层模型来分析。由表 4-7 可知，社区安全感和社区服务设施对城市外来人口自评健康有显著正向影响，社区社会失序对流动人口自评健康有显著的负向影响。例如，社区安全感对城市外来人口自评健康的正向影响在 0.001 水平上达到显著。具体而言，社区安全感越强，公共服务设施越齐全，城市外来人口自评健康越好；社区社会失序越严重，城市外来人口自评健康越差。对本地居民而言，社区安全感和社区凝聚力对健康有显著的正向影响。具体而言，社区安全感和凝聚力越强，则本地居民自评健康越好，说明社会凝聚力强的社区能提高本地居民社会支持和归属感，缓解其生活压力和不适，进而提升自我健康认知水平。社区环境变量与户籍的交互作用分析结果表明，只有户籍与社区凝聚力的交叉项和户籍与社区服务设施的交叉项分别在 0.1 水平上显著；社区凝聚力对本地居民自评健康的影响明显大于对城市外来人口的影响。而相对于本地居民，社区服务设施的改善对城市外来人口自评健康具有更强的正向影响。即社区凝聚力的提高更有利于本地居民间社会融合和邻里互动，进而改善自评健康认知水平；而完善的社区服务设施则更有利于城市外来人口实现社会参与、享有健康资源及获取健康机会，进而提升自身主观上的健康感知。

表 4-7　社区环境与城市外来人口自评健康状况的关系（B 值）

变量	全样本	全样本	城市外来人口	本地居民
	模型 1	模型 2	模型 3	模型 4
性别（女）	−0.035 (0.064)	−0.032 (0.059)	−0.123 (0.175)	0.072 (0.238)
年龄	−0.021* (0.010)	−0.020* (0.010)	−0.021+ (0.014)	−0.022 (0.015)
婚姻（不在婚）	0.021 (0.256)	−0.015 (0.1842)	−0.153 (0.288)	0.297 (0.367)

① 　温福星、邱皓政：《多层次模式方法论阶层线性模式的关键问题与试解》，经济管理出版社 2015 版，第 45 页。

变量	全样本	全样本	城市外来人口	本地居民
	模型 1	模型 2	模型 3	模型 4
受教育年限	−0.007	−0.007	−0.002	−0.016
	(0.032)	(0.031)	(0.040)	(0.046)
职业类型(蓝领)	0.073	0.050	−0.029	0.120
	(0.176)	(0.155)	(0.273)	(0.222)
月收入(对数)	0.103	0.106	0.083	0.125
	(0.127)	(0.131)	(0.225)	(0.192)
相对社会经济地位	0.379***	0.371***	0.424**	0.327*
	(0.111)	(0.108)	(0.171)	(0.168)
居住年限	0.003	−0.001	−0.018	0.002
	(0.007)	(0.005)	(0.018)	(0.009)
户籍(本地居民)	0.0062	0.079		
	(0.219)	(0.203)		
社区安全感	0.603***	0.556***	0.653**	0.481**
	(0.137)	(0.117)	(0.244)	(0.186)
社区凝聚力	0.098	0.0104	0.010	0.199*
	(0.067)	(0.059)	(0.067)	(0.106)
社区环境质量	0.156	0.138	0.188	0.121
	(0.107)	(0.097)	(0.102)	(0.153)
社区服务设施	0.159**	0.150**	0.151**	0.027
	(0.045)	(0.041)	(0.060)	(0.060)
社区物理失序	−0.151	−0.139	−0.221	−0.244
	(0.347)	(0.281)	(0.490)	(0.502)
社区社会失序	−0.301*	−0.287*	−0.519*	−0.147
	(0.157)	(0.149)	(0.232)	(0.218)
城市外来人口占比	−0.042	−0.035	−0.023	−0.038
	(0.059)	(0.061)	(0.054)	(0.047)

续表

变量	全样本	全样本	城市外来人口	本地居民
	模型 1	模型 2	模型 3	模型 4
居住区位	0.034 (0.201)	0.022 (0.199)	0.019 (0.175)	0.026 (0.181)
户籍×社区凝聚力		-0.187^+ (0.074)		
户籍×社区服务设施		0.143$^+$ (0.0621)		
N	1139		571	568

注:括号内为参考变量,$^+$ $p<0.1$,* $p<0.05$,** $p<0.01$,*** $p<0.001$。

3. 社区环境对城市外来人口慢性病患病情况的影响

由空模型分析结果可知,ICC 为 0.081,而当 ICC 大于 0.059 时,组间的变异不可忽略,采用多层模型能够有效探究城市外来人口慢性病患病情况的影响因素。从表 4-8 模型回归系数的显著性水平看,社区环境对慢性病患病情况的影响明显低于本书的理论预期。全样本分析后发现只有社区凝聚力、社区物理失序和居住区位与慢性病患病情况有一定关系,社区凝聚力越强、社区物理失序越少、离市中心越近,居民慢性病患病情况越少。社区环境质量、社区物理失序、居住区位和社区城市外来人口占比与城市外来人口慢性病患病情况有相关关系,需要指出的是,社区环境质量、社区物理失序和社区城市外来人口占比的回归显著性较弱。具体而言,社区环境无污染、离市中心越近,城市外来人口报告慢性病患病情况越少;相反,社区物理失序越严重、城市外来人口数量越多,城市外来人口报告慢性病患病情况则越多。已有的研究表明外来人口群体是环境暴露风险的主要受害者[1],尤其是各种噪声污染和空气污染已成为威胁外来人口身体健康的重要因素之一,增加患慢性疾病的风险,但这种现象却往往被外来人口和有关部门所忽视[2]。表 4-8 模型 3 对本地居民的分析显示,只有社区凝聚力在 0.1 水平上显著,即社区凝聚力越强,报告慢性病患

---

[1] 孙秀林、施润华:《社区差异与环境正义》,《国家行政学院学报》2016 年第 6 期。

[2] 王桂新、苏晓馨、文鸣:《城市外来人口居住条件对其健康影响之考察——以上海为例》,《人口研究》2011 年第 2 期。

病情况越少。而其余社区环境变量对慢性病患病情况的影响均不显著。另外，模型还考察了各个社区环境单项变量与户籍的交互作用，检验结果都不显著。

表 4-8　社区环境与城市外来人口是否患有慢性病的关系（B 值）

变量	全样本	城市外来人口	本地居民
	模型 1	模型 2	模型 3
性别（女）	0.194	0.026	0.401
	(0.161)	(0.107)	(0.223)
年龄	0.059***	0.044**	0.068***
	(0.011)	(0.017)	(0.015)
婚姻（不在婚）	−0.318	−0.466	−0.134
	(0.277)	(0.417)	(0.194)
受教育年限	0.017	0.041	−0.013
	(0.033)	(0.053)	(0.010)
职业类型（蓝领）	0.081	−0.324	0.293
	(0.180)	(0.321)	(0.198)
月收入（对数）	−0.103	0.058	−0.131
	(0.155)	(0.283)	(0.194)
相对社会经济地位	−0.025	0.082	−0.161
	(0.114)	(0.173)	(0.148)
居住年限	−0.002	0.030	−0.008
	(0.007)	(0.022)	(0.008)
户籍（本地居民）	−0.021*		
	(0.012)		
社区安全感	−0.095	0.126	−0.176
	(0.078)	(0.147)	(0.162)
社区凝聚力	−0.054+	0.041	−0.160+
	(0.064)	(0.115)	(0.111)
社区环境质量	−0.067	−0.286+	0.092
	(0.104)	(0.174)	(0.045)

续表

变量	全样本	城市外来人口	本地居民
	模型 1	模型 2	模型 3
社区服务设施	0.088	0.117	0.049
	(0.045)	(0.081)	(0.059)
社区物理失序	0.684*	0.750+	0.687
	(0.241)	(0.457)	(0.583)
社区社会失序	0.064	0.020	0.028
	(0.157)	(0.260)	(0.203)
城市外来人口占比	0.553	0.172+	0.448
	(0.085)	(0.041)	(0.057)
居住区位	0.352*	0.619*	0.226
	(0.124)	(0.187)	(0.038)
N	1139	571	568

注:括号内为参考变量,$+ p<0.1$,$* p<0.05$,$** p<0.01$,$*** p<0.001$。

4.社区环境对城市外来人口心理健康的影响

由表4-9模型1分析结果可知,心理健康的社区间差异总变异比例为0.064,组间的变异不可忽略,采用多层线性模型能够有效探究城市外来人口心理健康的影响因素。社区环境多项指标与心理健康有关。社区安全感、社区服务设施对城市外来人口心理健康有显著正向影响,社区物理失序、社区社会失序对城市外来人口心理健康有显著负向影响。具体而言,社区越安全、服务设施越齐全,城市外来人口的心理健康越好;相反,社区物理失序和社区社会失序越严重,城市外来人口的心理健康越差。对本地居民而言,社区环境质量、社区服务设施与心理健康呈正相关,社区物理失序与心理健康呈负相关。模型3的交互作用分析结果表明,只有户籍与社区安全感的交叉项和户籍与社区环境质量的交叉项显著,表明社区安全感对城市外来人口心理健康的影响明显大于对本地居民的影响;而社区环境质量的改善对本地居民心理健康的影响要大于对城市外来人口的影响。

表 4-9　社区环境与城市外来人口心理健康的关系（*B* 值）

变量	全样本	全样本	城市外来人口	本地居民
	模型 1	模型 2	模型 3	模型 4
性别（女）	0.043 (0.038)	0.035 (0.031)	0.019 (0.021)	0.033 (0.027)
年龄	0.006** (0.002)	0.006** (0.002)	0.007* (0.003)	0.006+ (0.002)
婚姻（不在婚）	0.044 (0.058)	0.031 (0.043)	−0.012 (0.023)	0.057 (0.085)
受教育年限	−0.007 (0.007)	−0.003 (0.004)	−0.003 (0.002)	−0.004 (0.003)
职业类型（蓝领）	0.064+ (0.041)	0.069+ (0.045)	0.073 (0.056)	0.055 (0.041)
月收入（对数）	0.024 (0.035)	0.027 (0.036)	0.116* (0.094)	−0.033 (0.031)
相对社会经济地位	0.061* (0.026)	0.048* (0.017)	−0.003 (0.002)	0.098* (0.045)
居住年限	0.004* (0.001)	0.003+ (0.001)	−0.001 (0.000)	0.004* (0.001)
户籍（本地居民）	−0.132** (0.050)	−0.134* (0.049)		
社区安全感	0.123*** (0.032)	0.146*** (0.034)	0.279*** (0.065)	0.017 (0.008)
社区凝聚力	0.008 (0.017)	0.013 (0.020)	0.007 (0.016)	0.021 (0.019)
社区环境质量	0.070** (0.024)	0.059** (0.021)	0.025 (0.010)	0.092** (0.034)
社区服务设施	0.024* (0.011)	0.034** (0.013)	0.032* (0.015)	0.031* (0.014)

续表

变量	全样本	全样本	城市外来人口	本地居民
	模型 1	模型 2	模型 3	模型 4
社区物理失序	−0.327***	−0.332***	−0.285**	−0.419**
	(0.084)	(0.085)	(0.076)	(0.104)
社区社会失序	−0.096*	−0.087*	−0.129*	−0.082
	(0.045)	(0.056)	(0.067)	(0.063)
城市外来人口占比	−0.043	−0.036	−0.010	−0.080
	(0.033)	(0.027)	(0.05)	(0.002)
居住区位	−0.017	−0.014	−0.095	−0.089
	(0.028)	(0.020)	(0.054)	(0.047)
户籍×社区安全感		0.228***		
		(0.076)		
户籍×社区环境质量		−0.083*		
		(0.051)		
N	1139	1139	571	568

注：括号内为参考变量，+ $p<0.1$，* $p<0.05$，** $p<0.01$，*** $p<0.001$。

五、结论与讨论

本节利用温州市城市外来人口抽样调查数据，运用多层次回归模型，从自评健康、慢性病患病率、心理健康三个方面考察社区环境对城市外来人口健康的影响，并与本地居民的相关结果进行了比较。其主要结论如下：

（1）社区环境显著影响城市外来人口的健康状况。在控制其他影响因素的情况下，社区环境仍是影响城市外来人口健康的重要背景因素之一，社区环境中的安全感、服务设施、社会失序等因素显著影响城市外来人口的健康状况，而且这种影响独立于个人因素对健康的影响。这一结论表明，国际上大量的研究所证明的社区社会经济状况、物理环境、社会资本等社区因素与个人健康状况密切相关的结论可以拓展至中国的城市外来人口。这一结论为我们设计提升城市外来人口健康水平的社区干预方案提供了一个可靠的科学依据。

（2）城市外来人口健康状况在不同程度上受到来自社区环境因素的影响。

在自评健康方面,社区安全感、社区服务设施和社区社会失序对城市外来人口自评健康有显著影响,即提高社区安全感、降低社区社会失序和改善社区服务设施会显著提高城市外来人口自评健康。在慢性病患病方面,社区环境质量、社区物理失序和城市外来人口占比与城市外来人口慢性病患病率有微弱的关联,即社区环境质量越差、物理失序越严重,社区城市外来人口数量越多则城市外来人口患慢性病的概率越高;越靠近市中心居住则越有利于改善城市外来人口慢性病患病情况。在心理健康方面,提高社区安全感、降低社区社会失序和改善社区服务设施能够显著改善城市外来人口心理健康。整体上,社区环境因素对城市外来人口主观健康的影响大于客观身体健康,其中,对心理健康的影响最为突出。出乎意料的是,居住年限变量对城市外来人口三个健康指标都没有发挥显著的作用,也就是说并非社区居住年限越长,城市外来人口的健康就越好。这说明在社区居住时间的延长,并不意味着城市外来人口社会支持的增多、社会信任的提高和社会融合的加深,也反映出该群体在社会交往、身份认同等社区融合方面的滞后和不足。

(3)社区环境对健康的影响存在户籍差异,社区环境对城市外来人口健康的影响要大于对本地居民的影响。对城市外来人口而言,社区环境的健康效应更多地与个人自评与自报的健康状况有关,与慢性病患病率等客观健康指标的关联较小;对本地居民来说,社区环境对心理健康的影响较强烈,对自评健康和慢性病患病率的影响较小。同时,由于受到社会经济因素、社会支持网络等约束,城市外来人口空间移动性受到更大的制约,日常活动半径和社交范围相对受限,滞留社区的时间更长,相对于本地居民,城市外来人口对社区环境的依赖性更强。因此,因收入水平和社会资源的低下、生活场所的边缘化与活动空间的约束,带来城市外来人口的健康状况与社区环境特征具有更加紧密的联系。

本节一个重要启示是,在中国快速城镇化和"健康中国"的背景下,社区环境是影响城市外来人口健康的重要社会因素之一,通过推动社区多元共治,营造良好的社区环境对城市外来人口健康将产生积极影响,研究结论对于城市外来人口健康促进主动式社区干预的建立具有一定借鉴意义。这里尤其要关注城市外来人口的社区社会安全和服务设施供给状况,通过提高社区安全基础设施和公共服务水平,来满足城市外来人口对社区服务设施的需求和偏好,使社区服务设施成为全体社区居民无差别、均需和相互共享的公共资源,为城市外来人口安居创造良好的治安环境和公共服务条件。同时,本节的分析结果亦表明,社区环境对个体健康的影响不能一言概之,影响城市外来人口和本地居民两类群体健康的社区环境因素存在差异。因此,改善社区环境的相关公共政策也要充分考虑到本地居民与城市外来人口的差异化需求,有的放矢,切实增进政策实施的有效性。

如上所述,本节研究发现城市外来人口社区环境与健康状况之间存在重要关联,这一结论与国内外大多数研究结果是一致的。但是,在当今纷繁复杂的社会生活中,健康被多种因素所影响,而且健康的变化是一个长期的、持续变化且存在不确定性的过程,加之职业流动性和居住不稳定性,社区环境对城市外来人口健康造成的影响具有长期累积效应,可能需要较长的时间才能显现,使用截面数据无法揭示社区环境和健康关系的作用机制。除此之外,本研究只对温州市城市外来人口的社区环境和健康状况做了分析,无法推演到全国范围内。而温州作为一个三线城市,具有自身的特点,未来研究希望能够运用更多城市和全国性的调查数据对我国城市外来人口社区环境与健康关系做进一步跟踪分析。

第三节　居住隔离对城市外来人口健康的影响

一、引言

20 世纪 80 年代以来,随着中国城镇化和工业化进程的快速推进,大量的城市外来人口由农村和欠发达地区向城市和经济较发达地区聚集,以寻求更好的发展机会和更高的收入。如此巨大规模的人口流动在促进了当地社会经济发展的同时,也给流入地带来了巨大的住房压力。在城市人口流动加快和住房市场化程度加深的现实背景下,各社会阶层在住房区位和居住模式上逐渐趋于分化,开始有规律地聚集于城市的不同区位,居住空间分异乃至隔离局面日见端倪,其中,城市外来人口与本地居民间的居住隔离现象尤为突出。受到来自城市外来人口个人经济地位等特征和户籍隔离、社会排斥等多方面因素的限制和约束,城市外来人口主要聚集于城郊接合部、城中村、城市角落或未经改造的旧城区,并逐渐演变成一种由业缘、地缘或亲缘关系缔结的边缘性群体聚集居住的空间形态[①],居住于此类社区的城市外来人口游离于流入地当地居民居住范围之外,与

---

① 李培林:《巨变:村落的终结——都市里的村庄研究》,《中国社会科学》2002 年第 1 期。

主流社会相隔离,形成新的城市二元结构①。

与本地居民相比,无论是住房设施、住房面积、房屋拥有情况还是居住环境等方面,城市外来人口都处于明显的弱势地位。居住拥挤、设施简陋、卫生条件差、治安混乱、公共服务稀少是城市外来人口居住区的普遍现象,居住隔离造成的贫困集聚、失业、收入分层、暴力犯罪等社会问题不断涌现,并对城市外来人口的身心健康构成巨大威胁,居住隔离也因此成为城市外来人口融入城市生活的巨大障碍②,它的存在不但增加城市外来人口适应城市生活的阻力,而且迫使城市外来人口群体逐渐成为一个封闭的孤岛,严重影响了其融入城市的进程。因此,城市外来人口不良居住条件和居住隔离状况已越来越多地引起人们的关注。事实上,早在 2010 年中央一号文件就已明确提出要改善城市外来人口的住房条件,逐步将城市外来人口纳入城市住房保障体系。这意味着城市社会空间需要充分考虑到城市外来人口的现实需求,不仅要关注到住房的物理属性,更要考虑到居住空间所蕴含的社会意义。

然而值得注意的是,迄今还少有研究对城市外来人口的居住条件,尤其是居住隔离的健康效应进行深入考察。城市外来人口的居住状况,尤其是居住隔离会给其健康状况带来怎样的影响?居住隔离对健康的影响是否会随着城市外来人口在城市居留时间的增加而有所减弱?不同住房和社区条件下,居住隔离对城市外来人口健康呈现怎样的影响机制?对这些问题,迄今研究还没能给出令人满意的答案。2016 年 10 月,中共中央、国务院印发了《"健康中国 2030"规划纲要》,并在其中提出了建设健康中国的战略目标,实现该目标离不开对城市外来人口健康状况及其制约机制的深入认识,而系统考察居住隔离对城市外来人口健康的影响是获取这种认识的一项重要工作。基于此,本节旨在通过对国家卫生计生委 2014 年"城市外来人口社会融合与心理健康调查"专项数据的分析,获得对城市外来人口居住隔离与健康之间关系及其内在机理和影响机制的全面、深入的认识,为城市相关公共卫生政策和其他保障城市外来人口基本居住权利、促进其更好地融入流入地社会的相关政策的制定提供科学依据。

---

① 周大鸣:《外来工与"二元社区"——珠江三角洲的考察》,《中山大学学报(社会科学版)》2000 年第 2 期。

② 何炤华、杨菊华:《安居还是寄居?不同户籍身份流动人口居住状况研究》,《人口研究》2013 年第 6 期。

二、相关文献回顾与述评

居住隔离是指由于种族、宗教、职业、生活习惯、文化水准或财富差异等原因，导致不同的社会群体占据在各种不同层次的社区空间中，进而产生隔离作用，有的甚至彼此产生歧视或敌对态度的状况，其本质上是一种群体性歧视或群体排斥[①]。居住隔离不仅体现在居住面积、房屋设施、房屋拥有等多方面，还表现在居住空间的地域分割。在欧美发达国家关于移民社会融合的研究中，移民在流入地空间分布所表现出来的居住隔离情况是测量国际移民社会融合的重要指标，居住隔离程度越小，社会融合程度越深，反之亦然；若城市外来人口未能有效融入流入地社会，将进一步加深其居住隔离程度[②]。

国际上关于居住隔离对健康方面影响的研究比较丰富。早在 20 世纪 50 年代初，美国学者 Yankauer[③] 就发现种族居住隔离与人口健康存在相关关系，即在美国纽约市的居住区里黑人和白人所生婴儿的死亡率随居住区中黑人所占比例的攀升而提高。地理空间上的隔离意味着不同的经济机会、生活质量、教育机会、社会服务以及医疗设施等，Subramanian 等[④]运用多层线性模型发现居住在高度隔离区域的黑人比居住在低隔离区域的黑人所报告的自我健康状况更差。居住隔离往往造成不同阶层的居民享受不同数量和质量的公共服务，居住在特定不利空间的居民往往要承受低质量的基本设施、住房、公共空间并面临更多犯罪的威胁，而这些又成为决定健康的重要社会因素。Grier[⑤] 通过比较美国黑人聚居区与白人居住区，发现黑人聚居区贫困发生率更高，失业和犯罪问题更加突出，政府公共服务供给和公共医疗服务严重不足，公共基础设施更是破败不堪，

---

① 黄怡：《住宅产业化进程中的居住隔离——以上海为例》，《现代城市研究》2001 年第 4 期。

② 何炤华、杨菊华：《安居还是寄居？不同户籍身份流动人口居住状况研究》，《人口研究》2013 年第 6 期。

③ Yankauer A，"The Relationship of Fetal and Infant Mortality to Residential Segregation：An Inquiry into Social Epidemiology"，*American Sociological Review*，Vol. 105，No. 5，1950.

④ Subramanian S V，Acevedo-Garcia D，Osypuk T L，"Racial Residential Segregation and Geographic Heterogeneity in Black/White Disparity in Poor Self-rated Health in the US：A Multilevel Statistical Analysis"，*Social Science and Medicine*，No. 8，2005.

⑤ Grier S A，Kumanyika S K，"The Context for Choice：Health Implications of Targeted Food and Beverage Marketing to African Americans"，*American Journal of Public Health*，Vol. 98，No. 9，2008.

未婚生育、家庭破裂、福利依赖等社会问题尤为严重,长期生活在这样的环境中对黑人的身体健康和精神健康带来严重的不利影响,并且这一影响具有长期累积性,表现为更高的患病风险和死亡风险。Williams 等①研究指出种族居住隔离是造成种族健康不平等的重要原因之一,贫困的黑人聚居区由于与主流群体相隔离,导致教育和就业机会缺乏,影响到个体素质和社会竞争力,从而进一步降低社会经济地位,阻碍社会经济的流动性。由此通过个人社会经济状况影响黑人的健康水平,导致出现较差的自评健康和较高的患病率,甚至在隔离区域居住的居民在心脏病、呼吸系统疾病及癌症上都有着更高的患病率,总体的死亡率也更高②。

居住隔离不仅表现在一定的居住空间环境上,而且还体现在住房条件上,包括居住面积、房屋设施、房屋拥有等多方面,并通过住房条件影响居民的健康。国外大量的研究表明黑人聚居区的住房条件普遍较为不理想,缺乏安全饮用水、过度拥挤、潮湿、阴冷、通风不良等住房条件都被证实与传染病、心血管疾病等有密切联系③。与此同时,隔离与歧视之间往往存在密切的联系,歧视往往从邻里环境的选择和隔离中显露出来,而隔离对社会经济地位有着重要的反馈影响,歧视导致隔离的产生,而隔离又限制黑人的经济机会,产生了种族间的经济差距和不平等,从而造成进一步的歧视和隔离。研究证实歧视是居住隔离影响移民健康的一种重要作用机制,尤其对于跨国移民而言,其所承受的歧视往往带有语言、文化、宗教甚至种族歧视的色彩,是影响其健康的重要风险因素,移民在流入地所受的歧视经历不仅会降低其健康服务获得④,还会直接影响到精神健康⑤,甚至对高血压等生理健康产生持续的负面影响⑥。

---

① Williams D R, Collins C, "Racial Residential Segregation: A Fundamental Cause of Racial Disparities in Health", *Public Health Reports*, Vol. 116, No. 5, 2001.

② Acevedo-Garcia D, Lochner K A, et al, "Future Directions in Residential Segregation and Health Research: A Multilevel Approach", *American Journal of Public Health*, Vol. 93, No. 2, 2003.

③ Bonnefoy X, "Inadequate Housing and Health: An Overview", *International Journal of Environment and Pollution*, Vol. 30, No. 3/4, 2007.

④ Pascoe E A, Richman S L, "Perceived Discrimination and Health: A Meta-Analytic Review", *Psychological Bulletin*, Vol. 135, No. 4, 2009.

⑤ Agudelosuárez A, Gilgonzález D, Rondapérez E, et al, "Discrimination, Work and Health in Immigrant Populations in Spain", *Social Science and Medicine*, Vol. 68, No. 10, 2009.

⑥ Liebkind K, Jasinskaja-Lahti I, "The Influence of Experiences of Discrimination on Psychological Stress: A Comparison of Seven Immigrant Groups", *Journal of Community and Applied Social Psychology*, Vol. 10, No. 1, 2000.

国外学术界在关于居住隔离对黑人健康的影响这一问题上已基本形成共识的同时，对居住隔离对美国少数族裔移民健康的影响还未形成明确的认识[1]，Walton[2] 和 Gibbons 等[3]研究认为种族间居住隔离迫使美国西班牙拉美裔等少数族裔移民彼此间社会联系更加紧密，在信息交流、生活互助、就业创业方面获得有力的支持，由此减弱种族歧视和社会排斥对其健康的不利影响，导致居住隔离对少数族裔移民的健康起到保护作用。而 Anderson 等[4]运用贫困空间集聚理论研究发现，与白人相比，居住在拉美裔移民聚居区中的少数族裔移民拥有私人保健医生和医疗保险的比例相对更少，间接导致其健康状况和医疗服务可及性更差，据此认为居住隔离对拉美裔移民的健康造成不利的后果。

由于长期以来受到城乡二元户籍制度和住房政策的双重屏蔽作用，我国城市外来人口长期处于不利的居住条件之中，与本地居民间的居住隔离现象也日益显现，这种状况及其对城市外来人口健康的影响近年来也引起国内学者的关注。迄今，为数不多的关于居住条件与健康关系的文献中，主要考察了住房条件、社区环境对城市外来人口健康的影响。例如，牛建林等[5]探讨了城外来务工人员居住环境与健康的关系，得出相对于其他社会经济因素的影响，居住环境对外来务工人员健康的影响更为突出；王桂新等[6]评估了上海城市外来人口住房获取方式、住房类型、住房内基本设施以及居住环境质量等居住条件与不同健康指标的关系，发现不同居住条件变量对健康存在不同程度的影响，而且这种影响明显小于对本地居民健康的影响。此外，还有一些研究分析了社区社会环境因素与外来人口健康的关系，得出社区满意度、社会凝聚力、社会安全感与自评健

① Anderson K F, Fullerton A S, "Residential Segregation, Health, and Health Care: Answering the Latino Question", *Race and Social Problems*, Vol. 6, No. 3, 2014.

② Walton E, "Residential Segregation and Birth Weight among Racial and Ethnic Minorities in the United States", *Journal of Health and Social Behavior*, Vol. 50, 2009.

③ Gibbons J, Yang T C, "Self-rated Health and Residential Segregation: How does Race/ethnicity Matter", *Journal of Urban Health*, Vol. 91, No. 4, 2014.

④ Anderson K F, Fullerton A S, "Residential Segregation, Health, and Health Care: Answering the Latino Question", *Race and Social Problems*, Vol. 6, No. 3, 2014.

⑤ 牛建林、郑真真、张玲华等：《城市外来务工人员的工作和居住环境及其健康效应——以深圳为例》，《人口研究》2011 年第 3 期。

⑥ 王桂新、苏晓馨、文鸣：《城市外来人口居住条件对其健康影响之考察——以上海为例》，《人口研究》2011 年第 2 期。

康、知觉压力等健康有关①。但是上述研究主要关注于住房、社区的物理特征、基础设施条件、宜居状况和社区社会环境对外来人口健康状况的影响,并没有涉及外来人口居住隔离的属性变量。与此同时,一些研究对城市外来人口居住隔离状况进行了较为深入的考察。例如,周建华等②研究认为,过高的房价及房价在地理空间上的非对称性上涨导致城市农民工居住区位向城郊边缘分离,其居住形态呈"极化"倾向,与周边市民的居住隔离呈加强趋势;其他学者则从宏观角度运用不同时期的数据对不同城市外来人口的居住隔离进行一些测度③。研究发现户籍制度的差别、城乡二元分割的结构壁垒、居住社区的隔离、城市外来人口自身条件与经济实力、社会歧视与排斥等因素共同推动城市外来人口居住隔离模式的不断生成④;城市外来人口与流入地居民存在的空间隔离,还在一定程度上加剧了他们间的心理隔离。但这些研究主要限于对城市外来人口居住隔离现状的测度和形成原因的探讨,缺乏对其社会后果的分析;尽管一些研究发现城市外来人口居住条件相对于本地居民表现出明显劣势⑤,且对其健康产生不利的影响⑥,但都缺乏从居住隔离的角度深入探讨其对城市外来人口健康状况影响的机制。

　　显然,到目前为止,国内学者对居住条件与健康关系的研究视野还较为狭窄,专门针对居住隔离与健康关系的研究还未曾报道。总体上来看,当前的研究主要从居住条件的某一方面或者基于某一个变量展开探讨,缺乏对居住状况和居住隔离对城市外来人口健康影响的系统研究。基于此,本节将利用全国性的大规模城市外来人口调查数据进行这方面研究,以弥补迄今研究的上述不足。

---

①　Wen M, Fan J, Jin L, et al, "Neighborhood Effects on Health among Migrants and Natives in Shanghai, China", *Health and Place*, Vol.16, No.3, 2010.

②　周建华、周倩:《高房价背景下农民工居住空间的分异——以长沙市为例》,《城市问题》2013 年第 8 期。

③　李志刚、吴缚龙、肖扬:《基于全国第六次人口普查数据的广州新移民居住分异研究》,《地理研究》2014 年第 11 期。

④　杨菊华、朱格:《心仪而行离:流动人口与本地市民居住隔离研究》,《山东社会科学》2016 年第 1 期。

⑤　王桂新、苏晓馨、文鸣:《城市外来人口居住条件对其健康影响之考察——以上海为例》,《人口研究》2011 年第 2 期。

⑥　俞林伟:《居住条件、工作环境对新生代农民工健康的影响》,《浙江社会科学》2016 年第 5 期。

三、数据来源与方法

(一)数据来源

本研究采用国家卫生计生委 2014 年发布的"流动人口社会融合与心理健康调查"专项数据,该调查在北京、嘉兴、厦门、青岛、郑州、深圳、中山、成都等 8 个城市进行,以本地居住一个月及以上的 15～59 周岁的城市外来人口为调查对象,调查内容涵盖城市外来人口个体和家庭基本信息、劳动就业、社会融合和心理健康等方面。从抽样分布来看,这 8 个城市既覆盖了东、中、西部地区,也兼顾了沿海发达城市、内陆省会城市以及区域中心城市,城市内部社会经济发展水平异质性较强,采用多阶段分层 PPS 抽样原则进行随机抽样,样本内部差异性较大,具有较好的代表性。样本总数为 15999 人,每个城市的样本量为 2000 人,因个别样本变量缺失,最终进入分析样本总数为 15997 人。变量的描述如表 4-10 所示。

表 4-10　变量选择和说明

维度	变量名	描述
因变量	自评健康	由五个变量构成:"总体健康自评情况""我比别人容易生病""我跟周围人一样健康""我的健康状况在变坏""我的健康状况非常好",分别赋值 1～5 分,总取值范围为 3～25 分
	精神健康	由 6 个变量构成:觉得自己"紧张""绝望""不安或烦躁""沮丧""无力""无价值",分别赋值 1～5 分,总取值范围为 6～30 分
人口、社会经济特征变量	性别	1＝男性,0＝女性
	受教育程度	1＝小学及以下,2＝初中,3＝高中,4＝大专及以上
	收入	1＝＜25％,2＝25％～50％,3＝50％～75％,4＝≥75％,5＝缺失组
	年龄组	1＝80 前,2＝80 后,3＝90 后
	婚姻状况	1＝在婚,0＝不在婚
	居留时间	在城市居留时间总数
	随迁家庭人数	一起在外务工居住的家庭人数
	流动范围	1＝跨省流动,2＝省内流动,3＝市内流动

续表

维度	变量名	描述
居住变量	住房类型	1＝自购房,2＝免费房,3＝租住房
	社区类型	1＝商品房社区,2＝城中村或棚户区,3＝其他社区
主观态度变量	感受歧视	1＝感受本地人歧视,0＝未感受到本地人歧视
	为邻意愿	1＝愿意与本地人做邻居,0＝不愿意与本地人做邻居
	自我隔离	自我隔离是指对家乡文化的态度认同情况
解释变量	居住隔离	1＝居住隔离,0＝居住未隔离

(二)变量选择与设定

1. 因变量

本节因变量通过自评健康和精神健康两个维度考察城市外来人口的健康状况。①自评健康采用美国的健康调查简表(SF-36)的简化版,主要测量受访者的主观健康状况,量表包括"总体健康自评情况""我比别人容易生病""我跟周围人一样健康""我的健康状况在变坏""我的健康状况非常好"等共 5 个选项。②精神健康主要通过询问受访者过去 30 天内的心理感受来进行测量,量表包括觉得自己"紧张""绝望""不安或烦躁""沮丧""无力""无价值"等 6 个选项。两个健康指标量表的 Cronbach's α 系数分别为 0.806 和 0.834,说明内部一致性信度较好。计算以上各量表问题的总分,得分越高,代表自评健康状况越好、精神健康状况越好。

2. 主要自变量

居住隔离除了是经济地位在空间上的反映外,它还是人际关系、地域文化和社会心理的体现。因此在考虑主要自变量时,增加居住类型和主观态度两类变量。①居住隔离,目前国外常用异化指数(dissimilation index)测量居住隔离,由于数据局限,借鉴国外居住隔离分类测量[1]和杨菊华等[2]的研究,我们将居住隔

---

① Shaw R J, Pickett K E, "The Association between Ethnic Density and Poor Self-Rated Health among us Black and Hispanic People", *Ethnicity and Health*, Vol. 16, No. 3, 2011.

② 杨菊华、朱格:《心仪而行离:流动人口与本地市民居住隔离研究》,《山东社会科学》2016 年第 1 期。

离操作化为城市外来人口的主要邻居构成。具体来看,若邻居主要为"外地人"或"不知道",则说明存在明显的居住隔离;若邻居主要为"本地人"或"外地人和本地人数量差不多",则说明不存在居住隔离。②居住类型变量,具体包括住房类型和社区类型。住房类型分为自购房、免费房和租住房;社区类型分为商品房社区、城中村或棚户区和其他社区。③主观态度变量,具体包括感受歧视、邻里意愿、自我隔离,用于反映城市外来人口受歧视情况和受社会排斥的主观心理状况。感受歧视表示城市外来人口感到本地人不愿意与其做邻居;邻里意愿表示城市外来人口愿意与本地人做邻居;自我隔离反映城市外来人口对家乡风俗、办事习惯、生活方式和孩子应说家乡话等家乡文化的态度认同情况,通过因子分析得到四个成分负载分别为 0.818、0.854、0.718、0.779,潜在因子可解释总变异为 62.978%,效度和信度检验较好,提取公共因子,并用公式把因子转化为介于 0 到 100 之间的指数,取值越大,代表自我隔离越强。

3.控制变量

人口社会学特征变量和流动特征变量,具体包括性别、婚姻、出生队列、受教育程度、收入水平、随迁家庭人数、流动范围和居留时间。其中出生队列分为三类:1980 年前出生(即 80 前)、1980—1989 年间出生(即 80 后)和 1990 年后出生(即 90 后);收入水平采用四分位数分组。

(三)分析方法

第一,通过描述性分析,比较是否居住隔离的城市外来人口在自评健康、精神健康上的差异,分析了居住隔离与其他自变量间的相互交叉关系。第二,建立一组多元线性回归模型将控制变量、居住隔离变量及与其他变量的交互项逐步纳入模型中,以检验居住隔离对城市外来人口健康的净效应。在纳入控制变量的基础上,模型 1 考察了在控制人口、社会经济特征变量时,居住隔离对城市外来人口自评健康和精神健康的影响;模型 2 在模型 1 的基础上加入居住类型变量,考察在控制住房和社区差异的情况下,居住隔离对城市外来人口自评健康和精神健康的影响;模型 3 在模型 2 的基础上纳入主观态度变量,分析居住隔离对城市外来人口自评健康和精神健康的影响;模型 4、模型 5 和模型 6 在模型 3 的基础上分别加入居住隔离与时间、住房类型和社区类型的交互项,分析其对城市外来人口自评健康和精神健康的影响。

四、实证分析与结果

（一）描述性分析

由表 4-11 可知，约有半数城市外来人口面临与本地居民的居住隔离问题，其中乡—城城市外来人口的居住隔离程度更高。不同流动范围的城市外来人口面临的居住隔离存在显著差异，流动范围越大，隔离程度越高。相对于自购房者，生活在租住房和免费房的城市外来人口面临的居住隔离比例较高。相对于居住在商品房社区者，居住在城中村或棚户区的城市外来人口隔离程度较高。感受到本地人歧视和不愿意与本地人做邻居的城市外来人口居住隔离比例更高。同时，除了性别、居留时间外，具有不同婚姻、年龄、受教育程度、收入水平、随迁家庭人数、流动范围的城市外来人口在居住隔离状况上存在显著的差异。居住隔离对城市外来人口的自评健康、精神健康评价均存在显著影响，受到居住隔离的城市外来人口自评健康、精神健康均值显著低于居住未隔离的城市外来人口，即居住隔离的城市外来人口在自评健康、精神健康状况方面要差于居住未隔离的城市外来人口。

表 4-11　变量描述性统计计量

变量名称		全样本	居住隔离	居住未隔离	P 检验值
自评健康		20.045	19.741	20.348	0.000
心理健康		26.576	26.340	26.811	0.000
乡—城城市外来人口/%		86.0	50.8	49.2	0.000
男性/%		55.0	50.0	50.0	0.417
在婚/%		73.2	48.5	51.5	0.000
年龄组/%	80 前	38.5	46.7	53.3	0.000
	80 后	47.5	51.1	48.9	
	90 后	14.0	54.5	45.5	

续表

变量名称		全样本	居住隔离	居住未隔离	P 检验值
受教育程度/%	小学及以下	9.5	50.4	49.6	0.072
	初中	50.5	50.2	49.8	
	高中	25.3	50.6	49.4	
	大专及以上	14.7	47.4	52.6	
收入水平/%	<25%	16.6	44.0	56.0	0.000
	25%~50%	33.3	49.3	50.7	
	50%~75%	19.9	54.9	45.1	
	≥75%	22.7	49.8	50.2	
	缺失组	7.5	52.7	47.3	
居留时间/年		9.508	9.467	9.549	0.419
随迁家庭人数/人		1.408	1.354	1.463	0.000
流动范围/%	跨省流动	54.8	55.9	44.1	0.000
	省内流动	41.5	44.4	55.6	
	市内流动	3.7	23.3	76.7	
住房类型/%	自购房	10.6	37.8	62.2	0.000
	免费房	11.7	51.6	48.4	
	租住房	77.7	51.3	48.7	
社区类型/%	商品房社区	23.0	38.4	61.6	0.000
	城中村或棚户区	29.7	61.6	38.4	
	其他社区	47.3	48.1	51.9	
感受歧视/%		15.3	59.1	40.9	0.000
为邻意愿/%		97.9	49.6	50.4	0.000
自我隔离		34.146	33.149	35.138	0.000

注:连续性变量采用单因素方差分析,分类变量采用卡方检验,以检验相关变量的均值在居住隔离与居住未隔离之间是否存在显著的差异。

（二）回归模型与结果分析

表 4-12 和表 4-13 分别表示给出居住隔离对城市外来人口自评健康和精神健康影响的模型分析结果。回归结果显示，不论自评健康还是精神健康，居住隔离对城市外来人口的健康均有显著影响，且这一结果在 0.001 水平上显著，回归系数值比较接近，影响效应完全一致，说明研究结果具有很好的稳健性。由此说明居住隔离加大了城市外来人口的健康风险。事实上，居住隔离营造出一种对城市外来人口不利的资源配置和社会氛围，将广大城市外来人口屏蔽在分享城市社会资源之外，从而损害了城市外来人口的社会经济福祉，阻隔了他们向上层社会流动的机会。相对于本地居民，城市外来人口对社会关系和资源的依赖更大，而城市外来人口与本地居民分割的居住方式和两者间在生活习惯上存在的巨大差异，使得城市外来人口被孤立、歧视和排斥，加剧了城市外来人口群体的边缘化，导致其与市民群体社会隔离不断加剧，最终导致城市外来人口只能生活在自己的聚居区，逐渐与主流社会脱节，生存环境日益封闭，久而久之不可避免地产生自卑、孤独、失落甚至绝望心理。其次，居住区的分离是社会阶层分化的物化表现，造成城市外来人口在教育、就业、卫生、治安等方面很少能享受到与本地居民同等数量和质量的公共服务资源和社会资源，尤其降低了城市外来人口医疗卫生资源和服务的可及性和利用水平，无形之中影响城市外来人口对人力资本的提升和健康的投资，导致健康水平下降。再次，由于政府管理的缺位，作为城市外来人口聚居区的城乡接合部和城中村往往是犯罪率高居不下、群体性事件频发、贫困亚文化滋生、火灾隐患频出的"问题街区"，可能面临急剧的生活转变和慢性压力，长期积累的压力必然对身体健康与精神健康造成不利的影响。

表 4-12　城市外来人口居住隔离与自评健康的关系

变量		模型 1	模型 2	模型 3	模型 4	模型 5	模型 6
性别(女)		0.431***	0.425***	0.433***	0.433***	0.433***	0.433***
婚姻(不在婚)		−0.139	−0.165	−0.201	−0.203	−0.200	−0.200
年龄组 (80 前)	80 后	0.572***	0.583***	0.597***	0.596***	0.597***	0.598***
	90 后	1.000***	0.962***	0.961***	0.967***	0.964***	0.963***

续表

变量		模型1	模型2	模型3	模型4	模型5	模型6
受教育程度（小学及以下）	初中	0.206**	0.233**	0.291**	0.291**	0.291**	0.290**
	高中	0.055	0.108	0.177+	0.176+	0.177+	0.178+
	大专及以上	−0.411**	−0.379**	−0.335**	−0.335**	−0.335**	−0.335**
收入水平（<25%）	25%~50%	−0.044	−0.033	−0.050	−0.049	−0.051	−0.051
	50%~75%	0.128	0.133	0.100	0.098	0.099	0.099
	≥75%	0.186*	0.214*	0.201*	0.201*	0.198*	0.201*
	缺失组	−0.326**	−0.275**	−0.263*	−0.264*	−0.268*	−0.263*
居留时间		−0.012**	−0.014**	−0.016**	−0.015**	−0.015**	−0.016**
随迁家庭人数		0.096***	0.118***	0.111***	0.110***	0.111***	0.111***
流动范围（跨省流动）	省内跨市	0.070	0.085	0.019	0.014	0.017	0.019
	市内跨县	0.334*	0.304**	0.192	0.190	0.206	0.193
住房类型（自购房）	免费房		0.175	0.127	0.117	0.086	0.126
	租住房		−0.176+	−0.164+	−0.172+	−0.204+	−0.164+
社区类型（商品房社区）	城中村或棚户区		−0.468***	−0.469***	−0.466***	−0.458***	−0.447***
	其他社区		0.043	0.000	0.001	0.004	0.001
感受歧视				−1.262***	−1.261***	−1.262***	−1.262***
为邻意愿				0.538**	0.533**	0.540**	0.538**
自我隔离				−0.018***	−0.018***	−0.018***	−0.018***
居住隔离		−0.634***	−0.562***	−0.533***	−0.534***	−0.532***	−0.536***
居住隔离×居留时间					0.019**		
居住隔离×免费房						−0.297	
居住隔离×租住房						−0.354*	
居住隔离×城中村或棚户区							−0.099

变量	模型1	模型2	模型3	模型4	模型5	模型6
居住隔离×其他社区						0.004
常数	19.771***	19.759***	20.039***	20.054***	20.071***	20.044***
R^2	0.026	0.030	0.053	0.053	0.053	0.053
F值	27.123***	24.663***	38.481***	37.082***	35.550***	35.411***

注:括号内为参考变量,$^+ p<0.1$,$^* p<0.05$,$^{**} p<0.01$,$^{***} p<0.001$。

表 4-13　城市外来人口居住隔离与精神健康的关系

		模型1	模型2	模型3	模型4	模型5	模型6
性别(女)		0.002	0.002	0.012	0.011	0.012	0.013
婚姻(不在婚)		0.270**	0.248**	0.234**	0.233**	0.233**	0.228**
年龄组 (80前)	80后	0.025	0.033	0.033	0.033	0.033	0.031
	90后	0.270**	0.254**	0.240**	0.243**	0.239*	0.237*
受教育程度 (小学及以下)	初中	0.057	0.068	0.060	0.060	0.059	0.062
	高中	−0.205*	−0.176+	−0.198*	−0.198*	−0.197*	−0.188*
	大专及以上	−0.256*	−0.244*	−0.297**	−0.297**	−0.298**	−0.290**
收入水平 (<25%)	25%~50%	0.043	0.042	0.037	0.037	0.035	0.030
	50%~75%	0.157*	0.150+	0.132+	0.131+	0.130+	0.121+
	≥75%	0.232**	0.232**	0.226**	0.226**	0.225**	0.224**
	缺失组	0.006	0.015	0.052	0.052	0.052	0.052
居留时间		0.018**	0.016**	0.015**	0.015**	0.015**	0.015**
随迁家庭人数		0.087**	0.086**	0.077**	0.076**	0.077**	0.079**
流动范围 (跨省流动)	省内跨市	0.086+	0.095+	0.012	0.010	0.013	0.007
	市内跨县	0.195+	0.165	0.042	0.041	0.042	0.034
住房类型 (自购房)	免费房		−0.217*	−0.203+	−0.208+	−0.199+	−0.213+
	租住房		−0.258**	−0.223**	−0.227**	−0.218**	−0.228**

续表

		模型 1	模型 2	模型 3	模型 4	模型 5	模型 6
社区类型 (商品房社区)	城中村或 棚户区		−0.272**	−0.222**	−0.220**	−0.221**	−0.093
	其他社区		0.116+	0.097+	0.097+	0.096+	0.138+
感受歧视				−1.043***	−1.042***	−1.043***	−1.037***
为邻意愿				2.005***	2.003***	2.006***	1.987***
自我隔离				−0.004**	−0.004**	−0.004**	−0.004**
居住隔离		−0.448***	−0.396***	−0.347**	−0.347**	−0.347**	−0.442**
居住隔离×居留时间					0.009		
居住隔离×免费房						0.103	
居住隔离×租住房						0.032	
居住隔离×城中村或 棚户区							−0.048
居住隔离×其他社区							0.482***
常数		26.537***	26.666***	24.994***	25.001***	24.991***	25.124***
R^2		0.015	0.018	0.042	0.043	0.043	0.044
F 值		15.423***	14.230***	31.162***	29.929***	28.677***	29.632***

注:括号内为参考变量,+ $p<0.1$,* $p<0.05$,** $p<0.01$,*** $p<0.001$。

模型 2 和模型 3 中,分别纳入居住类型变量和主观态度变量。相对于自购房,生活在租住房的城市外来人口自评健康和精神健康更差,出租房的条件往往比较简陋,房屋陈旧、面积狭小、通风不良等问题较为普遍,环境与卫生问题更是突出,这样的居住环境无形中损害着城市外来人口的身体健康。相对于商品房社区,生活在城中村或棚户区的城市外来人口自评健康和精神健康更差,城中村等边缘社区往往公共卫生状况不容乐观,脏乱差现象比较严重,这些因素都会成为影响个体健康的原因。从主观态度变量来看,感受到本地居民歧视、不愿与本地居民为邻和自我隔离程度越高的城市外来人口,其健康状况往往更差,这是由于歧视、交往内倾化和自我隔离等主观因素从社会心理上形成了一道无形的屏障,阻碍了城市外来人口对城市和本地市民的认同、靠拢与适应,增加了其社会心理压力和社交焦虑,长期处于此状态会导致一系列适应不良,降低了他们在城市生活的主观幸福感,提高了他们的抑郁严重程度。另外,从回归系数可以看出,在加入主观态度变量后,两类模型的解释力大大提高,说明主观态度变量对城市外来人口健康起着更为重要的作用,感受本地人歧视、不愿与本地人为邻等主观性的隔离对自评健康和精神健康的负面影响大大超过了住房、邻里、社区等客观性的居住隔离。

　　模型 4 中,纳入居住隔离与居留时间的交互项。结果显示,居住隔离与居留时间的交互项的回归系数显著,且在 0.01 水平上显著,说明居住隔离对城市外来人口自评健康的影响存在时间上的差异,即在城市居留时间越长,居住隔离对城市外来人口健康的负性调节作用会变得越弱。具体来说,随着在城市生活、工作时间的延长,城市外来人口将逐步接受城市现代性的价值观念、生活方式和行为习惯,人力资本、社会资本和社会经济地位发生明显提升,城市外来人口生活空间逐步从集体宿舍、工棚转向常态居住的社区,互动的范围逐步从血缘、地缘等初级群体扩大到更广泛的范围,与当地居民的社会交往逐渐加深,对当地居民的信任程度越高、感受到的社会歧视越少,越容易融入当地社会,越能通过社会参与获取社会网络支持,汲取物质和精神资源,身体健康状况越好。

　　模型 5 在模型 3 的基础上加入居住隔离与住房类型的交互变量,结果表明居住隔离对城市外来人口自评健康的影响存在住房类型上的差异,相对于自购房,租住房的城市外来人口自评健康受居住隔离的影响更大。模型 5 在模型 3 的基础上加入居住隔离与社区类型的交互项,在控制交互效应的情况下,居住隔离对城市外来人口精神健康的主效应仍然显著,降低了城市外来人口的精神健康,社区类型在控制交互效应的作用下,显著意义消失。就交互项来看,在控制模型中其他变量的基础上,与商品房社区相比,居住隔离对其他社区的城市外来人口精神健康具有显著的调节作用,对其他社区城市外来人口的精神健康有促进作用。从社会心理学的视角来看,人们对主观幸福感、心理满意感和精神健康水平与其选择的参照群体有着密切的联系,人们最有可能参照的群体是他们日常交往的社会网络成员[①],相对于商品房社区,生活在农村社区、工矿企业社区、未经改造的老城区、城郊接合部等其他社区的主要是老年人、离退休人员、下岗失业人员、失地农民以及低收入家庭等城市贫困人口[②]。这些低收入贫困人口

---

① 赵延东:《社会网络与城乡居民的身心健康》,《社会》2008 年第 5 期。

② 刘玉亭、吴缚龙、何深静:《转型期城市低收入邻里的类型、特征和产生机制:以南京市为例》,《地理研究》2006 年第 6 期。

与城市外来人口在社会地位、经济收入、生活方式、工作状况等方面具有一定的共性，彼此之间是一种平等的心态，社会剥夺感较弱，很可能更容易获得心理上的满足，因此在无法获得社会平等感的时候，却有可能在基于相似群体而产生的近邻共同群体中得到社会满足感和社会安全感，缓解城市外来人口在日常生活中与当地居民对比产生的落差体验，从而保持更高水平的精神健康。另外，这些低收入社区保证了邻里间的高度同质性，群体之间社会融合和社会交往的可能性更大，社区归属感更强，更有利于实现心理层面的融入，精神状况更好，最终导致城市外来人口与这些低收入人口的居住隔离反向促进了其精神健康水平的提高。

就控制变量来看，模型1中只纳入人口社会学特征变量和流动特征变量。性别、婚姻、年龄、受教育程度、收入水平、居留时间和随迁家庭人数对城市外来人口的健康产生不同程度的影响。相对于女性，男性城市外来人口的自评健康状况要更好，这与以往研究结论保持一致，这可能与女性承担的家庭角色、自身生理特征等有关。婚姻对精神健康有正向促进作用，在婚者比不在婚者的精神健康更好，说明在婚者中配偶的陪伴和支持能够减少城市外来人口的心理压力。从年龄来看，年龄越大，自评健康和精神健康状况越差，主要是年龄越大，由于贫困、生理等因素的作用，在流动过程中面临的生活或经济压力也越大，健康问题也更加突出。受教育程度与健康呈倒U形关系，即受教育程度的提高会促进健康水平的提升，而一旦超过临界点，受教育程度的提高反而会降低健康水平；收入水平越高，健康状况也越好。在城市居住的时间较长，越能积累社会网络资源，扩大社会交往面，精神健康状况较好，而自评健康则较差。这可能与城市外来人口的工作性质有关，他们的工作大多为本地居民不愿从事的脏、累、危险等岗位，面临的健康风险较大，随着流动时间的延长，健康风险进一步积累，导致自评健康状况变差。随迁家庭人数越多，越能获得家庭成员的照顾和陪伴，缓解由于压力而引起的心理不健康问题，有效提高城市外来人口健康水平。

五、结论与讨论

城市外来人口在城市的居住状况是其在流入地社会融入状况的重要指征，然而随着城市人口流动的加快和住房市场化程度的加深，城市外来人口和本地居民间在居住的地理区域、社区规模、社区品质等方面不断分化，形成不同程度的居住隔离现象，影响了城市外来人口融入城市生活的步伐，并对其健康产生了重要影响。本节利用国家卫生计生委2014年发布的"城市外来人口社会融合与心理健康调查"专项数据,使用多元线性回归模型探讨了城市外来人口居住隔离与健康间的关系。研究发现,半数城市外来人口存在居住隔离问题,居住隔离显著降低了城市外来人口包括自评健康和心理健康两方面的健康水平,与居住隔离相伴而生的歧视、社会交往内倾化和自我隔离对城市外来人口健康的影响更大。但是随着城市居留时间的延长,居住隔离对城市外来人口健康的影响显著降低。相对于自购房,租住房的城市外来人口自评健康受居住隔离的影响更大。居住隔离对生活在农村社区、工矿企业社区、未经改造的老城区、城郊接合部等其他社区的城市外来人口的精神健康反而具有促进作用。上述结论具有重要的政策启示:改善城市外来人口的生存状况,消除居住隔离会对改善城市外来人口的健康状况起到重要作用,也是推进"以人为本"的新型城镇化和健康中国战略需要重点关注的一个方面。事实上,在西方发达国家的公共卫生领域,改善居住条件,实现居住融合早已被作为促进人口健康水平提升的重要措施之一(如美国的 Moving to Opportunity 项目、英国的 Area based Initiatives 项目等)[①];在我国,随着经济社会发展水平的提高,这方面的工作也应及早提上议事日程。据此,笔者提出以下几方面的政策建议:

第一,改革城乡二元户籍制度及相关福利体系,为城市外来人口在流入地安居乐业创造更好的条件。只有打破这种带有明显歧视性质和身份特征的二元户籍制度,剔除附着在户籍制度之上的劳动用工、住房、教育、医疗保障等社会福利制度,消除对城市外来人口的社会偏见和社会排斥,在实质上赋予城市外来人口市民权,消除城市外来人口与本地居民间社会权利的不平等现象,消弭城市外来人口对城市社会的不满甚至对立情绪,增强其对城市的认同感、亲切感和归属感,促进城市外来人口实现在流入地的社会融合,才能为提升城市外来人口健康水平创造良好的制度环境。

第二,积极探索建立多样化的城市外来人口城市住房保障体系,为城市外来人口提供安身之所。城市外来人口的住房是弥合其社会隔离、促进其城市融合的重要中间机制,需根据城市外来人口的居住意愿与实际支付能力,大力探索、发展面向城市外来人口的经济租用房、经济适用房、限价商品房、公租房和廉租房等多元化和差异化的住房保障体系。在满足城市外来人口异质性住房需求的

① Katz L F,"Moving to Opportunity in Boston:Early Results of a Randomized Mobility Experiment",*Quarterly Journal of Economics*, No. 2, 2000. Leventhal T, Brooksgunn J, "Moving to Opportunity:An Experimental Study of Neighborhood Effects on Mental Health", *American Journal of Public Health*,No. 9,2003.

同时,积极将促进社会融合作为公共住房政策的基本目标,在住宅的区位布局、空间设计和公共服务资源配套等方面要充分考虑城市外来人口与本地居民的沟通和交流,实行两者在一定程度上的混合居住,从而促进居住空间上的融合。

第三,改革收入分配制度,缩小城市外来人口和本地居民的收入差距。居住隔离在一定程度上是经济地位差异在空间上的表现,从长远来看,通过提高收入改善住房状况更有利于他们融入流入地城市。因此,要破除体制壁垒,改变用工制度,坚持同工同酬,防止因身份差异造成城市外来人口与本地居民的收入差异。通过职业培训和技能提升,努力提升城市外来人口的人力资本,实现其收入水平不断提高,逐步缩小城市外来人口与本地居民的收入差距,畅通城市外来人口不断向上流动的社会机制。

第四,鼓励以家庭为单元的人口流动,为城市外来人口家庭在城市生活定居提供便利。本质上,人口流动家庭化是我国新型城镇化健康发展的重要标志,也是提升城市外来人口健康水平的重要途径之一。以人为核心的新型城镇化需要充分考虑基于城市外来人口的家庭化迁移趋势,并以此构建家庭为基本福利单元的社会政策。不仅要将城市外来人口整个家庭的需求纳入公共政策制定过程中,为城市外来人口家庭在城市生活创造有利条件,更要鼓励和支持城市外来人口提高家庭发展能力。

第五,发挥社区的作用,促进城市外来人口与本地居民的交往互动。社区是城市外来人口与本地居民比邻而居、共同生活的空间,也是城市外来人口在城市获得家园感觉、重构整体意识和心灵归属感的依托。要利用社区各种资源,积极为城市外来人口营造社区融入氛围,鼓励城市外来人口参与社区活动,增进其与城市外来人口的交往和沟通,增加社区对城市外来人口的亲和力,最终构建起城市外来人口与本地居民共同生活的社区共同体。

第五章　城市外来人口健康风险与工作环境

工作场所是城市外来人口在城市中逗留的重要场域,由于户籍制度的分割、劳动力市场地区的差异以及自身文化水平的限制等原因,城市外来人口更多集中在报酬低、劳动强度大、工作环境不佳的低端岗位。同时,城市外来人口同工不同酬、职业风险暴露、职业危害、工伤事故、超时加班、拖欠工资等问题尤为严重,使他们承受了不同程度的健康风险,甚至严重影响了他们在城市的生存和发展。工作环境对城市外来人口健康有怎样的影响,哪些工作环境因素是影响城市外来人口健康的关键因子? 各种工作环境要素对城市外来人口健康的影响机制如何? 同时本章尝试把企业社会责任、卫生服务、政府监管与城市外来人口健康纳入同一框架进行分析,首先,基于企业社会责任视角探讨企业在城市外来人口健康促进中应承担的义务;其次,引入企业卫生服务作为中介变量,探究将卫生服务纳入企业战略性社会责任,运用卫生服务为城市外来人口健康改善营造一种支持性环境;最后,在讨论企业社会责任对城市外来人口健康促进的过程中,将政府监管作为调节变量,思考政府监管是起到促进还是抑制作用。

第一节　工作环境对城市外来人口健康的影响

城市外来人口群体内部健康差异的影响因素与农村居民、城市居民等非流动人口相比具有明显的群体性特征,他们的健康更多地受到流动过程本身的塑造[①],尤其是工作环境的影响。因此,对城市外来人口健康有显著影响的工作环

---

① 苑会娜:《进城农民工的健康与收入——来自北京市农民工调查的证据》,《管理世界》2009 年第 5 期。

境因素主要集中在工资收入、职业类型、工作时间与工作压力等方面。在前期描述性分析的基础上，本节利用二元 Logistic 回归模型和普通最小二乘线性回归模型，来进一步探究工作环境对城市外来人口健康风险的影响。

一、引言

　　工作环境对城市外来人口的健康有着重要的影响。受到劳动力就业市场二元分割以及自身知识、技能水平等方面的限制，城市外来人口更多地集中在行业低端、收入水平低、工作时间长、劳动强度大、工作环境差以及本地人不愿意从事的劳动密集型的工作岗位，为了追求收入的提高城市外来人口承担了城市里大量苦、险、脏、累的工种和生产性岗位[1]，这些工种和生产性岗位加速其健康折旧，导致城市外来人口健康状况变差。同时，城市外来人口同工不同酬、职业危害、工伤事故、超时加班、拖欠工资等劳动权益保障问题尤为严重，可以说，城市外来人口承受了不良工作环境带来的外部性的成本，对其健康造成了负面影响[2]，在有限收入水平的约束下，城市外来人口甚至以透支个体健康为代价，宁愿加班增加工作时间来提高工作收入，长此以往给城市外来人口带来巨大的健康风险[3]。很多研究表明，工作压力、长时间加班、有害工作环境等工作状态对个体健康产生不利的影响[4]，长时间的工作更是对城市外来人口的精神健康产生了严重的破坏作用，表现为紧张、焦虑、烦躁等心理状态，降低了劳动生产效率，进而减少了劳动供给时间，最终减少了城市外来人口的工资收入[5]。换言之，城市外来人口取得较低的工资收入在某种程度上是以牺牲自己的身体健康为代价的。有研究指出影响城市外来人口健康的社会心理机制并不是来自收入

---

　　[1]　白南生、李靖：《农民工就业流动性研究》，《管理世界》2008 年第 7 期。蒋长流：《非公平就业环境中农民工健康负担压力及其缓解》，《经济体制改革》2006 年第 5 期。

　　[2]　陆文聪、李元龙：《农民工健康权益问题的理论分析：基于环境公平的视角》，《中国人口科学》2009 年第 3 期。

　　[3]　朱玲：《农村迁移工人的劳动时间和职业健康》，《中国社会科学》2009 年第 1 期。

　　[4]　Snow D L，Swan S C，Raghavan C，et al，"The Relationship of Work Stressors，Coping and Social Support to Psychological Symptoms among Female Secretarial Employees"，*Work and Stress*，Vol. 17，No. 3，2003.

　　[5]　Mou J，Chen J，Griffiths S M，et al，"Internal Migration and Depression Symptoms among Migrant Factory Workers in Shenzhen，China"，*Journal of Community Psychology*，No. 39，2011.

差距而产生的相对剥夺感,而是更多来自工作与生活的压力以及异地生活的不适①。

二、研究方法与变量

(一)变量选择

本节的被解释变量包括自评健康、慢性病患病率和精神健康等三个指标,从客观和主观两个角度测量健康。①自评健康采用 Likert 五分量表,询问被访者与同龄人相比自身主观健康评价,将回答结果合并为二分变量,回答"非常差""较差""一般"合并为"健康状况较差",赋值为 0;回答"较好""非常好"合并为"健康状况良好",赋值为 1。②两周患病率询问被访者四周前是否有过生病经历,"有"赋值为 1,"没有"赋值为 0。③精神健康采用 Hopkins Symptom Check List(HSCL)量表的简化版,共 9 个问题,Cronbach's α 系数为 0.853,说明具有内部一致性,信度较好,相加取 9 个问题的总分,得分越高,表明精神健康状况越差。

居住条件包括住房状况和社区周围环境,解释变量包括以下指标:住房类型、住房来源、住房室内基本设施、住房室外空气和噪声质量、居住周边有无污染型企业、参加社区活动情况、是否与家人居住等 8 项指标。其中,住房类型指被访者居住房屋状况,包括楼房、地下室、平房、工棚等形式,将"楼房"取值为 1,其他取值为 0;住房来源分为老板提供的、自己购买、租的以及其他形式,分别赋值 1~4;住房室内基本设施反映房屋居住质量,是否有厨房、卫生间、煤气/天然气、电视机、空调、热水器等 12 项基本设施,"有"计 1 分,"没有"计 0 分,累加后计总分,得分越高,代表住房质量越好;住房室外空气和噪声质量评价分"较好""一般"和"较差","较好"取值为 1,"一般"和"较差"取值为 0;居住周边有无污染型企业,"有"赋值为 1,"没有"赋值为 0;参加社区活动情况代表被访者融入当地社会的状况,分为"经常""偶尔"和"从来没有",其中"经常"赋值为 1,"偶尔"和"从来没有"赋值为 0。

工作环境变量主要包括是否经常加班、工作环境是否有危害性、是否冒险作业、加班情况和与本地员工关系。其中,工作环境是否有危害性是指工作环境中

① 聂伟、风笑天:《农民工的城市融入与精神健康——基于珠三角外来农民工的实证调查》,《南京农业大学学报(社会科学版)》2013 年第 5 期。

是否存在接触有毒物质、粉尘含量很高、噪声很大、环境潮湿等情况,"有"赋值为 1,"没有"赋值为 0;冒险作业是指对工作岗位受伤可能性的主观评价,分为"非常不可能""不太可能""一般""有些可能"和"非常可能",分别赋值 1~4;加班情况分为"从来没有""偶尔"和"经常",分别赋值 1~3;与本地员工关系分为"从不交往""偶尔交往""有一定交往"和"经常交往",分别赋值 1~4。

(二)实证模型

由于自评健康和两周患病率都是二分变量,本节在控制人口学和社会经济学变量后,运用二元 Logistic 回归模型分析城市外来人口的居住条件、工作环境对其自评健康和慢性病患病率的影响;精神健康是连续性变量,采用普通最小二乘线性回归模型。对每项健康指标,本节将人口与社会经济变量、居住条件、工作环境逐步纳入模型中,拟合三个嵌套模型,依次考察人口社会经济变量对健康的影响以及居住条件和工作环境对健康的叠加效应。

1. 二元 Logistic 回归模型

本节对自评一般健康、慢性病患病率采用二元 Logistic 回归模型,以自评一般健康作为被解释因变量为例,Logistic 回归分析模型形式如下:

$$\ln\left(\frac{p_i}{1-p_i}\right)=\beta_0+\beta_i X_i+\varepsilon_i$$

其中,$p_i=P(Y_i=1)$,$Y_i=\left\{\begin{array}{l}1,自评健康好\\0,自评健康差\end{array}\right\}$;$X_i$ 为解释变量。

2. 普通最小二乘线性回归模型

对于心理健康,本节采用普通最小二乘线性回归分析模型,具体形式如下:

$$Y_i=\beta_0+\beta_i X_i+\varepsilon_i$$

同时对所有回归模型都进行多重共线性检验,避免出现统计偏差,若各个变量的方差膨胀因子(VIF)都小于 2,则证明模型中自变量之间不存在多重共线性问题。

三、实证分析与结果

(一)人口、社会经济特征与城市外来人口健康的关系

在控制其他变量的情况下,男性的自评健康、两周患病率和精神健康都要优于女性,而且具有显著的统计学意义,这与以往的研究结论保持一致。这可能与

女性的生理特征、家庭角色等有关①:一方面,由于生理方面原因,女性抵御健康风险冲击的能力相对较弱,在面对激烈竞争时,女性更容易产生紧张或抑郁的情绪,所承受的生活压力更大;另一方面,受社会传统的影响,女性在家庭医疗资源分配中处于不利地位,中国女性获得家庭健康投资的能力低于男性家庭成员,导致女性的健康水平低于男性。年龄与自评健康、慢性病患病率和精神健康呈显著相关,即年龄越大,自评健康越差,慢性病患病率越高,精神健康越差。这可能是因为大部分城市外来人口群体已进入成家立业的关键年龄期,年龄越大者面临的家庭经济压力越大,其各方面的健康问题可能更加突出。婚姻状况对自评健康、慢性病患病率和精神健康具有显著的影响,与未婚、离婚或丧偶者相比,已婚者在自评健康、慢性病患病率和精神健康方面都要更好,且具有显著的统计学意义。这可能与已婚者具有家庭责任感,更关注自己的健康有关,同时此次调查中已婚者大部分是夫妻一起外出打工,已婚者有配偶的陪伴与支持,因此对心理和生理健康都有积极的帮助作用。受教育年限与慢性病患病率呈负相关,即受教育程度越高,慢性病患病率越高。这可能是因为高学历者的卫生保健意识相对较强,对自身健康状况变化更加敏感,更有可能定期进行身体检查或在需要时及时就医。这种卫生服务利用状况的差异,可能导致其感知或告知健康问题的可能性相对更高。

(二)工作环境对城市外来人口健康的影响

1.工作环境对城市外来人口自评健康的影响

如表 5-1 中模型 2 和模型 3 所示,在控制主要人口与社会经济特征后,住房室内基本设施拥有情况与自评健康显著正相关,即住房室内基本设施越多,城市外来人口的自评健康越好,住房室内基本设施反映住房质量,住房质量和居住条件越好,其自评健康自然就越高。居住区有污染型企业对城市外来人口自评健康有显著的负向影响。经常参加社区活动、与家人同住与自评健康显著正相关,说明来自社区和家庭的社会支持对提升城市外来人口健康水平有重要作用。工作环境有害、冒险作业对城市外来人口自评健康有显著负向影响,调查显示,近55.5%的城市外来人口所在的工作场所存在不同程度的有毒物质、粉尘或噪声等,这不仅直接危害到他们的身体健康,也容易产生职业病。与本地员工关系与

---

① 胡荣、陈斯诗:《影响农民工精神健康的社会因素分析》,《社会》2012 年第 6 期。和红、任迪:《新生代农民工健康融入状况及影响因素研究》,《人口研究》2014 年第 6 期。

自评健康正相关,即与本地员工交往越紧密,越能促使城市外来人口更好地融入当地城市生活,消除原来由经济、社会和文化等带来的隔阂,自我评价健康状况越好。

表 5-1　工作环境与城市外来人口自评健康的关系

变量		模型 1	模型 2	模型 3
性别(女)		0.434**	0.570***	0.805***
受教育年限		0.038	0.037	−0.004
月收入		0.032	−0.100	−0.058
年龄(17~24 岁)	25~30 岁	−0.709**	−0.767**	−0.767**
	31~35 岁	−0.485*	−0.631*	−0.676*
婚姻(未婚、离婚、丧偶等)		0.803***	0.618**	0.599**
住房类型(平房、工棚、地下室等)			−0.044	−0.255
住房来源(老板提供)	自己购买		−0.282	−0.605
	租的		0.144	0.136
	其他		−0.320	−0.277
住房室内基本设施			0.533**	0.463*
住房室外空气质量(一般、较差)			0.077	−0.088
住房室外噪声质量(一般、较差)			0.039	0.070
居住周边有无污染型企业(无)			−0.316*	−0.299*
参加社区活动情况(偶尔、从不)			0.448*	0.476*
与家人同住情况(没有与家人同住)			0.426*	0.374*
工作环境有害(无)				−0.555**
冒险作业可能性(非常不可能、不太可能、一般)				−0.202*

变量	模型 1	模型 2	模型 3
加班情况			−0.051
与本地员工关系			0.215*
−2Log likelihood	1107.132	1098.27	1067.156
Cox&Snell R^2	0.071	0.134	0.204
Nagelkerke R^2	0.094	0.181	0.273

注:括号内为参考变量,***、**、*分别表示变量在1%、5%、10%水平上显著。

2. 工作环境对城市外来人口两周患病率的影响

如表 5-2 中模型 2 和模型 3 所示,在控制主要人口与社会经济特征后,除了住房来源、参加社区活动情况、与家人同住情况、冒险作业可能性和加班情况外,其余居住条件和工作环境指标均与两周患病率无相关。这说明居住状况和工作环境对城市外来人口健康的影响往往是一个长期的过程,而与其他健康指标相比,两周患病率更多地反映被访者短时间内的健康状况,因此用两周患病率作为评价健康指标存在一定的局限性。相对于老板或雇主提供的住房,自购房者的两周患病率更高,这可能是因为自购房者由于购房而产生较大的经济压力。参加社区活动情况、与家人同住情况与两周患病率负相关,说明经常参与社区活动有利于获取健康知识,进而提高健康水平,而与家人同住可以得到更多的照顾和陪伴,降低其患病率,因此家庭化迁移对城市外来人口的健康具有积极的促进作用。冒险作业和加班对城市外来人口两周患病率有显著影响,即冒险作业可能性和加班频率越高,其两周患病的风险也越高。由此可见,城市外来人口的超负荷工作和高危作业是以牺牲身体健康为代价的。

表 5-2　工作环境与城市外来人口两周患病率的关系

变量	模型 1	模型 2	模型 3
性别(女)	−0.315*	−0.352*	−0.559**
受教育年限	0.135	0.108**	0.126***
月收入	0.134	0.168	0.150

续表

变量		模型 1	模型 2	模型 3
年龄(17～24 岁)	25～30 岁	0.777***	0.826**	0.726**
	31～35 岁	0.736**	0.690**	0.637*
婚姻(未婚、离婚、丧偶等)		−0.583**	−0.443*	−0.447*
住房类型(平房、工棚、地下室等)			−0.165	0.016
住房来源（老板提供）	自己购买		0.200*	0.354**
	租的		−0.108	0.003
	其他		0.089	0.033
住房室内基本设施			−0.264	−0.115
住房室外空气质量(一般、较差)			0.180	0.085
住房室外噪声质量(一般、较差)			−0.152	−0.069
居住周边有无污染型企业(无)			0.264	0.237
参加社区活情况动(从不、偶尔)			−0.594**	−0.465*
与家人同住情况(没有与家人同住)			−0.456*	−0.442*
工作环境有害(无)				−0.002
冒险作业可能性(非常不可能、不太可能、一般)				0.261**
加班情况				0.331***
与本地员工关系				0.051
−2Log likelihood		1,103.197	1054.444	1025.856
Cox&Snell R^2		0.112	0.188	0.248
Nagelkerke R^2		0.146	0.252	0.335

注：括号内为参考变量，***、**、*分别表示变量在1%、5%、10%水平上显著。

3. 工作环境对城市外来人口精神健康的影响

如表 5-3 中模型 2 和模型 3 所示，在控制主要人口与社会经济特征后，住房类型与精神健康呈负相关，即住楼房的城市外来人口的精神健康较好。居住区的空气和噪声质量与精神健康呈负相关,即居住区空气和噪声质量越好,城市外来人口的精神健康就越好。参加社区活动情况、与家人同住情况与精神健康亦呈负相关,说明参与社区活动和家人同住能够给城市外来人口提供社会支持、物质支持和精神慰藉,缓解心理压力,促进精神健康,这方面与学术界以往的研究结论相一致[1]。工作环境有害、冒险作业和加班对城市外来人口精神健康有显著的负向影响,工作环境有害者,精神健康状况更差,工作中存在冒险作业的危险,容易产生紧张情绪,进而影响精神健康,加班频率越高,精神健康状况更差。由此可见,经常暴露在有毒有害的粉尘、噪声或气体等不良的工作环境,或者缺乏基本的劳动保护设施,不仅直接影响城市外来人口的身体健康,而且对其精神健康带来侵害,常常表现出焦虑、紧张或恐慌等心理状态。

表 5-3　工作环境与城市外来人口精神健康的关系

变量		模型 1	模型 2	模型 3
性别(女)		−0.171	−0.435	−0.939**
受教育年限		0.046	0.053	0.095
月收入		−0.099	0.284	0.208
年龄		0.096*	0.091*	0.087*
婚姻(未婚、离婚、丧偶等)		−1.091**	−0.725	−0.735
住房类型(平房、工棚、地下室等)			−1.097**	−0.723*
住房来源(老板提供)	自己购买		−0.931	−0.467
	租的		−0.327	−0.175
	其他		0.031	0.055
住房室内基本设施			−0.095	−0.067
住房室外空气质量(一般、较差)			−0.724*	−0.597*
住房室外噪声质量(一般、较差)			−0.603*	−0.543*
居住周边有无污染型企业(无)			−0.040	−0.094
参加社区活动情况(偶尔、从不)			−0.934**	−0.738*

---

[1]　牛建林、郑真真、张玲华等:《城市外来务工人员的工作和居住环境及其健康效应——以深圳为例》,《人口研究》2011 年第 3 期。

续表

变量	模型1	模型2	模型3
与家人同住情况(没有与家人同住)		−0.940*	−0.846*
工作环境有害(无)			0.652*
冒险作业可能性(非常不可能、不太可能、一般)			0.575***
加班情况			0.447*
与本地员工关系			0.129
R^2	0.026	0.184	0.264
Adjusted R^2	0.002	0.116	0.182
F值	1.58*	2.956***	3.539***

注:括号内为参考变量,***、**、*分别表示变量在1%、5%、10%水平上显著。

四、结论与讨论

本节基于浙江省温州市城市外来人口的抽样调查数据,通过二元 Logistic 回归分析模型和普通最小二乘线性回归分析模型分析工作环境对城市外来人口健康的影响,结论如下:第一,相对于城市居民,城市外来人口居住条件和工作环境均较差,居住区存在不同程度的空气、噪声污染及污染型企业,工作环境中亦有各种不同程度的有害状况,经常加班和长时间劳动现象比较普遍;第二,居住条件和工作环境中的不利因素对城市外来人口健康具有重要的负面影响,尤其是不利的工作环境的作用更加突出;第三,参加社区活动、与家人同住和与当地员工交往等有利社会环境因素对城市外来人口健康具有重要的正向促进作用,有利于提升其健康水平。

第一,随着新型城镇化步伐的逐步推进,越来越多的外来务工人员流入到城市,解决和改善其住房问题更显突出。应该将改善城市外来人口的居住条件纳入流入地政府的议事日程,根据城市外来人口实际规模适度增加公共租赁住房供应,完善住房公共服务供给,提高住房公共服务保障能力,加强对城中村、城乡接合部和建筑工棚等农民工聚居区的监督、规划和管理,制定相应居住标准,规范居住条件,改善周边治安、卫生环境和配套设施,切实保障农民工基本的住房权利。

　　第二,完善城市外来人口的劳动权益保障的法律制度,加强对诸如劳动时间、生产安全、劳动保护、职业病防治等方面的法律保护,加大用工单位对劳动权益损害的法律责任承担成本;劳动执法部门必须加强对务工人员工作场所的监管力度,督促用工单位根据工作环境的现实要求设置必要的劳动保护设施,努力改善城市外来人口的生产条件和劳动环境;通过各种手段规范企业用工行为,合理控制工作时间,保障城市外来人口的休息权益;通过开展讲座、发放健康教育宣传资料等途径来维护城市外来人口自身健康的相关权益,提高其健康风险意识和维权意识。

　　第三,社会支持资源对城市外来人口健康具有重要的正向促进作用,首先,政府应该倡导城市外来人口积极融入城市社区,促进城市外来人口与城市居民混合居住,增进他们与本地居民交往,加快城市外来人口与城市居民的社会融合;其次,通过组织各种社区活动,丰富他们的业余文化生活,构建新的社会网络关系,帮助城市外来人口增强城市归属感和对城市居民的信任感;最后,从政策和制度上消除对进城务工人员的歧视,大力推进以家庭为单元的人口流动,为城市外来人口在城市生活定居提供便利,促进城市外来人口融入城市生活,实现社会融合。

第二节　城市外来人口健康风险与企业社会责任

一、引言

　　人员流动是激发社会活力的有效途径,而健康是自由流动的前提。2015 年党中央将健康中国上升为国家战略,健康中国的核心是人的健康,城市外来人口健康权益可及性对其劳动供给效率具有积极影响,全面优质的卫生服务不仅可以减轻其劳动压力,而且对其单位时间的收益率具有显著提升效应[①]。但现实是城市外来人口已成为典型的健康弱势人群,低收入、医疗保障缺乏及恶劣的居住环境和工作环境使其面临较高的健康风险,同时居住隔离、地域歧视、文化冲

---

　　①　邓睿:《健康权益可及性与农民工城市劳动供给——来自流动人口动态监测的证据》,《中国农村经济》2019 年第 4 期。

击导致其产生沉重的精神负担①。城市外来人口健康水平显著低于户籍人口，身体健康的问题源于疲劳和胃肠疾病，心理健康的问题表现为焦虑及抑郁，心理健康与身体健康呈拮抗效应，原因在于城市外来人口多为农业转移人口，人力资本和社会资本的双重制约使其选择牺牲身体健康来换取较高的社会经济地位②，因此他们从事着健康风险更高的 3D 工作，即脏乱的（dirty）、危险的（dangerous）、棘手的（dead-end）工作，致使"亚健康""过劳死"等字眼频繁地出现在公众的面前。珠三角地区外来务工者中有 1/3 的人认为他们的健康状态受到噪声、粉尘和有毒物质的影响，轻工企业的外来务工者因为使用苯浓度超标的黏合剂而面临着苯中毒的风险③，职业疾病很难鉴定致病因子导致城市外来人口无法及时获得相应赔偿。令人震惊的"张海超开胸验肺"事件固然有管理制度缺陷的原因，但追其源头还是企业没有承担起职工健康的保护责任。大部分城市外来人口处于生命周期中经济活动最为活跃的时期（18～49 岁年龄段），其2/3 的时间将在工作中度过④，城市外来人口健康问题直接导致其劳动价值降低，这不仅是企业的损失，更是整个社会人力资本的损失。既然企业是城市外来人口的主要工作场域，那么企业就应该承担起改善城市外来人口健康的社会责任。

世界卫生组织已制定健康工作场所行动框架，国家卫健委根据指导框架明确要求企业社会责任体系中必须包括健康指标，以劳动者健康保障企业持续发展⑤。2019 年第十四届中国企业社会责任国际论坛也指出，以人为本是企业"责任深化，价值重塑"的根本。企业社会责任（CSR）是组织综合考虑利益相关者的期望，遵循经济、社会和环境三重底线而做出行为和决策⑥，它是一个包含员工责任、产品责任、诚实公正责任、慈善公益责任与环境责任的复合系统，其中员工

① Olawo O，Pilkington B，Khanlou N，"Identity-Related Factors Affecting the Mental Health of African Immigrant Youth Living in Canada"，*International Journal of Mental Health and Addiction*，No. 4，2019.

② Fan X，"Floating Population Health Status，Problems and Countermeasures"，*Macroeconomic Management*，No. 4，2019.

③ 梅良英：《流动人口职业健康监护现状与发展趋势》，《中国工业医学杂志》2008 年第 4 期。

④ Zheng Z，Lian P，"Health Vulnerability among Temporary Migrants in Urban China"，*China Labor Economics*，No. 3，2006.

⑤ 李霜、张巧耘：《工作场所健康促进理论与实践》，东南大学出版社 2016 版。

⑥ Aguinis H，Glavas A，"What We Know and Don't Know About Corporate Social Responsibility：A Review and Research Agenda"，*Journal of Management*，No. 4，2012.

责任是核心维度,已有研究表明工资和健康保险是最重要的员工责任,其次是创造健康和安全的工作环境[①]。健康服务水平与边际劳动生产率呈正相关关系,良好的员工健康管理一方面降低了健康风险对其工作能力拓展的限制,改善了企业人力资本的质量;另一方面缓解了员工的后顾之忧,强化其工作意愿[②]。因此,企业主动承担社会责任,将卫生服务纳入企业的薪酬体系,积极维护外来务工者的健康权益,不仅有助于最大限度地挖掘其个人潜力,而且有助于企业获得战略性投资的倍增效应。

此外,需要政府监管作为企业供给卫生服务的外部动力,企业因其经济人的属性会天然地追求眼前经济效益,不重视职业健康监护工作甚至拒绝卫生监督,出现不主动进行职业危害申报、不愿承担职业疾病诊疗费用及劳动防护用品购置不到位等现象[③]。即使国家已要求企业为员工购买社保,但是社保只有救济作用,当外来务工者出现"亚健康"状况,社保无法提供解决方案,以生存和发展为第一要务的企业对于员工的健康往往无暇顾及或无力兼顾[④]。而城市外来人口作为维权主体缺乏防护意识,研究显示城市外来人口对卫生服务信息权、获得权、选择权、隐私权、保密权和尊重权等权利的保护意识均待提高[⑤]。经济需要使得他们明知所从事工种存在职业危害,也无力要求企业为他们提供卫生服务,高流动性又使其健康监护缺乏连续性[⑥]。因此,若要转变企业被动提供健康服务的状况,就需具有法定权力与技术能力的监管部门对企业基本卫生服务供给进行监督。

基于上述分析,本研究重点解决如下问题:首先,基于企业社会责任视角探讨企业在城市外来人口健康促进中应承担的义务;其次,引入企业卫生服务作为

---

① Huang G,To W M,"Importance-Performance Ratings of Corporate Social Responsibility Practices by Employees in Macao's Gaming Industry",*International Journal of Contemporary Hospitality Management*,No.9,2018.

② 刘国恩、Dow W H、傅正泓:《中国的健康人力资本与收入增长》,《经济学(季刊)》2004年第1期。

③ 梅良英:《流动人口职业健康监护现状与发展趋势》,《中国工业医学杂志》2008年第4期。

④ 路艳娥、陈翔:《企业员工健康权的缺失与构建探析——以"富士康跳楼事件"为例》,《生产力研究》2011年第8期。

⑤ 张开宁、田丽春、邓睿等:《流动人口生殖健康权利意识及影响因素分析》,《中国公共卫生》2008年第1期。

⑥ 岳经纶、李晓燕:《社区视角下的流动人口健康意识与健康服务利用——基于珠三角的研究》,《公共管理学报》2014年第4期。

中介变量,探究将卫生服务纳入企业战略性社会责任,运用卫生服务为城市外来人口健康改善营造一种支持性环境;最后,在讨论企业社会责任对城市外来人口健康促进的过程中,将政府监管作为调节变量,思考政府监管是起到促进还是抑制作用。本节尝试把企业社会责任、卫生服务、政府监管与城市外来人口健康纳入同一框架进行分析,利用实证分析厘定它们之间的逻辑关系及作用机制,对探讨企业与政府如何协同促进城市外来人口健康具有应用价值。

二、理论分析与研究假设

(一)企业社会责任与城市外来人口健康

职业人群是人类文明与社会财富的创造者,城市外来人口正是数量巨大的适龄职业人群,维护城市外来人口这一群体的健康已成为健康中国战略的硬性要求,2018 年"健康企业覆盖率"被列为健康城市评价指标,这标志着保证外来务工者健康在决策层面已被纳入企业的社会责任。企业具有促进城市外来人口健康的天然便利性,在企业中开展职业健康促进和预防保健活动,既有利于防止职业疾病,又便于评估城市外来人口的整体健康情况。尽管国家已制定明确的操作规范,但按照理性行动观点,企业社会责任既不受制于道德伦理的压力,也不是毫无怨言的利他主义,企业履行社会责任是基于自身战略性发展的一种现实选择。这种选择必须在产生社会效益的同时又能为企业赢得竞争优势,重视企业社会责任恰恰将使企业建立声誉优势,先于竞争对手获得战略性要素。将健康促进作为企业重要的非技术创新管理过程,对内有利于挖掘员工健康红利,对外有利于企业获得政府政策资源,以承担社会责任为卖点的产品和服务能带来更多经济利益,这种将企业私利与社会利益统一起来的战略性责任才是企业对可持续发展的体现[1]。已有研究采用混合多属性决策模型探讨企业的员工关怀问题,结果显示企业在实施员工关怀政策方面仍有 35% 的提升空间,员工关怀改进顺序为:平等就业机会>良好的劳资关系和福利>培训和教育雇员的责任>健康和安全。健康和安全是员工关怀的最终落脚点,它有助于维持和增加企业在商

---

① Zizek S S, Mulej M, "Creating a Healthy Company by Occupational Health Promotion as a Part of Social Responsibility", *Kybernetes*, Vol. 45, No. 2, 2016.

业环境中的竞争力①,并使组织获得发展的"合法性",制度理论学派认为凡是合法性认可高的企业也是经济利益高的企业②。

企业社会责任对城市外来人口的身心健康具有全面影响。企业社会责任直接影响城市外来人口健康。因为只有对组织发展有战略眼光的企业,才会注重社会责任履行,注重公众的认可和对社会的示范效应,这类企业不会计较对员工健康短期的成本投入,自然会减少安全事故和职业病的发生概率③。企业通过与第三部门合作履行社会责任,比如企业与就业培训协会、卫生志愿服务协会、城市外来人口社会融合组织组成员工资源中心,这些资源中心通过同伴支持、健康教育和心理辅导等项目为外来务工者提供实际支持,帮助他们进行创伤修复和治疗烟酒成瘾,当劳动者找到内在的资源来定义自己的生活,并从事有意义的活动时有利于其身体疾病的痊愈④,企业通过对社区基础设施和商业发展的贡献提高城市外来人口家庭化迁移的意愿,从而为城市外来人口健康提供情感支持⑤。企业社会责任还可以间接促进城市外来人口心理健康。研究发现企业为社会提供高质量的产品和服务,积极投入慈善事业等一系列履行社会责任的行为,将使企业组织获得社会的积极评价,这种积极评价使得城市外来人口产生组织自豪感;技能开发与培训、平等的发展和晋升机会使其产生满意感,这些积极的情绪体验有利于城市外来人口的心理健康。同时企业履行社会责任为员工树立了正面价值榜样,这将引导员工减少抑郁情绪,有利于员工的心灵健康⑥。上述研究结论证明履行企业社会责任全面影响城市外来人口的身心健康,但现有研究缺乏对企业社会责任与城市外来人口健康的实证分析,本研究将以在生产

① Liu J Y,Shiue W,Chen F H,et al,"A Multiple Attribute Decision Making Approach in Evaluating Employee Care Strategies of Corporate Social Responsibility",*Management Decision*,No.2,2019.

② 王彦斌:《农民工职业健康服务管理的企业社会责任——企业战略性社会责任观点的讨论》,《思想战线》2011年第3期。

③ 王彦斌、李云霞:《制度安排与实践运作——对企业职业健康服务社会责任的社会学思考》,《江海学刊》2014年第2期。

④ Veysey B M,Andersen R,Lewis L,et al,"Integration of Alcohol and Other Drug,Trauma and Mental Health Services",*Alcoholism Treatment Quarterly*,Vol.22,No.4,2005.

⑤ Rustinsyah,"The Impact of a Cement Company's CSR Programmes on the Lifestyles of a Rural Community:ACase Study in the Ring 1 Area in Tuban,East Java,Indonesia",*International Journal of Sustainable Development and World Ecology*,Vol.23,No.6,2016.

⑥ 颜爱民、汪玉霞、单良:《中国文化背景下企业社会责任对建言行为的影响——基于儒家和道家工作价值观的调节作用》,《软科学》2018年第7期。

制造业和服务业工作的城市外来人口为样本,探究企业社会责任对城市外来人口健康的影响机理。因此,本节提出如下假设:

H1:企业履行社会责任的程度越高,越有利于城市外来人口健康。

(二)企业卫生服务的中介作用

一个可持续的、包容的经济体取得成功的先决条件是拥有健康的劳动人口,《欧洲 2020 发展战略》强调健康素养普及已成为企业的一项战略资产,因此,欧盟要求企业明确展示员工健康计划。企业社会责任的内部体现就是企业创建一个有利的健康环境刺激劳动者管理自己的健康,主动寻求健康信息,进而形成健康行为[①]。来自俄罗斯社会创业项目的数据显示,是否具有工作场所的健康促进方案甚至成为企业家精神的体现[②]。企业社会责任作为一种自愿承诺,其目标不仅是给予劳动者最低限度的劳动保护,还涉及使劳动者受益于比法律要求更高的健康标准。这种目标只有通过为员工提供各类卫生服务才能得以实现,而企业卫生服务供给则为衡量企业社会责任提供了具体的绩效工具。

20 世纪 80 年代,美国企业首先意识到与其在员工生病后才做出反应和花费大量金钱,不如在一开始就制定计划来防止员工生病。美国加州的企业通过与医学院合作为员工提供卫生服务,不仅提高了员工的健康水平,而且控制了医疗成本,这种双赢的局面使企业发现对员工健康的持续关注直接影响到企业自身的发展[③]。在健康中国战略中,企业的卫生服务供给活动被称为健康企业建设,对于城市外来人口来讲,即企业通过组织管理、环境建设及健康活动为外来务工者提供卫生服务。在组织管理方面,企业将务工者的健康融入企业决策,在管理中制定专门的健康促进计划,比如通过健康素养计划提高城市外来人口利

---

① Sorensen K, Brand H, "Health Literacy—A Strategic Asset for Corporate Social Responsibility in Europe", *Journal of Health Communication*, Vol. 16, No. 3, 2011.

② Bochkareva E V, Kalinina A M, Kopylova G A, "The Prospective Directions of Social Policy of National Companies in the Field of Population Health Promotion in Russia", *Zdravookhranenie Rossiiskoi Federatsii*, No. 4, 2014.

③ Pelletier K R, Klehr N L, Mcphee S J, "Developing Workplace Health Promotion Programs through University and Corporate Collaboration: A Review of the Corporate Health Promotion Research Program", *American Journal of Health Promotion*, No. 4, 1988.

用卫生服务的主动性,进而改善个体健康结果。在环境建设方面,企业营造有利于员工健康的自然和人文环境,公共场所落实无烟无尘,垃圾日产日清,毒害物质定期检测,食堂膳食结构合理,同时给职工提供锻炼和阅读场所等健康帮扶措施。在健康活动方面,将职业病防治作为卫生服务供给的首要任务,关注职业紧张、劳动工效学以及职业性慢性疾病。个体健康是包含生理、心理及心灵等多个方面的全人健康,因此除了职业病防治活动,企业通过为员工提供人体工程学培训、慢性病保健、健身中心、健康体检、保健按摩、营养配餐、女员工孕期保健、心理咨询等各类卫生服务促进其全人健康。同时企业卫生服务供给需要资源支持,除了专项资金及健身设施的匹配,还需配备专业人员,职业医生与管理层合作可以有效降低健康风险,因此在执行企业健康计划时,需要配备专业的医生、护士作为健康协调员参与企业健康决策并指导健康活动。基于上述分析,企业对外部利益相关者的责任以对员工责任为前提,全面履行社会责任的企业自然会提升内部卫生服务供给,企业卫生服务供给能力的提升可以改善城市外来人口健康,因此本研究提出如下假设:

　　H2:企业履行社会责任会提升企业卫生服务供给能力。

　　H3:企业卫生服务供给有利于城市外来人口健康。

　　H4:企业卫生服务在企业社会责任与城市外来人口健康中具有中介作用。

(三)政府监管的调节效应

以企业社会责任为基础的健康促进模式可使城市外来人口健康受益,开放式访谈显示企业负责人也认为企业不是单纯追求利润的组织,它有义务保证务工者健康,而现实却是城市外来人口受到传染病、居住拥挤和保健服务匮乏的困扰[①]。企业虽然已有对履行社会责任的共识,但2019年中国企业300强社会责任发展指数为32.7分,约五成企业发展指数低于20分[②]。因为没有评价职业健康信息的标准方法致使企业社会责任报告披露不仅质量差而且

---

①　Ortega M I, Sabo S, Gallegos P A, et al, "Agribusiness, Corporate Social Responsibility, and Health of Agricultural Migrant Workers", *Frontiers in Public Health*, No. 4, 2016.

②　黄群慧:《企业社会责任蓝皮书:中国企业社会责任研究报告》,社会科学文献出版社2019版。

信息单一，对 20 位企业经理的访谈显示企业社会责任报告主要关注安全绩效指标，例如每年的工伤人数，但缺少对员工整体健康计划的披露①。国外研究呈现同样的研究结果，加拿大学者对本土企业社会责任报告的内容分析显示领导者公司与普通公司存在共同的特点，那就是重点关注的都是被监管的问题，如安全生产指标，而工作环境及员工心理健康问题并未进入企业社会责任报告②。这说明比起对务工者的长期健康维护，企业更注重短期安全问题。在这种情况下，行业协会背负起监管企业履行健康责任的希望，但以第三方协会为代表的非政府组织对企业社会责任不仅无法监管，甚至会串谋包庇。马来西亚对于服装制造企业的研究显示，比起媒体对于外来务工者健康权益被侵犯的各种报道，协会却没有一例关于企业违规的报告③。既然企业自身没有监管动力，第三方协会没有监管能力，那么政府就有义务成为企业社会责任践行阻碍的反作用力。

上述现象说明需要外在力量监管企业对城市外来人口健康的责任，城市外来人口的健康问题应被正式且明确地纳入政府监管中，尤其是要在法律层面明确监管主体、内容和标准，目前通行标准为 SA 8000（Social Accountability 8000）及 ISO 26000（International Standard Organization 26000）。企业社会责任监管被上升为法律已成一种世界性趋势，丹麦和英国已出台企业社会责任的法律，明确企业需要履行四种卫生服务供给责任：一是制定职业健康和安全计划；二是公布受伤、职业病、旷工和与工作有关的死亡总数；三是执行教育、培训、咨询、预防和风险控制计划来帮助劳动者及其家人；四是工会代表劳动者与企业签订正式的健康和安全协议④。2018 年修订的《中华人民共和国职业病防治法》明确规定了卫生行政部门、安全生产监督管理部门的监管作用。总之，企业社会责任的实现既然受到内部因素的限制，那么就需要政府监管推动企业履行责任，保证务工者的底线健康。

虽然政府监管可以要求企业履行最低限度的健康责任，但监管只是政府管

---

① Dixon S M，Searcy C，Neumann W P，"Reporting within the Corridor of Conformance：Managerial Perspectives on Work Environment Disclosures in Corporate Social Responsibility Reporting"，*Sustainability*，Vol. 11，No. 14，2019.

② Searcy C，Dixon S M，Neumann W P，"The Use of Work Environment Performance Indicators in Corporate Social Responsibility Reporting"，*Journal of Cleaner Production*，Vol. 122，2016.

③ Crinis V，"Sweat or No Sweat：Foreign Workers in the Garment Industry in Malaysia"，*Journal of Contemporary Asia*，Vol. 40，No. 4，2010.

④ Jun H，"Corporate Social Responsibility and Health and Safety at Work"，*Korean Lawyers Association Journal*，No. 10，2010.

理的方法之一,政府管理既包括强制性监管也包括支持性举措,政府监管只是对国家各项有关法律法规的执行,制度环境要由规制、经济、信息、合作等多种工具构成。当监管强度较高时,城市外来人口的基本劳动权益可以得到保证,工伤和职业侵害案件也可以及时得到处理,但企业社会责任是业务驱动,而且是严格自愿的,政府监管只是执行国家规定的最低标准。政府监管的强度过高将提升城市外来人口对企业社会责任及供给卫生服务的预期,如果企业提供的卫生服务没有达到预期,城市外来人口就会对企业卫生服务产生负面评价。在较高强度的政府监管下,城市外来人口对企业社会责任形成新的认知框架,进而忽视企业社会责任及卫生服务供给对个人健康的贡献,企业社会责任及卫生服务供给与个人健康的正向关系会被减弱。反之,在政府监管相对弱化的时段,企业履行社会责任和供给卫生服务的压力变小,城市外来人口对于企业卫生服务供给的期望值降低,反而会给予企业社会责任和卫生服务供给工作较高的评价,因此会加强企业社会责任及卫生服务供给对个人健康的正向关系。基于以上分析提出以下假设:

　　H5:政府监管有利于城市外来人口健康。

　　H6:政府监管负向调节企业社会责任对城市外来人口健康的影响。即当政府监管强度提升时,企业社会责任对城市外来人口健康的正向影响受到减弱。

　　H7:政府监管负向调节企业卫生服务对城市外来人口健康的影响。即当政府监管强度提升时,企业卫生服务对城市外来人口健康的正向影响受到减弱。

综上,本节的理论研究模型如图 5-1 所示。

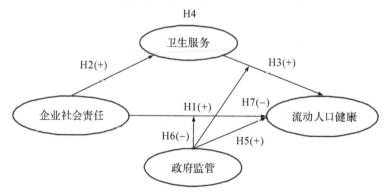

图 5-1　企业社会责任与城市外来人口健康模型

三、研究设计与变量测量

(一)数据来源

研究数据来源于浙江省,之所以选择浙江省作为调查区域,是因为浙江省是我国第二大人口流入省份,同时也是轻工类企业集聚的省份。调查区域选择中国浙江省杭州、宁波、温州三个具有代表性的国内移民聚居城市。为提高问卷的信度与效度,正式调查前在温州双屿工业园区进行预测试,发放问卷 150 份,回收 145 份,回收率为 96.7%,根据探索性因子分析结果对问项进行删除与修订,在修订的基础上于 2020 年 6 月开展大规模调查。本次问卷调查的时间是 2020年 6—7 月,以浙江省 2017 年全员城市外来人口年报数据为基本抽样框,采取PPS 抽样方法进行抽样,首先在杭州、宁波及温州三地抽取外来务工者占比超过70%的 3 个工业园区,其次在每个样本区中随机抽取 3 个企业,然后在每个选定的企业,调查人员根据性别、年龄和流动时间选择 20~40 名城市外来人口,目标总体为在调查前一年来本地居住、非本区(县、市)户口且年龄在 18 周岁及以上的流入人口。本次调查通过线上线下两种渠道共发放问卷 560 份,回收有效问卷 553 份,有效回收率为 98.8%。

(二)变量测量

1.企业社会责任

城市外来人口对企业社会责任的认知更为直接,因此本研究选择员工感知企业社会责任作为测量变量。何显富①根据 Turker42 项企业社会责任量表开发了适合中国情境的员工感知企业社会责任量表,并对量表进行了两次效度检测,运用探索性因子分析确定了中国企业社会责任的因子结构,运用验证性因子分析确定问卷问项与潜在变量之间是否具有稳定关系,最终得到 5 个潜在变量和 20 个问项,5 个变量分别为员工责任、产品责任、诚信责任、公益责任、环境责任,进而形成适应中国情境的员工感知企业社会责任量表。本节将 20 个问项按照五个维度合并为 7 个问项,所有的测量条目采用 Likert 五级量表,"5"代表完

① 何显富:《企业社会责任、道德型领导行为对员工组织公民行为影响及其作用机理研究》,博士学位论文,西南交通大学,2011 年,第 57 页。

全同意,"1"代表完全不同意。

2. 城市外来人口健康

因变量通过自评健康、生理健康和心理健康 3 项指标考察城市外来人口的健康状况。①自评健康采用美国的健康调查简表(SF-36)的简化版[①],主要测量被调查者自我健康总体评价及与周围人进行比较后对自我健康的评价,采用Likert 五级量表。②生理健康采用患者健康问卷躯体症状量表(PHQ-15)简化版进行测量,其中文版在中国人群中具有较好的信效度[②],量表包括头痛、胃痛、腰痛的判定,采用 Likert 五级量表测量这三类疼痛症状的严重程度;③心理健康采用 Hopkins Symptom Check List(HSCL)量表的简化版,该量表主要测量焦虑和抑郁的情况,得分越高表明精神健康状况越差[③],本研究采用 Likert 五级量表衡量躯体化焦虑及抑郁严重程度。

3. 企业卫生服务

根据《健康中国行动(2019—2030 年)》,国家卫健委联合其他部委印发《关于推进健康企业建设的通知》,随后,国家卫健委 2019 年印发了《健康企业建设规范(试行)》,企业卫生服务供给需要完成落实四类目标:一是结合企业行业性质及作业内容制定与务工者健康需求相关的制度,尤其是传染病应急预案;二是为务工者提供整洁环保及设施完善的工作环境;三是配备专业的职业健康维护人员和设备,根据岗位不同实施分类健康指导;四是定期开展健康保健活动,具体包括安全教育、健康素养、心理咨询、文体活动等。本研究根据《健康企业建设规范(试行)》设置 6 个问项来评价企业为外来务工者提供卫生服务的情况,所有问项都采用 Likert 五级量表,"5"代表完全同意,"1"代表完全不同意。

4. 政府监管

2018 年,国家安全生产监督管理总局的职业安全健康监督管理职责被并入

---

① Singh A,Gnanalingham K,Casey A. et al,"Quality of Life Assessment Using the Short Form-12 (SF-12) Questionnaire in Patients with Cervical Spondylotic Myelopathy-Comparison with SF-36",*Spine*,Vol. 31,No. 6,2006.

② Zhang L,Fritzsche K,Liu Y,et al,"Validation of the Chinese Version of the PHQ-15 in a Tertiary Hospital",*BMC Psychiatry*,Vol. 16,No. 1,2016.

③ Nettelbladt P,Hansson L,Stefansson C G,et al,"Test Characteristics of the Hopkins Symptom Check List-25 in Sweden,Using the Present State Examination as a Caseness Criterion",*Social Psychiatry and Psychiatric Epidemiology*,No. 3,1993.

国家卫健委,国家卫健委负责全国职业病防治的监督管理工作。国家卫健委职业健康司对城市外来人口健康工作做出明确规定,未来的工作重点包括务工人员在工作场所和工作过程中的身体伤害能够得到预防与控制,以及健康受损后的救济措施执行。本研究根据国家卫健委职业健康司的指导意见从企业劳动强度、职业病和工伤事故监管,劳动合同监管,购买工伤保险监管,职业安全健康培训监管,工伤赔偿与救治落实情况监管五个维度提取调查问项,问项采用 Likert 五级量表,"5"代表完全同意,"1"代表完全不同意。

此外,本节还把经济收入、流动时间、居留意愿和融入意愿作为控制变量。经济地位越高的城市外来人口越具备获得卫生服务的资本优势;流动时间直接决定城市外来人口身心健康的消耗程度;居留意愿与融入意愿体现城市外来人口市民化的主动程度,进而影响其利用企业卫生服务的主动性,从而影响健康结果。

四、实证分析与结果

(一)量表信效度检验

本节应用 SPSS 21.0 及 AMOS 22.0 软件对量表进行检验,探索性因子分析结果显示,量表的 KMO 值为 0.943,Bartlett 的球形度检验值为 8140.757,显著性 P 值为 0.00,因此适合做因子分析。采取主成分分析法,抽取特征值大于 1 的因子,结果共提取出 4 类公因子,旋转累计平方和是 67.294%,大于 60%。通过正交旋转法旋转后,可将 24 个问项归为 4 类因子,且每个项目的负荷均高于 0.5,说明提取的 4 类因子所包含的信息较全面,且未出现双重因子负荷均高的情况,各观测变量按照理论预设聚合到各维度下,研究量表具有良好的建构效度。验证性因子分析模型适配结果显示 $x^2/\mathrm{df}=1.862<3$;GFI$=0.935$,AGFI$=0.921$,TLI$=0.970$,CFI$=0.973$,均大于 0.9;RMSEA$=0.04<0.08$,达到通用标准,说明模型拟合效果较好。每个问项的标准化因子载荷均大于 0.5,说明每个问项都可以很好地解释其所在的维度。组合信度(CR)的大小反映了每个潜变量中所有问项是否一致性地解释该潜变量,组合信度大于 0.7,说明每个潜变量中的所有问项都可以一致性地解释该潜变量。AVE 值是平均方差萃取量,各维度的 AVE 值均在标准水平 0.5 以上,说明量表有很好的聚敛效度。α 值大

于 0.7,说明量表的内部一致性较高(见表 5-4)。

表 5-4　量表验证性因子分析和信度分析结果

变量	测量题项	标准载荷	CR	AVE	α 值
企业社会责任	待遇合理及员工参与管理	0.771	0.913	0.600	0.913
	实行灵活政策鼓励员工职业发展	0.792			
	管理决策公平且员工具有平等机会	0.751			
	产品符合国内外标准及客户口碑	0.778			
	企业行为合法且避免不正当竞争	0.780			
	企业支持公益活动	0.767			
	企业采取措施减少环境污染	0.784			
企业卫生服务	健康规划及健康规章制度	0.809	0.891	0.579	0.891
	企业卫生环境建设	0.759			
	卫生室及卫生人员配置	0.673			
	职业安全和职业防护教育	0.859			
	健康素养教育	0.757			
	开展健康活动	0.693			
政府监管	监管劳动强度、职业病和工伤事故	0.834	0.890	0.619	0.889
	监管企业签订正规劳动合同	0.777			
	监管企业为员工购买工伤保险	0.703			
	监管企业职业安全健康培训	0.789			
	监管工伤赔偿待遇落实	0.822			

续表

变量	测量题项	标准载荷	CR	AVE	α 值
城市外来人口健康	自我健康的总体评价	0.804	0.906	0.619	0.906
	健康与周围群体比较	0.774			
	头痛;胃痛;腰痛;肌肉酸痛	0.698			
	精力下降;行动减慢;身体恢复	0.772			
	感到不能控制情绪	0.803			
	感到孤独苦闷及睡眠质量差	0.859			

(二)描述性分析与相关性分析

描述性统计结果(见表 5-5)显示,企业社会责任均值为 3.17,企业卫生服务均值为 3.19,政府监管均值为 3.20;城市外来人口健康均值为 3.13,这说明城市外来人口对主要变量的评价处于一般水平,尚有改善空间。控制变量显示城市外来人口经济收入均值为 5.12,按照问卷问项设计,这说明城市外来人口月收入多在 5000~6000 元;流动时间均值为 1.80,说明城市外来人口的流动时间多为 2~3 年;居留意愿与融入意愿均值较高,说明城市外来人口市民化意愿较强,这与 2017 城市外来人口动态监测数据统计结果一致。相关性分析结果显示,控制变量中经济收入(0.239**)和流动时间(0.167**)对城市外来人口健康有显著的影响,居留意愿与融入意愿对城市外来人口健康均不存在相关性,而企业社会责任(0.592**)、企业卫生服务(0.477**)和政府监管(0.288**)均与城市外来人口健康有显著的正向相关。

表 5-5　描述性统计与变量相关性分析

变量	均值	标准差	1	2	3	4	5	6	7	8
经济收入	5.12	1.216	1							
流动时间	1.80	0.900	0.257**	1						
居留意愿	3.86	0.842	−0.056	−0.028	1					

续表

变量	均值	标准差	1	2	3	4	5	6	7	8
融入意愿	3.78	0.838	−0.003	0.002	0.016	1				
企业社会责任	3.17	0.859	0.091*	0.067	−0.039	0.011	1			
企业卫生服务	3.19	0.834	0.152**	0.091*	−0.005	0.006	0.581**	1		
政府监管	3.20	0.942	0.018	0.058	−0.026	−0.024	0.337**	0.201**	1	
城市外来人口健康	3.13	0.933	0.239**	0.167**	−0.006	0.008	0.592**	0.477**	0.288**	1

注：**、*分别表示在5%、10%的统计水平上显著。

（三）卫生服务中介检验

本节采用 AMOS 22.0 软件构建标准化路径检验，利用自助法（bootstrap）对中介效应进行检验。模型适配结果显示 $x^2/\mathrm{df}=1.754$，符合判断标准；GFI＝0.952，AGFI＝0.939，NFI＝0.960，TLI＝0.980，CFI＝0.982，均大于0.9；RMSEA＝0.037＜0.08，说明结构方程模型拟合效果较好。在后续的假设检验中，共线性检验显示变量的膨胀因子不高于5，证明变量之间不存在共线性问题，同时进行了共同方差偏差检验，通过 harman 单因子法判断初始特征值中第一个成分的解释率为39.357%，不高于50%证明变量之间不存在共同方差偏差的问题。路径分析结果显示企业社会责任对城市外来人口健康有显著的正向影响，系数为0.514（P＝0.000），故假设 H1 成立；企业社会责任对企业卫生服务有显著的正向影响，系数为0.644（P＝0.000），故假设 H2 成立；企业卫生服务对城市外来人口健康有显著的正向影响，系数为0.192（P＝0.000），故假设 H3 成立（见表5-6）。利用 bootstrap 进行中介效应检验，重复5000次样本，计算95%的可信区间，从表5-7中结果可知，企业社会责任对城市外来人口健康的总效应量为0.6430，95%置信区间[0.5697,0.7163]不包含0，说明总效应成立；直接效应量为0.5164，95%置信区间[0.4282,0.6046]不包含0，说明直接效应成立；间接效应量为0.1266，95%置信区间[0.0642,0.1959]不包含0，说明间接效应成立，故假设 H4 成立，中介效应为部分中介。

表 5-6　假设验证结果

假设条目	标准化系数	残差误	T 值	显著性	假设验证
H1:企业履行社会责任的程度越高,越有利于城市外来人口健康	0.514	0.066	9.051	***	成立
H2:企业履行社会责任会提升企业卫生服务供给能力	0.644	0.052	13.466	***	成立
H3:企业卫生服务供给有利于城市外来人口健康	0.192	0.056	3.649	***	成立

表 5-7　利用 bootstrap 进行中介效应检验结果

路径	效应	效应量	S. E.	P	LLCI	ULCI
企业社会责任→企业卫生服务→城市外来人口健康	总效应	0.6430	0.0373	0.000	0.5697	0.7163
	直接效应	0.5164	0.0449	0.000	0.4282	0.6046
	中介效应	0.1266	0.340	0.000	0.0642	0.1959

(四)政府监管的调节效应

调节效应的检验利用多元层级回归完成,根据理论假设建立两个多元回归模型检验调节效应。第一个模型引入控制变量、自变量和调节变量,由于调节变量的作用较为敏感,为防止伪回归的出现需对自变量、调节变量以及交互项进行控制,该模型用于检验自变量和调节变量是否会影响因变量,进而确定模型的解释能力;第二个模型在引入控制变量、自变量、调节变量的基础上加入自变量和调节变量交互项,如果交互项的回归系数显著且 R^2 提高,则说明调节变量有显著的调节作用(调节效应检验数据均经过中心化处理)。

表 5-8 中模型 1 以控制变量、企业社会责任和政府监管为自变量,以城市外来人口健康为因变量建立多元回归模型;模型 2 是在引入控制变量、自变量、调节变量的基础上加入自变量和调节变量交互项。模型 1 中企业社会责任(0.539**)和政府监管(0.099*)对城市外来人口健康均有显著的正向影响作用,故假设 H5 成立;模型 2 中自变量与调节变量的交互项(−0.035)对城市外

来人口健康没有显著的影响作用,说明政府监管在企业社会责任和城市外来人口健康的影响关系上没有起到明显的调节效应,故假设 H6 不成立。图 5-2 显示高低调节效应在斜率图中没有显著的差异,说明政府监管对企业社会责任与城市外来人口健康的调节效应不明显。

表 5-8 中模型 3 以控制变量、企业卫生服务和政府监管为自变量,以城市外来人口健康为因变量建立多元回归模型;模型 4 是在引入控制变量、自变量、调节变量的基础上加入自变量和调节变量交互项。模型 3 中企业卫生服务(0.406**)和政府监管(0.199**)对城市外来人口健康均有显著的正向影响作用;模型 4 中自变量与调节变量的交互项(−0.127**)对城市外来人口健康有显著的负向影响作用,且模型 3 的 $R^2 = 0.301$,模型 4 的 $R^2 = 0.315$,说明模型解释能力增强。政府监管在企业卫生服务与城市外来人口健康的影响关系上起到明显的负向调节效应,故假设 H7 成立,即当政府监管强度提升时,企业卫生服务对城市外来人口健康的正向影响受到减弱。图 5-3 显示了政府监管的负向调节效应,该斜率图显示在较高政府监管情境下,企业卫生服务与城市外来人口健康的正相关关系小于较低的政府监管情境,这说明政府监管减弱了企业卫生服务与城市外来人口健康的正向关系。

表 5-8　政府监管调节效应检验结果

变量	城市外来人口健康			
	模型 1	模型 2	模型 3	模型 4
经济收入	0.169**	0.167**	0.154**	0.147**
流动时间	0.083*	0.081*	0.079*	0.086*
居留意愿	0.029	0.029	0.012	0.019
融入意愿	0.005	0.007	0.011	0.018
企业社会责任中心化	0.539**	0.523**		
企业卫生服务中心化			0.406**	0.359**
政府监管中心化	0.099*	0.101*	0.199**	0.203**

续表

变量	城市外来人口健康			
	模型 1	模型 2	模型 3	模型 4
企业社会责任中心化×政府监管中心化		-0.035		
企业卫生服务中心化×政府监管中心化				-0.127^{**}
R^2	0.401	0.402	0.301	0.315
ΔR^2	0.395	0.001	0.293	0.014
F	61.005^{**}	52.404^{**}	39.151^{**}	35.748^{**}

注:**、*分别表示在5%、10%的统计水平上显著。

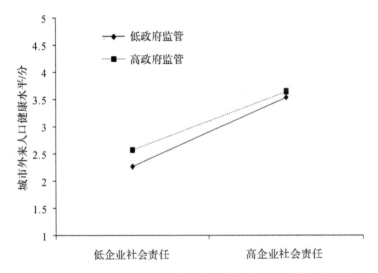

图 5-2 政府监管对企业社会责任与城市外来人口健康调节效应

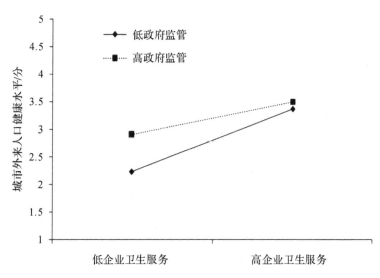

图 5-3　政府监管对企业卫生服务与城市外来人口健康调节效应

五、结论与讨论

本节以企业社会责任理论为基础,实证检验了企业社会责任与城市外来人口健康的关系。研究结果发现:①企业社会责任与城市外来人口健康有显著的正相关关系,即企业承担社会责任能够提升城市外来人口的身心健康。②卫生服务在企业社会责任与城市外来人口健康中发挥中介作用,企业通过健康制度、健康环境及健康活动等卫生服务来促进城市外来人口健康。③政府监管对城市外来人口健康具有促进作用,但政府监管对企业社会责任与城市外来人口健康的关系并未产生调节作用。其原因一方面在于企业社会责任是一种主动选择,外部监管的影响有限,另一方面在于本研究政府监管变量中仅涉及员工责任监管,缺少产品、消费者、环境方面的监管测量。政府监管对企业卫生服务与城市外来人口健康的关系具有负向调节作用,说明政府管理工具在企业卫生服务与城市外来人口健康的关系中发挥着不同作用,监管只是政策工具之一,政府管理若要发挥正向调节作用需要使用复合型政策工具,比如应用支持性举措引导企业卫生服务供给。

本节的理论贡献主要体现在:首先,本研究从工作场域入手研究了企业在城市外来人口健康促进中的作用,丰富了企业社会责任对城市外来人口健康的应然性研究。目前中国健康企业建设仅限于根据健康中国战略给出的理论框架,本研究为国家推行健康企业建设提供了实证依据。其次,本研究建构了企业社会责任与城市外来人口健康的理论模型,不仅探讨了企业社会责任对健康的直接影响,而且验证了李霜等[①]提出的企业卫生服务供给框架对城市外来人口健康的影响。企业卫生服务是指在履行职业病防治的法定义务的基础上,营造良好的健康环境和文化氛围,提升务工者的健康获得感。排除法定责任,企业卫生服务供给本质上是企业基于战略发展需要的一种主动设计,因此政府监管对其促进作用极其有限,政府监管的负向调节作用印证了这一点。最后,本研究回应了 Quazi 等[②]提出的企业是利润最大化的经济实体还是社会服务多元化的实体这一争议,企业社会责任具有二维属性,社会经济水平越高,企业越是需要作为一个多维实体而存在,单一经济驱动的企业只存在于粗放型经济发展阶段,在全民健康与全面小康双重背景下,企业需承担起促进外来务工人员健康的相应责任。

此外,本节的研究成果对于促进城市外来人口身心健康还有一定的实践启示,主要表现在:

一是在发展理念上,企业决策层应明确以员工健康责任作为企业社会责任的核心。将企业社会责任融入企业发展战略才是提高企业综合竞争力的正道,对于员工健康服务的投入不是企业的负担,外来务工人员的健康是企业最重要的战略资产。健康的员工才能保证企业提供优质的产品和服务,才能获得政府、供应商、消费者及社区等利益相关者的正面评价,实现企业的可持续发展。同时企业需要定期对外发布企业社会责任报告,公布健康责任的具体履行状况,接受政府、公众和媒体的监督。

二是在责任履行中,卫生服务供给是促进外来务工人员健康的着力点。参照世界卫生组织健康场所促进计划框架,企业卫生服务供给内容不再是仅仅解决职业健康问题,而是针对务工者身心健康维护的复合服务体系。具体措施包括:一是职业病防治工作,针对工作场所存在的职业病危害因素,通过技术工艺改进和劳动安全规范进行综合干预;二是定期将职业病危害因素检测结果进行公示;三是打造健康环境,在厂区内全面禁烟,食堂膳食结构合理,保证洗手间设施完善及清洁达标,为外来务工者配备急救医疗用品和药物,定期组织体检;四

---

① 李霜、李涛、任军等:《我国健康企业建设思路与内容框架》,《中国职业医学》2018 年第 6 期。

② Quazi A M,O'brien D,"An Empirical Test of a Cross-National Model of Corporate Social Responsibility",*Journal of Business Ethics*,No. 1,2000.

是开展健康活动，为务工者提供职业健康与健康素养教育，定期组织员工开展阅读、跑步、爬山、球类、游泳等文体活动。

　　三是在政府管理中，政府需依托强制性监管与支持性举措发挥不同引导作用。在城市外来人口健康的底线维护方面，政府监管聚焦于如何落实卫健委"三有一加强"政策，要求企业要有职业健康培训，比如就业技能培训、劳动保护培训；要有劳动合同，督促用人单位与外来务工者依法签订正式合同，依法规范劳务派遣用工行为；要有工伤保险，实现外来务工者全部参加工伤保险，同时加强监察和救治救济力度，保证有诉必应。政府监管在企业卫生服务与城市外来人口健康结果之间发挥负向调节作用，说明政府监管不是万能药，法规制度不是唯一的政策工具。政府虽然可以进行底线管制，但健康促进不是企业的法定义务，当政府监管变弱后，城市外来人口健康对企业卫生服务的依赖就会增强。要调动企业卫生服务供给的积极性绝不能仅仅依赖监管，政府还需利用经济杠杆和政策杠杆激励企业履行健康促进的责任。例如，卫生管理部门给予健康促进较好的企业相应的政策与资源倾斜，根据职业安全健康管理评级，降低其工伤保险费用，使其得到经济实惠。

第六章　城市外来人口的就医行为

第三章、第四章和第五章对城市外来人口健康风险状况进行了分析,研究结论表明,城市外来人口由于其特殊的身份,承担着巨大的健康风险。当城市外来人口家庭发生健康风险时,将面临一个重要选择,即是否就医和到什么样的医疗机构就诊,这实际上是对疾病的严重程度和就医机会成本的综合权衡结果。如果疾病未能得到有效和及时的救治,有可能"小病"拖成"大病",使身体受损而导致更大的疾病损失。相反,如果疾病得到及时有效的救治,则可使患者尽早恢复健康,缓解疾病风险的潜在影响。因此,能否便利和及时地获得医疗服务对于改善城市外来人口健康状况有着重要影响。保障城市外来人口等弱势群体的健康权、促进基本医疗卫生公共服务均等化已成为我国政府医疗改革努力的方向之一。获得充分的、有质量的、价格可接受的基本医疗服务也是城市外来人口基本健康权之一。本章利用问卷调查数据,分析城市外来人口医疗服务需求和就医行为,分析和认识其就医流向,掌握城市外来人口医疗服务需求和就医行为的现状和基本特征,揭示城市外来人口就医行为的影响因素和内在规律,正确引导城市外来人口就医选择,合理优化配置卫生资源,实现"人人享有基本医疗卫生服务"的目标,完善城市外来人口有关卫生服务公共政策,为更好地满足城市外来人口的医疗卫生服务需求提供决策依据。

第一节　城市外来人口的就医状况

城市外来人口在识别健康风险后,将根据病情感知和家庭经济状况,再决定是否就医。遵循健康需求理论和效用最大化理论的基本分析框架,本节将在现有研究的基础上,描述城市外来人口就诊医疗机构的特征、可及性、就医行为特征和就医体验满意度评价,为政府相关部门改进城市外来人口医疗服务需求提供政策依据。

一、城市外来人口就医行为

(一)就诊医疗机构选择情况

城市外来人口在就医时,将面临就诊医疗机构的选择和治疗措施的选择。本书将患者的就诊医疗机构分为县级及以上医院、乡镇卫生院或社区卫生服务中心、村卫生室或社区卫生服务站、个体诊所或私人诊所四类。由表 6-1 可见,从患病就医意向选择分布情况来看,有 44.7% 的城市外来人口采取自我药疗或不采取任何措施,此项比例最高。尽管自我药疗是居民一种常见的用药行为,但是对知识水平有限的城市外来人口而言,自我药疗往往存在较大风险,会对健康造成一定损害。同时,有 19.0% 和 18.5% 的城市外来人口选择到个体诊所或私人诊所和村卫生室或社区卫生服务站就诊。需要引起注意的是,选择个体诊所或私人诊所占了相当大的比例,不少个体诊所或私人诊所存在无证经营、无证行医,各类黑诊所引发医疗事故的报道频频见诸报端。另外有 9.8% 的城市外来人口选择到乡镇卫生院或社区卫生服务中心就诊,选择去县级及以上医院就医的比例只有 8.0%。城市外来人口由于收入水平低,更注重考虑自身医疗负担,尤其是中低收入的城市外来人口对就医费用更加敏感。因此,一旦生病,为了节约经费开支,他们更愿意选择到药店买药进行自我医疗,或者去资质欠缺的非法小诊所就医。这种就医意向选择的现象让城市外来人口面临着较大的健康风险,严重者甚至危及生命。

表 6-1　城市外来人口就诊医疗机构的选择状况

医疗机构类型	自我买药治疗等	个体诊所或私人诊所	村卫生室或社区卫生服务站	乡镇卫生院或社区卫生服务中心	县级及以上医院
人数/人	268	114	111	59	48
比例/%	44.7	19.0	18.5	9.8	8.0

为了深入了解城市外来人口选择自我药疗或未就诊的原因,课题组设置了可能的理由,排在第一位的是"没有时间",占 40.2%,第二位是自感"病情不重",占 26.0%,第三位是"看病太贵",占 17.3%,另外"自己有药"和"没有钱"各占 5.5% 和 3.7%(见表 6-2)。

表 6-2　城市外来人口选择自我药疗或未就诊的主要原因（多选）

理由	没有时间	病情不重	看病太贵	自己有药	没有钱	其他原因
人数/人	198	128	85	27	18	36
比例/%	40.2	26.0	17.3	5.5	3.7	7.3

　　访谈中,课题组发现由于大部分城市外来人口表示到城市的主要目的是打工赚钱,尽量多赚钱、少支出、多储蓄是他们在流入地的主要工作和生活目的,看病的时间成本太高,在经济条件有限的情况下并不希望因为看病耗费太长时间而耽误工作,甚至失去工作,由此催生消极就医的心态,甚至不少人为图方便就近随便买药自我处理,或者选择到个体诊所或私人诊所就医。实际上,不合理地自我用药或者到非法诊所就诊,不但会造成经济损失,更重要的是会延误病情,贻误治疗时机,损害患者健康,甚至威胁患者的生命安全。

　　案例 6-1:"我们身子有什么毛病的话就去附近的药店自己买点药吃吃,或上小诊所看看,吃不好的话,就到附近卫生院看看……基本不去大医院,那里太贵了,挂号费都要几十块,我们一个月也就挣两千多块,还要缴房租,大医院那些地方真的是去不起,最好还是别去。"

　　案例 6-2:"前几天有点肚子痛,估计是胃炎犯了,没办法只能忍着干活做生意。看医生太麻烦啊,还要排老半天队,我们打工的要赚钱,走不开,你经常不开门做生意,别人就跑其他店买了,就没生意可做了。"

(二)就诊的时间成本和经济成本

　　表 6-3 描述了城市外来人口到不同级别医疗机构就诊所需的交通费用和交通时间。调查结果显示,城市外来人口就医的平均交通时间为 16.9 分钟,平均交通费用为 2.3 元,且交通费用和交通时间随医疗机构级别的不同而存在一定的差异。到个体诊所或私人诊所和社区卫生服务站或村卫生室就医的平均交通时间分别为 10.2 分钟和 11.8 分钟,基本不会产生什么交通费用或者交通费用很少。这是因为卫生行政部门根据户籍人口的数据分布情况在村、社区规划布局数量不等的医疗设施,而城市外来人口生活的聚居区更是自发地开起大量个体或私人诊所,因此,城市外来人口平时就医基本依靠步行或骑自行车。而前往乡镇卫生院或社区卫生服务中心的平均交通时间为 20.5 分钟,平均交通费用为

2.2 元,说明相对于前两类医疗机构,乡镇卫生院或社区卫生服务中心与城市外来人口居住地有一定的距离,骑车或乘公交车是城市外来人口就医的主要方式。到县级及以上医院的平均交通时间为 25.4 分钟,平均交通费用为 3.9 元,反映了县级及以上医院距离城市外来人口居住地较远,路途花费时间较长,有部分人需要乘坐出租车前往,由此交通费用会相对较高。

表 6-3　城市外来人口到不同类型医疗机构就诊的交通时间和交通费用

医疗机构类型	县级及以上医院	乡镇卫生院或社区卫生服务中心	村卫生室或社区卫生服务站	个体诊所或私人诊所
交通时间/分钟	25.4	20.5	11.8	10.2
交通费用/元	3.9	2.2	1.6	1.5

(三)就医的交通工具

就交通工具而言,大部分城市外来人口的首选是步行前往,其次是骑自行车,另外还有乘坐公交车、开车或乘坐出租车等其他交通方式。调查数据显示,城市外来人口就医时交通工具的选择会随医疗机构类型的不同而有所差异。如表 6-4 所示,在选择去个体诊所或私人诊所就医的城市外来人口中,步行和骑自行车的占了绝大部分,分别占 82.8% 和 6.0%;前往村卫生室或社区卫生服务站就医的城市外来人口以步行或骑自行车为主,分别占 77.1% 和 14.6%;到乡镇卫生院或社区卫生服务中心就诊,除了选择步行外,主要的交通工具还是公交车和自行车;若到县级及以上医院就诊,城市外来人口主要是乘坐公交车和步行前往,各占到 27.9%,其次是骑自行车和开车,分别占 18.6 % 和 14.0%。

表 6-4　城市外来人口到不同类型医疗机构就诊使用的交通工具情况（单位:%）

医疗机构类型	县级及以上医院	乡镇卫生院或社区卫生服务中心	村卫生室或社区卫生服务站	个体诊所或私人诊所
步行	27.9	47.1	77.1	82.8
骑车	18.6	17.7	14.6	6.0
乘公交车	27.9	23.5	5.2	4.3
开车	14.0	9.8	1.1	2.6
乘出租车	11.6	1.9	1.0	2.6
其他	0.0	0.0	1.0	1.7

(四)就医的候诊时间

从表 6-5 可知,城市外来人口候诊时间因医疗机构类型的不同而存在较大差异。城市外来人口在个体诊所或私人诊所候诊时间最少,平均候诊时间为 12.8 分钟;其次是村卫生室或社区卫生服务站,候诊时间需要 15.5 分钟;第三位是乡镇卫生院或社区卫生服务中心,候诊时间需要 17.2 分钟;候诊时间最长的是县级及以上医院,达到 32.3 分钟。可以看出,城市外来人口候诊时间随着医疗机构等级升高而逐渐增加,差异较为明显。

表 6-5　城市外来人口在不同类型医疗机构的候诊时间情况

医疗机构类型	县级及以上医院	乡镇卫生院或社区卫生服务中心	村卫生室或社区卫生服务站	个体诊所或私人诊所
候诊时间/分钟	32.3	17.2	15.5	12.8

(五)就医的医疗服务价格

现有的研究常常以治疗常见病所需的医疗服务费用支出作为医疗服务价格的代理变量。参照现有文献报道的常用做法[①],本节选取一次流感或感冒所需要的经济开支费用作为医疗服务价格的代理变量。

由表 6-6 可知,城市外来人口就医医疗服务价格平均约为 90.6 元,其中在个体诊所或私人诊所的医疗服务价格最便宜,仅为 63.1 元,其次是村卫生室或社区卫生服务站,医疗服务价格为 65.2 元,乡镇卫生院或社区卫生服务中心的医疗服务价格为 92.7 元,县级及以上医院的医疗服务价格最高,为 124.2 元。由此可知,医疗服务价格因医疗机构的不同而存在一定差异性,医疗服务价格随着医疗机构级别的上升而增加。个体诊所或私人诊所和村卫生室或社区卫生服务站的医疗服务价格相对较低,在一定程度上验证了前面所描述的受自身经济条件的限制,个体诊所或私人诊所、村卫生室或社区卫生服务站凭借医疗服务价格实惠往往成为城市外来人口就医的首选机构。

---

① 王翌秋、张兵:《农村居民就诊单位选择影响因素的实证分析》,《中国农村经济》2009年第 2 期。

表 6-6　不同类型医疗机构医疗服务价格情况

医疗机构类型	县级及以上医院	乡镇卫生院或社区卫生服务中心	村卫生室或社区卫生服务站	个体诊所或私人诊所
医疗服务价格/元	124.2	92.7	65.2	63.1

(六)日常药品供给情况

能否提供日常所需药品是判断医疗机构医疗服务质量的重要标志。从本次调查结果来看,除了少数被调查者回答"不知道"外,大部分城市外来人口表示自己在就诊时医疗机构能够提供日常所需药品。如表 6-7 所示,这四类医疗机构的区别不明显,说明上述四类医疗机构都能满足城市外来人口日常就医所需的药品,基本能满足他们日常就医需求。

表 6-7　城市外来人口在不同类型医疗机构就诊时日常药品供给情况（单位:%）

医疗机构类型	县级及以上医院	乡镇卫生院或社区卫生服务中心	村卫生室或社区卫生服务站	个体诊所或私人诊所
能	86.1	88.3	85.1	89.7
不能	2.3	3.9	4.3	3.4
不知道	11.6	7.8	10.6	6.9

二、城市外来人口就医体验满意度

(一)就医总体满意度

就医满意度是反映医疗机构就医体验的重要指标,是评价医疗服务质量的一个重要维度,并能在一定程度上反映居民潜在的医疗需求。本节将就医满意度划分为"很不满意""不满意""一般满意""满意""很满意"等五档,分别赋值 1~5,取值越高表示就医满意度越好,如表 6-8 所示。从就医总体满意度分布来看,城市外来人口就医总体满意度中等偏上,平均分为 3.29±0.63 分,介于"一般"和"满意"之间,偏向"满意",超过一半城市外来人口认为就医总体满意度为"一般","满意"占 34.2%,"很满意"仅占 0.9%。说明当前城市外来人口对医疗服务满意度处于一般水平,还有待于进一步提高。

表 6-8　城市外来人口对不同类型医疗机构总体满意度评价情况

变量	均值	标准差	很不满意 /%	不满意 /%	一般 /%	满意 /%	很满意 /%
总体满意度	3.29	0.63	1.1	5.4	58.4	34.2	0.9
个体诊所或私人诊所	3.22	0.58	0.0	6.3	61.8	31.3	0.6
村卫生室或社区卫生服务站	3.26	0.62	2.3	3.1	61.8	32.3	0.5
乡镇卫生院或社区卫生服务中心	3.35	0.67	1.3	6.3	51.9	39.2	1.3
县级及以上医院	3.38	0.711	1.4	6.8	50.7	38.4	2.7

从不同类型医疗机构来看,城市外来人口对个体诊所或私人诊所、村卫生室或社区卫生服务站、乡镇卫生院或社区卫生服务中心、县级及以上医院等四级医疗机构的就医满意度分别为 3.22、3.26、3.35、3.38 分,其中个体诊所或私人诊所的就诊满意度最低,县级及以上医院的就医满意度最高。从满意率来看,个体诊所或私人诊所、村卫生室或社区卫生服务站、乡镇卫生院或社区卫生服务中心、县级及以上医院的满意率分别为 31.9%、32.8%、40.5%、41.1%。

(二)对医疗机构满意度评价

本书从就诊方便性、等待时间、就医环境、就医设备、就诊收费等五个维度来对城市外来人口对医疗机构的满意度进行评价,从调研数据结果来看,城市外来人口对就诊方便性和就医环境的满意程度相对较高,而对就诊收费的满意程度最低。如表 6-9 所示,就诊方便性、就医环境、就医设备、等待时间、就诊收费的满意率分别 72.0%、61.7%、56.0%、55.6%、52.3%。说明近年来在国家政策的支持下,流动人口基本公共卫生服务均等化取得一定成效,当前城市外来人口居住所在地的医疗布局在一定程度上满足了他们的日常医疗服务需求,改善了流动人口社区医疗服务可及性,并获得其肯定。就诊费用是城市外来人口就医体验中影响其对医疗机构的评价的一个重要考虑因素,对收入微薄的城市外来人口来说,当前医疗机构的就诊收费还偏高。在调研中也发现,部分城市外来人口认为当前卫生服务的费用偏高,与自身收入微薄、健康风险高的矛盾较为突出,卫生服务需要不能转化为对卫生服务的需求。

表 6-9　城市外来人口对医疗机构的满意度评价　　　（单位:%）

医疗机构满意度	非常满意	满意	一般	不满意	非常不满意
就诊方便性	16.0	56.0	26.7	0.9	0.4
等待时间	13.2	42.4	40.7	3.3	0.4
就医环境	11.9	49.8	33.7	3.8	0.8
就医设备	10.3	45.7	39.5	3.7	0.8
就诊收费	10.7	41.6	37.0	9.2	1.5

(三)对医生的满意度评价

医生开展卫生服务工作的态度及技术水平是影响医疗机构服务质量的重要因素。对城市外来人口来说,医生的服务态度、技术水平和病情解释不仅影响其就医体验,而且影响其卫生服务的依从性和就医选择。若医生服务态度与技术水平得到城市外来人口的认可,自然会引来其自愿就诊,有效提高医疗卫生机构的服务能力。本书从服务态度、技术水平和病情解释等三个维度来对医生的满意度进行总体评价,从对医生的满意程度上看,城市外来人口对医生的满意度评价较高,满意率都接近70%(见表6-10)。其中,医生病情解释满意度最高,满意率为72.8%;其次是服务态度,满意率为70.0%;最后是技术水平,满意率为69.5%。

表 6-10　城市外来人口对医生的满意度评价　　　（单位:%）

医生满意度	非常满意	满意	一般	不满意	非常不满意
服务态度	13.2	56.8	26.3	3.3	0.4
技术水平	11.1	58.4	28.0	1.6	0.9
病情解释	16.0	56.8	24.3	2.5	0.4

(四)对药品的满意度评价

本书从药品种类、药品质量和药品价格等三方面对药品满意度进行评价。从对药品的满意度来看,城市外来人口对药品质量的满意度最高,满意率为63.0%;其次是药品价格,满意率为60.5%;最后是药品种类,满意率为58.0%,

如表 6-11 所示。

表 6-11　城市外来人口对药品的满意度评价　　　　　（单位:%）

药品满意度	非常满意	满意	一般	不满意	非常不满意
药品种类	11.5	46.5	39.5	2.1	0.4
药品质量	10.7	52.3	35.4	1.2	0.4
药品价格	13.2	47.3	34.2	4.1	1.2

第二节　城市外来人口的自我医疗行为

自我医疗是指患者发生身体不适后在没有医生或其他医务工作者指导下,自行采取服药或一些辅助治疗等行为,用于缓解短期、轻度的不适及症状,或者用于治疗轻微的疾病。我国从古至今一直有着自我医疗的传统,2018 年的国家卫生服务调查显示,近几年来我国患病居民自我医疗行为比例呈现不断上升趋势。城市外来人口作为我国经济社会转型时期一个特殊的社会群体,其对医疗服务的利用率并不高,就诊率和因病住院率显著低于全国居民的平均水平。本章第一节的研究结论表明,将近一半的城市外来人口在患感冒等常见病后选择去药店买药等方式进行自我处理,城市外来人口为什么要采取自我医疗? 哪些因素影响城市外来人口采取自我医疗的选择? 因此,深入分析城市外来人口自我医疗行为产生的原因、行为结构和特征、影响因素,探究其自用用药行为过程中存在的隐患及其关键影响因素,对完善相关医疗卫生政策,改善城市外来人口医疗卫生状况具有重要的意义。

一、自我诊断行为

自我医疗前一般要先根据自身情况进行自我诊断,正确的自我诊断是保证自我治疗有效性的前提。然而很多城市外来人口在进行自我治疗选择药物时,往往根据自我感觉的症状进行诊断并用药。调查结果显示,绝大多数(83.9%)城市外来人口在日常生活中有过自我诊断的经历,其中 60.0%将自我诊断作为日常面对疾病的主要处理方式(见表 6-12)。

表 6-12　城市外来人口自我诊断频率

自我诊断频率	经常有	有时有	从未有过
人数/人	332	132	89
比例/%	60.0	23.9	16.1

从自我诊断的原因来看,42.1%的城市外来人口出于病情较轻而选择自我诊断,19.2%出于节约费用而选择自我诊断,14.3%和12.7%分别出于购买方便和以前曾患过类似疾病而进行自我诊断,其余则出于节约时间等其他原因而选择自我诊断方式(见表 6-13)。可见病情较轻是城市外来人口选择自我诊断的重要原因,但同样这也可能成为自我医疗行为出现危险的一大原因。由于绝大部分城市外来人口对医疗专业知识比较缺乏,所以很容易做出不准确的自我诊断,导致选择与使用药物方法不当,带来潜在的健康风险。

表 6-13　城市外来人口自我诊断主要原因

主要原因	以前曾患过类似疾病	病情较轻	节约费用	购买方便	节省时间	其他
人数/人	70	233	106	79	30	35
比例/%	12.7	42.1	19.2	14.3	5.4	6.3

从自我诊断的主要依据来看,绝大部分的城市外来人口通过咨询药店工作人员(36.2%)和个人经验(36.0%)来进行自我诊断,少数城市外来人口将药物说明书(7.6%)、报纸杂志等(6.7%)、互联网医药知识(4.0%)、亲友判断(4.1%)等作为自我诊断的主要依据,如表 6-14 所示。可见,城市外来人口在进行自我诊断时主观意识占主导地位,但由于大多数人并不具备合理健全的药理知识,这也将成为造成自我医疗行为失误的重要原因之一。

表 6-14　城市外来人口自我诊断主要依据

诊断依据	个人经验	咨询专业人员	药品广告描述	互联网医药知识	亲友判断	报纸杂志等	药品说明书	其他
人数/人	199	200	5	22	23	37	42	25
比例/%	36.0	36.2	0.9	4.0	4.1	6.7	7.6	4.5

二、自我购药行为

在自我诊断的基础上,城市外来人口将做出自我购药行为,并采取一定途径获取药物。城市外来人口在选择药店时首先考虑的外部因素为药店规模（43.6%），其次考虑的因素为药店距离（27.5%）、药店知名度（18.8%）等其他相关因素，如表6-15所示。可见，城市外来人口在选择药店购药时，还是基于自身对药店规模大小、距离远近等肤浅的经验性认识，没有综合考虑药店的专业化水平。

表6-15　城市外来人口选择药店外部因素

购药外部因素	药店距离	药店规模	药店知名度	其他原因
人数/人	152	241	104	56
比例/%	27.5	43.6	18.8	10.1

城市外来人口在选择药店时考虑的内部因素方面，依次为药品种类（22.6%）、药品价格（19.5%）、药店服务质量（16.8%），其次为坐堂医师（14.1%）、药店环境（9.6%）等相关因素，如表6-16所示。

表6-16　城市外来人口选择药店内部因素

购药内部因素	药店环境	药店服务质量	药店价格	药品种类	药品陈列形式	药师服务	辅助医疗设施	坐堂医师	其他
人数/人	53	93	108	125	9	46	13	78	28
比例/%	9.6	16.8	19.5	22.6	1.6	8.3	2.4	14.1	5.1

在获取药品信息的主要途径方面，50.6%的城市外来人口通过医生来获取药品信息，19.9%通过药店店员推荐来获取药品信息，10.7%通过个人经验来获取药品信息，如表6-17所示。整体上，城市外来人口获取药品信息是通过医生、药店店员等正规途径。

表6-17　城市外来人口获取药品信息的主要途径

药品信息途径	医生	药店店员推荐	个人经验	药品广告	亲戚朋友	专业书刊	药店宣传促销	其他
人数/人	280	110	59	36	29	15	2	22
比例/%	50.6	19.9	10.7	6.5	5.2	2.7	0.4	4.0

在选择药品方面，首选是依据药品疗效，占35.1%，其次是药师推荐，占20.1%。当然城市外来人口在选择药品时药店品牌、药品是否纳入医保报销范围、药品价格也是考虑的重要因素，如表6-18所示。

表 6-18　城市外来人口购买药品的主要依据

购药主要依据	医保报销	药店品牌	药师推荐	药品疗效	药品价格	药品副作用	患病经历	药品广告	其他
人数/人	54	79	111	194	36	22	22	14	21
比例/%	9.8	14.3	20.1	35.1	6.5	4.0	4.0	2.5	3.8

三、自我用药行为

正确的用药方法是发挥药物疗效、达到治疗效果的重要保证。如表 6-19 所示,40.7% 的城市外来人口在自我用药时会参考药品说明书来准确用药,39.4% 的城市外来人口依据医师或药师指导服药。但我们的调查中发现,仍有 6.9% 的群体凭经验服药。

表 6-19　城市外来人口用药剂量选择的主要依据

用药剂量选择	医师或药师指导	药品说明书	凭个人经验	其他
人数/人	218	225	38	72
比例/%	39.4	40.7	6.9	13.0

在对用药习惯进行分析时,我们发现城市外来人口在用药时经常频繁更换药物的占 21.0%,有时会占 54.6%;从增减药物剂量或疗程来看,经常会占 21.5%,有时会占 50.6%;从是否同时服用多种针对症状的药物来看,经常会占 8.5%,有时会占 46.5%,如表 6-20 所示。从数据中不难看出,城市外来人口的自我用药习惯存在较大误区,频繁更换药物、随意增减剂量及同时服用多种类似药物可能对自身健康造成巨大伤害。

表 6-20　城市外来人口的用药习惯　　　　　（单位:%）

用药习惯	是否频繁更换药物	是否随意增减用药剂量或疗程	是否同时服用多种针对症状的药物
经常会	21.0	21.5	8.5
有时会	54.6	50.6	46.5
从来不会	24.4	27.9	45.0

在城市外来人口服药过程中，只有8.5%的受访者会按照疗程服药，将近一半的城市外来人口在病情好转时即停药，还有一部分人自感病愈后加服一段时间才停药，如表6-21所示。说明大部分城市外来人口在停药方面还是"跟着感觉走"，没有遵循医师的指导，存在较大的健康风险隐患。

表6-21　城市外来人口的停药时间　　　　　　　　（单位:%）

停药时间	按照疗程服药	自感病愈后加服一段时间	自觉病情好转时	药物吃完时	咨询医师或药师	其他
人数/人	47	119	256	88	34	9
比例/%	8.5	21.5	46.3	15.9	6.2	1.6

第三节　城市外来人口就医行为的影响因素分析

一、引言

健康被认为是一种重要内在价值的可行能力，是发挥社会功能的一种关键性的基本能力和价值。人力资本理论的创立者 Michael Grossman 将健康视为人力资本的一种重要形式[①]，健康有助于增加工作时间，提高工作效率，收获更多的就业机会，进而增加自身的人力资本积累。从这个意义上讲，健康不仅对个人的收入和劳动力供给具有重要作用，而且对社会经济发展具有重要意义。对广大城市外来人口而言，健康更是至关重要，是城市外来人口在外生存和获取收入的重要资本[②]。但是由于公共政策和社会制度的原因，城市外来人口在为各地经济发展做出贡献的同时，也付出了高昂的健康成本或面临严重的健康风险，整体健康状况令人担忧[③]。与此同时，城市外来人口对医疗卫生服务的实际利

---

① [英]阿马蒂亚·森:《以自由看待发展》,任赜、于真译,中国人民大学出版社2002版。

② 俞林伟、陈小英:《农民工家庭城市融入中健康贫困问题研究》,《医学与哲学》2013年第5期。

③ 叶旭军、施卫星、李鲁:《城市外来农民工的健康状况与政策建议》,《中华医院管理杂志》2004年第9期。

用率并不高,未就诊率和未采取医疗措施率都高于当地居民的平均水平①。城市外来人口的健康问题不仅关系我国未来经济社会发展和社会公平,也是推进城市化进程中需要考虑一项成本。因此,研究城市外来人口的医疗需求行为对提高城市外来人口健康水平,推动社会和谐稳定具有重要的政策意义。本书选取具有较大规模外来劳务输入的浙江省温州市进行实地调查,整合个体特征、经济因素、健康状况和医疗机构自身特质等方面来考察城市外来人口就医意向选择及其影响因素,为深入认识城市外来人口群体医疗服务需求和就医行为提供客观的实际依据,为优化医疗卫生资源公平合理配置、完善城市外来人口群体医疗卫生政策提供理论基础。

二、相关文献回顾与述评

就医行为是个体出现患病症状时,为缓解症状或治愈疾病而寻求医疗救治的过程,是个体在考虑自身因素和社会经济因素的基础上做出的行为决策过程。国内多项研究表明城市外来人口的医疗服务呈现"三低二高"现象,即两周患病率、两周患病就诊率和年住院率低,两周患病未就诊比例和年应住院未住院比例高②。现有研究大多数集中在就医选择问题上,包括机构选择和就诊概率两方面。由于受到来自个人、社会以及制度多方面因素的限制和约束,城市外来人口就医行为特征有别于一般居民,具有自身的独特性。城市外来人口就医行为选择以基层医疗机构为主,甚至不少人选择非正规渠道的私人诊所,自行购药甚至不治疗的比例也较高,只有在疾病严重时才会选择去大医院就诊③。相反,户籍人口,尤其是城镇居民患病选择大医院就诊的比例远远超过城市外来人口,两类群体存在比较严重的医疗服务使用不平衡现象,有学者将其解释为城市外来人口的"流动性"与户籍制度带来的医保管理制度的"属地性"之间矛盾的必然后果④。

---

① 蒋远胜、申志伟:《建立农民工医疗保障的两难困境与对策》,《农村经济》2008 年第1 期。

② 郭珉江、郭琳:《流动人口异地就医即时结算现状与问题研究》,《中国卫生经济》2014年第 1 期。

③ 杜本峰、苗峰:《青年流动人口就医流向选择的影响因素与测度分析》,《人口研究》2012 年第 6 期。

④ 周钦、刘国恩:《医保收益性的户籍差异——基于本地户籍人口和流动人口的研究》,《南开经济研究》2016 年第 1 期。

现有文献对就医行为的研究对象主要有农村居民、城镇居民、老年人、特殊病人、流动人口等群体[1]，对城市外来人口的研究还相对较少[2]，近年老年流动人口就医行为也受到一定程度关注[3]。国外对就医行为影响因素的研究主要涵盖个人、家庭特征、医疗保险、医院特征等方面，国内对影响居民就医行为因素的研究主要包括个体属性、经济因素、社会因素、观念因素等。影响流动人口就医行为的主要因素有个体人口学特征、疾病状况、经济状况、就业特征、医疗保险、医疗服务状况等[4]，其中医疗保险和收入水平是流动人口就医行为影响因素的主要两个方面。杜本峰等[5]对青年流动人口的就医流向进行了分析，发现人口学因素、经济支持因素和生理因素对这一群体的就医行为有影响，其中，受教育程度和就业状况的影响最大。张丽[6]研究认为经济社会地位和健康状况是南京城市外来人口选择不同医疗机构就诊的主要影响因素。另外，由于长期以来的城乡二元分割，农村与城市的社会保障体系之间的转移和衔接并未畅通，仍有相当部分城市外来人口处于制度覆盖的"真空"地带，异地就医医疗结算问题也是学者关注的一个重要问题，大量流动人口在异地就医时面临较重的个人负担，报销周期长，一定程度上制约了其就医行为[7]。总体来看，现有城市外来人口就医影响因素的研究多侧重从某一方面或者某一个变量展开探讨，缺乏对影响因素系统性的充分考虑。

---

① 姚兆余、朱慧劼：《农村居民医疗机构选择行为及其影响因素研究——基于门诊就医和住院就医的比较》，《南京农业大学学报（社会科学版）》2014年第6期。

② 汤兆云：《农民工参加医保及就医行为选择的代际比较》，《广东社会科学》2018年第1期。

③ 宋全成、尹康：《中国老年流动人口初诊就医行为选择及影响因素研究》，《东岳论丛》2021年第1期。

④ 淦宇杰、张龙龙：《流动人口医保覆盖及对就医机构选择行为的影响》，《人口与发展》2021年第4期。

⑤ 杜本峰、苗峰：《青年流动人口就医流向选择的影响因素与测度分析》，《人口研究》2012年第6期。

⑥ 张丽：《农民工就诊机构选择及其影响因素分析：基于南京市的实地调查》，《电子科技大学学报（社科版）》2013年第1期。

⑦ 周钦、秦雪征、袁燕：《农民工的实际医疗服务可及性——基于北京市农民工的专题调研》，《保险研究》2013年第9期。

三、变量赋值与模型设定

(一)变量选择

本节的被解释变量为对碰到常见病(如感冒、发烧、拉肚子等)时就诊单位的流向选择。对此城市外来人口有以下 6 种不同的选择:"县级及以上医院""乡镇卫生院或社区卫生服务中心""村卫生室或社区卫生服务站""个体诊所或私人诊所""自己买药""不采取任何措施"。由于选择"不采取任何措施"的比例仅为 6.6%,而选择"自己买药"的比例为 38.0%,因此将两项合并为"自我治疗",并采用"自我治疗"为参照组。本节将自变量分为以下四类。

(1)个体特征变量。具体包括城市外来人口的性别、受教育程度、年龄、婚姻状况以及家人陪伴状况(见表 6-22),这些个人特征可能会影响城市外来人口就诊单位流向的选择。

(2)经济因素变量。经济因素包括城市外来人口收入状况、职业类型、参加医保状况。

(3)健康状况变量。疾病史和自评健康状况分别代表城市外来人口对自身健康状况的客观和主观评价,因此,本节用疾病史和自评健康状况考察不同健康状况下城市外来人口就诊单位流向选择的差异。

(4)医疗可及性变量。医疗服务价格、与就诊单位距离等可及性变量也是影响城市外来人口就医流向选择的重要因素。本节采用在当地自费看一次感冒所花费的医疗费用作为医疗服务价格。

表 6-22　城市外来人口就医流向选择单位模型的变量及其定义

变量名称	变量定义	均值	标准差
性别	1=男,2=女	1.410	0.492
年龄	1=16~29 岁,2=30~43 岁,3=44~65 岁	1.942	0.709
受教育程度	1=大专及以上,2=高中/中专,3=初中,4=小学及以下	2.947	0.835
婚姻状况	1=已婚,2=其他(包括单身、未婚、离婚、丧偶)	1.173	0.379
家人陪伴状况	1=有父母/兄弟姐妹陪伴,2=有配偶子女(父母)陪伴,3=有配偶陪伴,4=单独一人	2.661	0.929

续表

变量名称	变量定义	均值	标准差
收入状况	1＝高收入组（5000 元及以上），2＝中等收入组（2500～5000 元），3＝低收入组（2500 元以下）	1.952	0.676
职业类型	1＝专业技术人员、管理人员，2＝个体户、自我雇佣/经营者，3＝低技能、普通工作人员，4＝体力劳动者	2.879	0.844
参保状况	1＝城镇医保，2＝新农合，3＝重复参保，4＝未参保	2.183	0.791
自评健康状况	1＝好，2＝一般，3＝差	1.576	0.678
疾病史	1＝患有高血压、糖尿病等慢性病，2＝无	1.790	0.406
体检状况	1＝有过健康体检，2＝无	1.610	0.487
医疗服务价格	自费在当地医疗机构诊治一次流感/感冒所要的经济支出	88.770	90.010

（二）实证模型的构建

本节采用多项 Logit 模型分析城市外来人口就医流向选择的影响因素，多项 Logit 模型在患者选择不同就诊机构时的适用性已得到国内学者的验证[①]。但是，多项 Logit 模型必须满足选择项的独立无关性假设（即 IIA 假设）。基于以上考虑，本节首先对现有调查数据进行了 Hausman 检验。验证结果如表 6-23 所示，如果被解释的变量的四个取值满足 IIA 假设，则说明四个选择项之间是相对独立的，不能拒绝选择项的独立无关性假设。由此可知，本节采用多项 Logit 模型进行数据分析是可行的。假设 Y 为结果变量，城市外来人口就医流向选择的多项 Logit 模型为：

$$\text{prob}(Y_i = j) = \frac{e^{\beta'_j x_i}}{\sum_{k=1}^{5} e^{\beta'_k x_i}}, \quad j = 1, 2, 3, 4$$

上式是一个多选项对数单位模型，所估计的方程表示第 i 个个体进行第 j 个选

[①] 饶克勤、李青：《多项式 logistic 回归分析在患者就诊行为影响因素研究中的应用》，《中国卫生统计》1999 年第 2 期。

择的一组概率。其中, x_i 是第 i 个个体的估计解释变量; k 是由 5 个选择项组成的选择集。

表 6-23　Hausman 检验结果

变量	χ^2	$p > \chi^2$	检验结果
自我买药治疗	15.43	1.00	接受 H_0
个体诊所或私人诊所	−5.16	1.00	接受 H_0
村卫生室或社区卫生服务站	3.24	1.00	接受 H_0
乡镇卫生院或社区卫生服务中心	−0.25	1.00	接受 H_0
县级及以上医院	0.27	1.00	接受 H_0

四、实证分析与结果

表 6-24 是多项 Logit 模型对城市外来人口就医流向选择进行参数估计得到的结果,模型估计总体上具有统计学意义。由参数的估计结果来看,性别、年龄、受教育程度、收入状况、职业类型、健康状况、疾病史、医疗服务价格、参保状况等对城市外来人口就医流向选择有显著影响,但对不同就医流向选择的影响有显著不同。

从个体特征的回归结果来看,城市外来人口就医流向选择与性别、年龄、婚姻状况、受教育程度和家人陪伴状况有关。受教育程度较高的城市外来人口更倾向于到高级别的医疗机构就诊,可能是受教育程度越高,无形之中接受的相关健康知识越丰富,对医疗服务需求的迫切程度更高,青睐于更高层次的医疗条件和就医环境。相对于女性,男性城市外来人口选择自我治疗的概率更高,这可能与两者的生理结构差异和认知水平有关。已婚城市外来人口选择村卫生室或社区卫生服务站就诊的概率要大于未婚、离异或丧偶的城市外来人口。相对中老年城市外来人口,青年城市外来人口更倾向于选择较高级别的医疗机构就诊,这与杜本峰等[1]的研究结果基本一致,主要与各自年龄阶段的个体特征密切相关,中老年城市外来人口外出打工担负改善家庭生计的重任,对医疗费用更为敏感,倾向于选择低层次、低成本的医疗服务。有家人陪伴外出打工的城市外来人口更倾向于选择去正规医疗机构就诊,表 6-24 的相对风险值(RRR)表明,有父母/兄弟姐妹陪伴、有配偶子女(父母)陪伴的城市外来人口选择到村卫生室或

---

① 杜本峰、苗峰:《青年流动人口就医流向选择的影响因素与测度分析》,《人口研究》2012 年第 6 期。

社区卫生服务站就诊的概率分别为选择自我治疗的 1.901 倍和 1.892 倍,这主要是由于家庭成员的陪伴在一定程度上影响信息的获取、社会资本的拥有以及家庭的决策支持。在外流动过程中家庭成员彼此之间通过精神抚慰和经济支持达到互相照顾,从而促进家庭成员的健康水平。

表 6-24 的回归结果表明城市外来人口就医流向选择与收入状况、参保状况、职业类型有关,在控制其他变量的情况下,收入状况显著影响城市外来人口就医流向选择,相对于自我治疗,高收入组的城市外来人口更倾向于选择高级别的医疗机构就诊。与低收入组的城市外来人口相比,高收入组的城市外来人口倾向于选择县级及以上医院、个体诊所或私人诊所就诊的概率分别是选择自我治疗的 3.560 倍和 1.801 倍。不同的参保类型对城市外来人口就医流向选择的作用各异,其中,新农合未能在城市外来人口医疗服务选择上发挥有效作用,主要源于属地原则的制约使城市外来人口不能享受流入地的医疗报销政策,大大降低了参合城市外来人口对医疗保险的可及性。而参加城镇医疗保险和重复参保的城市外来人口更倾向于到村卫生室或社区卫生服务站和县级及以上医院就诊。不同的职业类型对城市外来人口就医流向选择的影响各不相同,相对于自我治疗,专业技术人员、管理人员和个体户、自我雇佣/经营者更倾向于选择县级及以上医院。相对于个体诊所或私人诊所,低技能、普通工作人员更倾向于选择自我治疗。可能的解释是专业技术人员、管理人员和个体户、自我雇佣/经营者的城市外来人口往往具有较高的经济条件且享有较好的城镇医疗保险,就医的定点医院多为县级、市级等综合性大医院,但是低技能、普通工作人员由于工作不稳定、收入水平低,倾向于选择低成本的自费医疗。

表 6-24　城市外来人口就医流向的多项 Logit 模型回归结果

变量		县级及以上医院		乡镇卫生院或社区卫生服务中心		村卫生室或社区卫生服务站		个体诊所或私人诊所	
		系数	RRR	系数	RRR	系数	RRR	系数	RRR
性别		−0.338	0.713	0.068	1.071	0.115	1.122	−0.329*	0.720
年龄	16～29 岁	1.039*	2.827	0.431	1.538	0.506	1.659	0.396	1.485
	30～43 岁	0.252	1.287	−0.031	0.970	0.613**	1.846	0.088	1.092
婚姻状况		0.502	1.653	0.726	2.067	0.677*	1.969	0.274	1.316

变量		县级及以上医院		乡镇卫生院或社区卫生服务中心		村卫生室或社区卫生服务站		个体诊所或私人诊所	
		系数	RRR	系数	RRR	系数	RRR	系数	RRR
受教育程度	大专及以上	2.293***	9.906	1.654***	5.227	−0.270	0.763	−0.218	0.804
	高中/中专	1.436**	4.205	1.181***	3.259	−0.168	0.845	0.352	1.422
	初中	1.302**	3.678	0.782**	2.185	0.231	1.259	0.331	1.393
家人陪伴状况	有父母/兄弟姐妹陪伴	−0.560	0.571	−0.181	0.835	0.642*	1.901	−0.512	0.599
	有配偶子女(父母)陪伴	−0.410	0.663	0.599	1.821	0.638*	1.892	−0.211	0.810
	有配偶陪伴	0.009	1.009	0.112	1.118	0.151	1.163	−0.378	0.686
参保状况	城镇医保	1.315***	3.724	0.628	1.874	−0.119	0.888	−0.602	0.548
	新农合	−0.193	0.825	0.026	1.026	−0.028	0.972	0.449	1.567
	重复参保	2.288**	9.857	1.631*	5.111	1.800**	6.053	1.190	3.286
收入状况	高收入组	1.270**	3.560	0.509	1.664	0.477	1.610	0.589*	1.801
	中等收入组	0.480	1.616	−0.089	0.915	0.213	1.237	0.521*	1.684
职业类型	专业技术人员、管理人员	1.096*	2.992	−0.947*	0.388	−0.362	0.696	−0.722*	0.486
	个体户、自我雇佣/经营者	1.607***	4.990	−0.153	0.856	0.100	1.209	0.240	1.271
	低技能、普通工作人员	0.254	1.289	−0.248	0.781	0.004	1.004	−0.448*	0.639

续表

变量		县级及以上医院		乡镇卫生院或社区卫生服务中心		村卫生室或社区卫生服务站		个体诊所或私人诊所	
		系数	RRR	系数	RRR	系数	RRR	系数	RRR
自评健康状况	好	0.552	1.737	0.704	2.021	1.167**	3.213	−0.152	0.859
	一般	0.096	1.101	0.348	1.417	1.040**	2.829	−0.031	0.969
医疗服务价格		−0.031**	0.968	−0.011	0.993	−0.027*	0.975	−0.016	0.986
疾病史		0.778*	2.177	0.383	1.467	0.737***	2.090	0.141	1.151
体检状况		0.129	1.137	0.141	1.151	0.030	1.031	0.271*	1.311

注:本模型中 RRR 表示相对风险比率,是指某分类解释变量,选择项与基准项相比发生的相对概率。***、**、*分别表示变量在 1%、5%、10% 水平上显著。

　　城市外来人口的健康状况也是影响就医流向选择的重要因素,表 6-24 的回归分析结果表明,疾病史和自评健康状况对城市外来人口就医流向选择具有显著影响。患有慢性病等疾病史的城市外来人口选择村卫生室或社区卫生服务站、县级及以上医院就诊的概率更高,患病的经历迫使他们对健康状况的变化更为敏感,更加担忧病情的复发或恶化,而低级别医疗机构有限的诊疗水平和设备无法满足其就诊的需要,因此,他们更可能选择高级别的医疗机构进行复查和治疗。有趣的是,相对于自我治疗,自评健康为"好"和"一般"的城市外来人口更倾向于选择村卫生室或社区卫生服务站,这与城市外来人口对自己主观上的健康评价乐观,在客观健康情况不佳决定就诊时往往采取就近原则,因此选择村卫生室或社区卫生服务站的概率较高。另外,参加过体检的城市外来人口往往会正确认识各种疾病风险,相对于自我治疗,他们更倾向于选择到个体诊所或私人诊所就诊。

　　另外,医疗服务价格对城市外来人口就医流向选择也有显著影响。城市外来人口所在地的医疗服务价格越高,城市外来人口则更多采取自我治疗的措施,降低去医疗机构就诊的概率。

五、结论与讨论

　　本节基于浙江省温州市 710 份城市外来人口样本的实地调查数据,采用多项 Logit 模型研究了城市外来人口就医意向选择及其影响因素。实证研究结果发现：

第一，社会经济状况是影响城市外来人口就医意向选择的重要因素，高收入、高学历、高层次就业的城市外来人口更倾向于选择高级别的医疗机构就诊，而城市外来人口所在地的医疗服务价格越高，城市外来人口则更多采取自我治疗的措施。在生病未去看医生的主要原因中，27.3％的城市外来人口认为收入不高，医疗费用太贵。这表明医疗支付能力不足仍然是制约城市外来人口医疗服务需求的重要因素。城市外来人口不仅要支付日常在外生活开销，还要承担家庭留守人员的生活开支、预防性资金需求和农业生产投入品的费用支出。对于收入低的城市外来人口来说，他们很容易成为因病致贫或因病返贫的人群。因此，切实提高城市外来人口收入，降低医疗服务价格才是改善城市外来人口就医不足的根本方法。

第二，新型农村合作医疗在城市外来人口就诊意向选择上未发挥应有作用，遏制了城市外来人口应有的医疗服务需求。这其中既有医保制度本身的特殊性原因，也有现行制度设计的缺陷，统筹层次过低，同时也受到城乡发展水平差异过大，现行地方管理体制、配套措施缺乏等的影响。参加城镇医疗保险及重复参保有利于城市外来人口到正规医疗机构就诊。因此，应加大政府财政投入，尽快提高城市外来人口医疗保险的统筹层次和统筹范围，扩大医疗服务覆盖范围，实现城市外来人口医疗保险的异地转移和接续，最终建立城乡一体化医疗保障体系。只有这样，才能解决城市外来人口因户籍差异在家乡购买医疗保险而在流入地患病后无法享受到医疗补贴而增加城市外来人口健康投资成本的问题。

第三，城市外来人口在就医意向选择时就近就诊的特征比较明显，尤其倾向于到村卫生室或社区卫生服务站就诊。这说明村卫生室或社区卫生服务站在一定程度上满足了城市外来人口就医的现实需求，在解决城市外来人口日常就医问题上占有重要的地位。因此，政府有关部门应该根据城市外来人口的实际情况合理配置医疗资源，将城市外来人口纳入基层社区卫生服务体系，加大对村卫生室或社区卫生服务站的软硬件投入力度，提升村卫生室或社区卫生服务站的服务能力，提高服务质量，确保向城市外来人口提供公平、合理和有效的基本医疗和公共卫生服务。

第七章　城市外来人口健康风险应对策略

在当前社会经济转型时期,城市外来人口要面对经济、社会和自然等各类风险冲击,健康风险是其中一个重要的风险类型。近年来,随着人口流动趋势的日趋加剧,环境污染的加重、医疗费用的上涨和慢性病发病率的提高,城市外来人口所面临的健康风险更加复杂和多样化。城市外来人口对自身生存环境的风险以及自身经济状况有最直接、最深刻的体验和认知,对自身能力以及应该采取的最合适策略也具有理性的认知和描述。当疾病尤其是大病等健康风险冲击来临的时候,城市外来人口发展出各式各样的风险分担机制来帮助家庭缓和及应对健康风险冲击带来的不利影响。在长期与健康风险抗争的过程中,为了应对健康风险所造成的经济负担,有效缓解医疗支出型贫困状况的发生,城市外来人口形成了一系列的风险应对策略,具体包括正式的应对策略和非正式的应对策略。由于正式风险分担机制的短缺和不完善,面对生活中存在的不确定性,城市外来人口在长期的生产、生活和社会交往中逐渐发展出一系列非正式制度与策略,以解决他们在外务工过程中所面临的风险。对于贫困城市外来人口而言,由于针对他们的健康风险保障体系要么不存在,要么不完善,且受自身资源和能力的限制,非正式应对策略往往成为其主要甚至是唯一的应对方式。本章在实证研究的基础上,深入分析了城市外来人口健康风险的非正式和正式应对策略,阐明城市外来人口的社会资本和社会支持网络,有助于理解城市外来人口健康风险应对的内在机制与考量,为完善城市外来人口健康风险应对政策和帮扶干预提供重要参考。

第一节　城市外来人口健康风险应对策略的类型

由于正规信贷市场的缺乏和其他条件限制,非正式应对策略是城市外来人口应对健康风险的重要手段。城市外来人口非正式应对策略主要指除了公共部门和市场机制提供的风险分担机制以外,人们自发形成在局部化的组织层次内一定程度和范围内实现对个体损失进行分摊功能的一种制度选择[①]。更具体地说是受道德观念、传统文化和行为习惯的影响,利用个人、家庭和其他非正式社会网络的潜在资源为约束条件,使风险造成的不利影响处于相对较低的水平进行缓和与应对的过程。非正式的应对策略是指通过社区、家庭、亲属等关系网络对健康风险进行分担,其主要包括动用现金和储蓄、亲朋借款或捐赠、减少家庭日常开支等(见表7-1)。城市外来人口健康风险的非正式应对策略主要受到个人家庭资源禀赋、风险特征和风险分担方式等因素影响,具有有限性、不确定性和临时性的特点。

表 7-1　城市外来人口应对健康风险的主要方式(多选)

项目	频数/人	百分比/%
动用现金和储蓄	1143	46.9
亲朋借款或捐赠	583	23.9
减少家庭消费开支	359	14.8
向所在单位求助	112	4.6
医疗保险补助	71	2.9
增加家庭劳动时间获取更多报酬	46	1.9
变卖家里值钱东西	42	1.7
向银行借款或借高利贷	30	1.2
向政府求助	25	1.0
让子女辍学	14	0.6
向慈善机构求助	12	0.5
合计	2437	100.0

---

① 马敬东、张亮、张翔等:《农村贫困家庭健康风险管理中非正式分担机制分析》,《医学与社会》2007 年第 5 期。

一、非正式应对策略

（一）动用现金和储蓄

由于医疗消费的刚性和紧迫性，当大病等健康风险冲击发生时，城市外来人口家庭中劳动力暂时丧失，由于保守的风险意识，此时城市外来人口家庭一般首先选择通过动用个人或家庭手头拥有的现金和储蓄来应对高额的医药费用。这时城市外来人口预防性储蓄就发挥了积极作用，满足当期的医疗消费需要。这在一定程度上反映了家庭对健康风险的自我保险能力。这也是收入的跨时期转移的一种具体表现形式，这一比例占到 46.9%。对于需要支付高额医疗费用的城市外来人口家庭来说，正常的家庭收入已不能满足治疗所需的费用，必须动用家庭积蓄。这也是有现金和储蓄的城市外来人口理所当然的筹资之举。

动用储蓄不仅可以有效缓解城市外来人口家庭的消费波动，而且带给城市外来人口的主观感受较好。但是，大部分城市外来人口家庭的收入普遍不高，存款额较小，储蓄资产的分布也不均衡，即使在有一定经济积蓄的情况下，大部分储蓄被寄回老家，用于其留在老家的家庭成员的生活或者农业生产，具体包括供养年迈无收入的父母、抚养学龄阶段的未成年子女以及家庭其他需要供养的成员。因此，其收入不足以应对大病风险的冲击。其后果将有可能使城市外来人口家庭整体生活质量出现不同程度的下滑，甚至直接影响到家庭长期的生计安全，更严重者还可能导致家庭陷入临时性或永久性贫困。

（二）亲友借款或捐赠（馈赠）

由于自身经济资源欠缺，城市外来人口会依赖社会网络来帮助家庭缓解健康风险冲击。因此，亲友借款或捐赠是城市外来人口利用社会资本来筹集医疗费用的另外一种重要方式。当城市外来人口家庭遭受大病风险，在自身现金和储蓄不能满足高额医疗费用时，很多城市外来人口就会向朋友、亲戚甚至老乡借款，还包括接受亲友的资助和捐赠来获取转移支付的方式，应对健康风险冲击，其使用频率仅次于动用现金和储蓄，占 23.9%。这是城市外来人口通过家庭内部资源的重新分配，应对健康风险冲击的重要方式。在亲友的资金帮助中，来自亲戚家族的资金占绝大部分（79.8%），尤其以兄弟、姐妹和父母等关系密切的亲属为主。亲朋的馈赠和借款是基于地缘、血缘或亲缘关系为纽带的社会网络而存在的，在离土又离乡、正式社会资源严重匮乏的现实困境下,关系网络是外出劳动力最值得信赖的,也是最重要的社会资本。根据访谈结果发现城市外来人口每年都会支付相当数额的人情往来费用来维持其社会关系。

由于受"仁爱""亲情"等儒家传统文化思想的影响,中国的乡土社会历来重视亲缘、血缘和地缘关系。这种习性没有因职业由农民到工人的变动或生活场域从农村到城市的变动而变动。城市外来人口更容易从亲戚、朋友和老乡等"熟人社会"获得借款,亲戚、朋友和老乡的借款,通常无须支付利息,一般没有规定还款的时限,甚至有些名为借款实为赠予,因此,在城市外来人口面临生存危机时起到一定的"减震器"作用。由于居住地相互邻近、有共同的职业、共同的习俗、共同的信仰,社会网络成员之间往往存在着频繁的直接交往,信息交流充分,而且成本低,这就在相当大程度上降低了社会网络内部风险统筹的信息不对称程度,信息充分流畅避免了"道德风险"问题。"都是老乡,在外打工都会碰到些事,相互借点钱支持一下都是应该的,也不用急着还,说不准我什么时候碰到困难也需要找他们。"这在一定程度上说明馈赠者的利他主义动机、交换动机和风险分担动机,为了在将来自身遭受风险冲击的时候能够得到类似的经济援助。然而社会网络成员往往在经济地位上具有同质性,这就使社会网络的经济支持能力受到限制。城市外来人口群体的收入水平和经济能力普遍不高,大部分求助对象都和求助者一样处于弱势地位,能够提供的经济帮助往往非常有限,在面临储蓄不足且出现较大的风险时,城市外来人口亲友间的借款网络就无能为力了。"我们都是出来打工的,本身也没太多钱,如果是借几万块,我们还真的没有。"另外,城市外来人口家庭应对健康风险的网络主要依靠亲缘、血缘或地缘等关系,互相帮助的程度视其伦理关系亲疏厚薄,但是这些社会关系有时候也并非如此可靠和给力,甚至带有"礼节性",一定程度上来说,借款难易程度是与借款者的偿还能力相联系的。大病的高额支出导致家庭过多的借债,让家庭背上了沉重的"人情债"等还债负担。城市外来人口在必要时要给借款者提供无偿借款等来偿还"人情债"。

(三)减少家庭消费开支

减少家庭消费开支通常是一种主要的辅助性措施,只有当现有用来缓解收入下降的方法或策略无效,仍然不能平滑正常消费时,城市外来人口将不得不采取减少家庭消费支出的方式来应对健康风险。在风险损失不大时,减少家庭消费开支首先是压缩非日常消费支出,如果还不能做到收支平衡,城市外来人口就会压缩日常生活开支,包括推迟或减少购买服装等物品费用,还包括降低食物品质,如减少买菜次数和数量以及营养物质的摄入等。食物持续减少会造成营养不良,营养不良又导致身体免疫能力的下降进而增加患病风险,这个时候儿童、妇女和老人等家庭成员会受到更大的影响,为家庭成员今后的健康状况下降埋下了隐患。"他爸爸住院后,我跟孩子们能省则省,孩子们平时喜爱吃的烤鸭片也只能尽量不买,尽管也花不了什么钱,要买也是买点排骨做点汤给他爸爸补补身子,希望(他)早点康复。"总体上来看,这种节约方式仍是有限的。因为城市外来人口的日常消费水平原本就已经很低,减少家庭消费开支来筹集医疗费用的空间已经很小了,所以城市外来人口很难通过减少家庭消费开支来应对严重的家庭经济困难。

(四)向所在单位求助

在受大病等健康风险冲击的情况下,向所在单位求助也是城市外来人口筹款的一种途径。集体捐款是城市外来人口所在单位提供帮助的主要形式,通过日常工作生活中形成的团结纽带和信任作用,彼此间有着相似地位、共同经历的人很容易产生内群体感。因此,城市外来人口可能会从所在单位的同事中得到部分捐赠、借款等帮助。但是这些方式由于受到工作流动性、关系同质性等各种因素的影响,筹集能力十分有限。"说实话,工地上的帮忙是很有限的,包工头大方点给你几千块安慰一下,工地上大伙几十块、几百块地凑起来过来看看,也只是表示一下,毕竟别人还要挣钱。"加上城市外来人口就业的临时性、非正式等特性,所在工作单位的救助作用极其微小。

(五)增加家庭成员劳动时间获取更多报酬

增加家庭成员劳动时间获取更多报酬又称为增收活动。当健康风险冲击导致家庭成员的劳动供给下降时,城市外来人口家庭会更积极地寻找机会来增加家庭成员劳动供给时间,弥补健康风险冲击给家庭带来的经济损失,以维持家庭原有的收入和消费水平,如兼职、打零工、做手工、摆摊(夜市)等。尽管这是一种无奈的选择,但同时这也是一种积极的生活态度和风险处理方式。增加收入平滑风险的策略是一种不会损失机会成本的策略,有利于城市外来人口应对健康风险冲击并维持其长期生计,只是这种筹资方式受到城市外来人口自身诸多因素的限制,并非所有城市外来人口都能采用此策略。需要注意的是,这种方式可能存在风险,无形中会增加家庭成员的劳动负荷和因劳累过度患病的可能性。当城市外来人口家庭没有剩余劳动力可以投入到增收活动中,或者因患者需要照料而导致家庭其他劳动力无法投入生产增收活动时,城市外来人口寻找额外收入活动的能力就会受到严重影响。

(六)民间借贷

收入水平低、经营规模小、信息不对称、抵押资产少、融资能力较差、储蓄的成本很高,这些都使得城市外来人口很难从正规金融机构获得贷款来应对大病风险。这样就造成城市外来人口转而依靠民间组织或高利贷借贷,这也是城市外来人口在面对巨额的医疗费用开支时不得不铤而走险的一种选择。向高利贷借款往往会让城市外来人口背上沉重的经济负担,甚至会导致倾家荡产,贫困的城市外来人口一般很难在较短时间内偿还借款。在未来收入不够稳定的情况下,城市外来人口采用向银行借款或民间借贷方式渡过难关,缓解应对疾病风险的资金压力,会给其下一步的生活安排造成严重的负面影响,主要表现为城市外来人口面临着较大的还贷压力,并使得未来贫困脆弱性的可能性大大增加。

(七)让子女辍学

尽管让子女辍学外出打工可以帮助家庭省去教育支出和一部分生活支出,但是其作用十分有限。国家实行义务教育政策后,城市外来人口家庭对子女的教育负担有所减少,因此,采取此项应对策略的比例相对较少。但是对那些唯一的劳动力因病临时或永久性丧失劳动能力的家庭来说,如有未成年的孩子,就可能导致孩子辍学外出务工以减轻家庭生存的经济压力。从长远来讲,让子女辍学是以牺牲子女的人力资本发展为代价的,是对人力资本残酷的透支行为。这一行为导致城市外来人口子女将来社会竞争力的不足以及家庭人力资本的下降,对家庭未来可持续生计造成深远影响,也影响到家庭成员劳动力素质的提高。这些辍学的子女继承了父辈与贫困相关的各种不利因素,造成贫困代际传递。

　　案例 7-1:"我受伤了不能出去打工挣钱,这个家怎么维持得了? 盖房子欠的债还没有还完。我的大儿子初中都没读完自己就说不读了,要出去打工,他不是不想读,他晓得妈妈的手遭(受伤)了,家里困难,他就不读了。他爸爸又有病,也挣不了多少钱。看着这个家困难成这个样子,我什么都做不了,就是做点饭,真是太没用了。"

二、正式应对策略

正式应对策略是指建立在市场基础上或者由公共资源支持的处理健康风险的方式,包括由政府提供的保障机制和基础市场的保险机制。其中,政府保障机制有社会救助、社会转移支付等,市场保险机制有各种商业医疗保险等,参与到以上保险机制的个人在遭遇健康风险时能从中得到收益,从而达到缓和风险的目的。

(一)银行贷款

银行贷款一般需要办理一系列手续和满足一系列条件,如贷款人必须要有抵押物,贷款金额和贷款期间利息不能超过抵押物评估价值的一定比例;其次,贷款人应当有长期稳定的经济收入来支付贷款利息,而且还需要有贷款的担保人。城市外来人口经济状况直接影响到家庭内部的筹资能力,因为经济水平的高低与经济信誉和社会地位有密切联系,借方可能根据借债方的预期偿还能力决定是否给予借贷。实际上,目前银行并不支持重大疾病治疗方面的消费信贷。

(二)社会保险补助

当前城市外来人口可以参加的医疗保险有新型农村合作医疗保险、城镇职工医疗保险、城镇居民医疗保险、商业保险等。这些医疗保险补助对城市外来人口应对医疗费用支出起到一定的保障作用,但在多大程度上帮助城市外来人口支付高额医疗费用还受到各种客观因素的制约。由于健康风险冲击所造成的高额医疗费用支出,即便是城市外来人口参加了某种医疗保险并获得一定数额的报销补偿,但剩余的需要自己支付的高额医疗费用仍然会给他及家庭带来沉重的经济负担。在受调查的城市外来人口中,住院看病的费用"完全自费"占 46.4%,"自己出大部分,报销小部分"占 26.1%,"自己出一部分,报销大部分"占 17.9%,"自己出一半,报销一半"占 7.4%,"完全公费"占 2.2%,如表 7-2 所示。

表 7-2 城市外来人口住院看病的费用报销比例情况

报销比例	频数/人	百分比/%
完全自费	553	46.4

续表

报销比例	频数/人	百分比/%
自己出大部分,报销小部分	312	26.1
自己出一部分,报销大部分	213	17.9
自己出一半,报销一半	88	7.4
完全公费	26	2.2
合计	1192	100.0

(三)慈善救助、政府救助

慈善救助通过募集、自愿捐赠或资助等吸纳民间资源,为遭遇灾难或不幸的社会成员提供免费的物质、资金、服务及其他方面的帮助或援助,实现对社会资源和社会财富的二次分配,它是一种社会保障制度的补充形式。而政府救助则是通过政府转移支付的形式为因病陷入生活困境的人群提供救助,实现社会资源的公平分配。实际上,城市外来人口是最需要社会关注与救助的群体之一,由于受户籍制度的限制和频繁的流动等因素的困扰,该群体实际享有的制度保护相对有限,因此,多数城市外来人口并不期待慈善救助和政府救助能起到帮助作用。在实际操作过程中,救助对象和救助病种范围的界定苛刻以及免费资源的稀缺性均导致其对城市外来人口的可获得性较差,受益者寥寥无几,不具有普惠性。对城市外来人口而言,向政府救助的实际程序复杂,信息来源渠道闭塞,申请程序要耗费大量人力和时间,同时由于本身文化水平较低,导致城市外来人口理解能力较低,这些都导致政府救助的落实遥遥无期。"我们人生地不熟,根本就不了解我们打工的也可以享有医疗救助,生病了只能怪自己倒霉,也就只有自己掏腰包去治疗。即使知道有,我们字没认识几个,也不知道怎么去申请。"调查中很多城市外来人口甚至不知道有这样的救助制度,实际能够获得救助的城市外来人口更是寥寥无几。

三、应对策略的优先顺序

当面对大病等健康风险冲击时,城市外来人口在既定的社会环境下根据其自身资源禀赋情况做出一系列理性而又无奈的选择。根据筹资来源可以将筹资行为分为外源性筹资行为和内源性筹资行为。动用现金和储蓄、亲友借款或捐赠(馈赠)、减少家庭消费开支等都属于内源性筹资行为。内源性筹资行为依赖于城市外来人口拥有的资源禀赋。从城市外来人口生计的角度来看，内源性筹资行为可能会严重影响甚至破坏城市外来人口的生计安全，其破坏程度主要取决于城市外来人口对其相关资本的依赖程度。医疗保险补助、向所在单位求助、向银行贷款或借高利贷、向政府求助等属于外源性筹资行为，多数城市外来人口应对这些风险时都不会先考虑这些外源性筹资行为。尽管城市外来人口也可能有多种形式的外源性筹资行为可以动用，但利用率非常低，这主要是由于一系列的客观原因和城市外来人口自身因素限制了其对外源性筹资行为的利用。由此可见，城市外来人口应对健康风险冲击时主要依赖于城市外来人口自身资源、扩展家庭的帮助和社会网络的非正规机制。因为运用这些机制来应对健康风险具有道德风险小和管理费用低等优点。

城市外来人口在应对健康风险的策略选择上可能存在一定的优先顺序，当面临健康风险产生的医疗费用时，如果在其可承受范围之内，首先会动用现金和储蓄，其次是亲友借款或捐赠。通常情况下，面对大额医疗费用需要在较短时间内筹集到大量的资金，甚至需要分多次筹集资金，动用现金和存款、向亲友借款是成本较小且能在较短时间内筹集资金的有效方式。如果在手头现金和储蓄用尽、无法从亲友处借到现金的情况下，城市外来人口会试图通过减少家庭消费开支、增加家庭成员劳动时间获取更多报酬等途径筹集资金，但是这些方式的作用都十分有限。总之，城市外来人口健康风险应对策略的优先顺序是复杂的，城市外来人口在处理健康风险过程中不仅使用一种措施来应对，而且组合使用不同策略形成综合性的应对措施。

整体上看，城市外来人口健康风险应对策略的采取方式及顺序主要依赖于家庭的社会网络关系和家庭拥有的资源禀赋。按照寻求成本由低到高、获得金额由高到低、对日常生产生活的影响由小到大的原则进行优先顺序选择。如家庭经济条件较好的首选策略可能是优先使用现金或储蓄，这样就不会对其消费产生很大的影响或冲击；社会关系资源丰富的家庭能够获得更多的馈赠或借款来暂时平衡收支，对家庭的影响仅仅是暂时的。但是对大多数城市外来人口来说，特别是刚刚在城市立足、仍然处于贫困线边缘的城市外来人口，面对大额的医疗费用支出，他们没有足够的资金支持，社会资本的不足也限制了借款的渠道，迫不得已只能采取减少家庭消费支出、增加劳动时间等策略，而这些策略反过来又会使城市外来人口陷入贫困的境地。因此，城市外来人口的非正式应对策略是非常脆弱的，且具有各种不确定性。

鉴于个体对疾病的治疗具有刚性需求，若不进行治疗，一般不会自然痊愈，并有可能更加恶化，因此，城市外来人口会在其经济承受能力的范围内尽可能地寻求治疗。根据经济学上的预期效用理论,城市外来人口在实际疾病应对的决策过程中,会在治疗疾病所需要的资源消耗和放弃治疗的预期损失之间权衡利弊。当治疗疾病所需要的资源消耗大于放弃治疗的预期损失时,无法承担医疗费用而选择放弃治疗将成为个体的理性选择,从而避免其陷入债务危机和更深层次的贫困。贫困城市外来人口如此对待疾病的方式,严重伤害了其长期健康,在某种程度上其实是放弃了健康权。

由表 7-3 可知,当城市外来人口无力承担健康风险带来的巨额花费时,"提前出院,自我治疗"占 37.6%,"回老家治疗"占 32.9%,"放弃治疗"占 25.5%。在城市外来人口无法承担繁重的医疗费用时,伴随身心伤病、家庭经济负担、城镇生活成本以及无业的多重压力,"提前出院,自我治疗""回老家治疗""放弃治疗"成为他们无奈或者被迫的选择,从而避免其陷入债务危机和更深层次的贫困,无形中也将疾病负担及其后果转嫁给了农村,导致农村劳动力早衰,更增加了农村的社会负担或加剧了农村的贫困现象,进一步拉大城乡差距。对城市外来人口来说,一旦其生计遭到破坏,重建生计将是一个长期、艰难的过程。

表 7-3　城市外来人口无力承担大病医疗费用情况下的措施

措施	频数/人	百分比/%
提前出院,自我治疗	362	37.6
回老家治疗	317	32.9
放弃治疗	246	25.5
不清楚、不知道	38	4.0
合计	963	100.0

第二节　城市外来人口的社会资本和社会支持网络

城市外来人口能否在流入地城市逐步积累和扩展自己的社会资本存量,对其融入城市生活具有重要意义。社会资本可以有效缓冲各种不利因素对城市外来人口的影响,提高其社会支持状况,支持其在城市中的生存与发展。城市外来人口不仅拥有来自农村老家的老乡、亲属等原有社会资本,而且在流入地新建同事、朋友等新的社会资本。在中国当下医疗保障体系不健全的背景下,这些社会资本非正式制度对城市外来人口应对健康风险具有不可忽视的作用。

一、城市外来人口的社会资本

城市外来人口能否在健康风险冲击之下,避免受到灾难性的医疗支出,避免陷入长期贫困,与其家庭缓冲能力和社会资本存量比密切相关。社会资本是在网络或更广泛的社会结构中个人可动员的社会资源,诸如社会关系网络、信任等,它本质上体现的是社会互动中基于信任的互惠、参与和人际网络的形成,以及由此派生出的共同的行为规范、价值观、契约关系等,它依附于人与人之间的互动关系①。由于城市外来人口所在的农村是一个熟人社会,社会资本在遭受健康风险冲击时对城市外来人口的医疗处理、疾病照料和生计恢复等各方面都起到关键作用。城市外来人口应对健康风险的非正式策略一定程度上要依赖于其拥有的社会资本存量,其社会资本的强度和不同特征,直接影响到城市外来人口健康风险应对策略及其生计结果。有研究发现,亲属关系和家族渊源等乡土性社会资本在我国转型期成为城市外来人口弥合阶层差别、分享发展机会和利益的重要渠道②。

(一)求职网络途径

寻求一份工作是城市外来人口在城市生存的必要前提,也是其参与城市系统的资源分配、摆脱原有职业束缚的先决条件,而职业获取方式则反映了城市外来人口的社会关系、社会资源及其利用方式。在最近一次工作获取方式上,占前四位的分别是自己找、老乡介绍、家人/亲戚帮忙找和城里朋友介绍,所占百分比依次为 42.2%、15.6%、14.4% 和 11.3%,如表 7-4 所示。这说明在城乡壁垒尚难以消除的情况下,城市外来人口在寻找工作的过程中,血缘和地缘关系发挥了重要作用,他们借助家庭、亲属和流出地老乡等乡土网络获得迁移的信息和资源,进入城市后也多是以血缘、地缘关系为基础建立和拓展社会网络。另外,我们也发现城市里的朋友对寻找工作也起到积极作用,占 11.3%。

---

① 卢祖洵、白玥:《社会资本开发与卫生事业发展》,《中国卫生经济》2006 年第 3 期。

② 刘祚祥、胡跃红:《知识溢出、风险分担与农村劳动力转移》,《长沙理工大学学报(社会科学版)》2009 年第 3 期。

表 7-4　城市外来人口最近一份工作的获取方式

方式	自己找	家人/亲戚帮忙找	城市朋友介绍	以前的同事介绍	同学介绍	老乡介绍	其他
人数/人	463	158	124	67	49	171	65
比例/%	42.2	14.4	11.3	6.1	4.5	15.6	5.9

(二)社会关系联络

从与自己的朋友、亲戚联系的频率来看,占前三位的分别是 1 周至少联系 1 次、1 个月至少联系 1 次、有事才联系,所占比重分别为 42.1%、27.4%、25.3%,如表 7-5 所示。这表明城市外来人口与亲戚、朋友联系还是比较多的,比较注重情感交流。在访谈中我们也了解到城市外来人口愿意跟亲戚和朋友分享打工的经历和城市生活中的所见所闻,尤其非常愿意倾诉打工的苦闷和不愉快的经历,也通过保持联络寻求在城市生活中发展的信息、机会和资源。

表 7-5　城市外来人口社会关系保持联络的情况

频率	1 周至少联系 1 次	1 个月至少联系 1 次	3 个月才一次	有事才联系	很少/不联系
人数/人	462	301	31	277	26
比例/%	42.1	27.4	2.8	25.3	2.4

(三)参加社会组织

在对城市外来人口参加社会组织情况的调查中,占前三位的分别是老乡会、同学会、行业协会,所占比例分别为 31.6%、18.4%、13.4%,第四位是工会,所占比例 12.5%,如表 7-6 所示。这说明城市外来人口参与社会组织的比例还比较低,老乡会等草根组织具有一定的吸引力。城市外来人口在城市的生活几乎全部集中于工作场所和居住场所,社会交际圈主要集中于工作上的同事、老乡、室友或邻居等,极少参与当地社会组织,社会交往不多,生活较为单调。可能的原因是受城市外来人口本身社会关系和交往方式的结构性限定,对城市社会组织有一定的排斥性。同时也说明工会等组织对城市外来人口的吸引力不强、凝聚力不够,还不能真正代表城市外来人口的利益,需要值得有关部门的重视和深思。

表 7-6　城市外来人口参加社会组织的情况(多选)

社会组织	工会	老乡会	同学会	行业协会	志愿组织	社区组织	其他
人数/人	224	569	332	241	176	133	124
比例/%	12.5	31.6	18.4	13.4	9.8	7.4	6.9

(四)参加社会活动

社会参与提升了城市外来人口加入和接触异质性社会资源的可能性,一方面使其在社会关系中能够得到更充足和及时的人脉、信息、资源等优势;另一方面积极参与社区的活动,可以加强彼此的了解和信任程度,以便更好获得他人的帮助。从整体上看,城市外来人口在城市中参加社会活动的比例都不高,34.2%的城市外来人口从来不参与城市社区中的文体活动,41.1%从来不参与志愿者活动,87.0%从未参与社区选举活动,80.9%从未参加党团活动,77.2%从未参加过社区议事活动,如表 7-7 所示。

表 7-7　城市外来人口参加社会活动的情况　　　　　　　(单位:%)

活动类型	文体活动	志愿者活动	选举活动	党团活动	社区议事
经常参加	5.5	12.4	2.4	3.4	2.7
有时参加	60.3	46.5	10.6	15.7	20.1
从未参加	34.2	41.1	87.0	80.9	77.2

(五)最亲密的朋友们

在回答"进城打工后最亲密的朋友是谁"时,44.7%的城市外来人口认为是"老乡",16.8%认为是"生活中认识的朋友",另有 12.4%认为是"工作中认识的朋友",如表 7-8 所示。城市外来人口通过同乡网络获得外出务工时的最初信息和资源,城市外来人口进入城市后多以老乡关系为基础建立和拓展社会关系网络,并以此求职和适应城市生活,不少地方出现了"老乡聚集"或同乡社区的现象。因此,老乡成为城市外来人口进城务工后最亲密的朋友也不足为奇,他们也更愿意与同乡交往。同时,在工作和生活中认识的朋友也是城市外来人口进城务工后最亲密的朋友之一。

表 7-8　城市外来人口进城务工后最亲密的朋友

对象	同级别同事	老板上司	下属	老乡	同学	工作中认识的朋友	生活中认识的朋友	其他
人数/人	50	20	56	490	117	136	184	43
比例/%	4.6	1.8	5.1	44.7	10.7	12.4	16.8	3.9

(六)本地朋友拥有情况

随着在城市居住时间的延长以及融入城市进程的加快,城市外来人口在工作生活上必然会更多地与本地居民发生互动交流,因此,本地朋友数量的多少在一定程度上反映了他们在流入地社会的社交网络大小。如表 7-9 所示,只有 18.7%的受访者表示在城市里有很多本地朋友,大部分城市外来人口由于工作不稳定、流动性强等因素在城市里没有很多本地朋友,与本地居民的交往圈子极小,且基本限于"点头之交"或"业务"上的往来,无法在本地形成可以经常性、较为密切互动的朋友圈。整体上来说,城市外来人口与本地居民还有较强的社会距离感,彼此间的隔阂还比较严重。

表 7-9　城市外来人口拥有本地朋友的情况

拥有很多本地朋友的情况	是	否
人数/人	205	891
比例/%	18.7	81.3

(七)获取帮助对象

如表 7-10 所示,在城市外来人口获取帮助对象的调查中,占前四位的分别是家人/亲戚、老乡、生活中认识的朋友、工作中认识的朋友,所占比百分比分别为 36.8%、14.6%、10.8%、10.1%,排在第五位和第六位的是同级别的同事和同学,所在百分比分别为 9.0%和 7.3%。以亲缘、血缘、地缘或业缘为基础的纽带,为城市外来人口的日常生活提供了"有家感",它既可以节约建构社会关系的成本,又可以在陌生的世界中带来一种安全感,表现为初级社会关系的信任纽带,减少了社会互动的复杂性,成为城市外来人口最可靠、最亲密的社会网络,对获取资源和社会支持起到重要作用。

表 7-10   城市外来人口获取帮助的主要对象（多选）

对象	同级别同事	老板上司	下属	老乡	同学	工作中认识的朋友	生活中认识的朋友	家人/亲戚	其他
人数/人	267	177	122	435	218	300	322	1096	41
比例/%	9.0	5.9	4.1	14.6	7.3	10.1	10.8	36.8	1.4

（八）社会关系的职业

表 7-11 显示了城市外来人口的社会网络成员中是否有教师、公务员、医生、企业家等高层次职业类型，用于反映他们在社会中的角色地位。城市外来人口作为弱势群体，其社会交往空间相对封闭，关系型社会资本很少。54.0%的城市外来人口没有较高职业层次的社会网络成员，社会圈子过于单一，异质性低，社会关系网趋于同质，交往圈主要限于与他们身份相同或类似的群体，难以突破群体空间边界，很多原有乡土社会中已经存在的初级关系网络不能提供预期的物质资源和精神资源，这就决定了他们在应对健康风险时社会资源的匮乏。城市外来人口不仅每天用于交流的时间有限，而且交流沟通的内容也大多局限于日常工作琐事，获得的有效信息很少，能控制的社会资本很难得到提高。因此，城市外来人口相对封闭和狭窄的家庭社会网络在抵御不利的健康风险冲击时显得力不从心。

表 7-11   城市外来人口及其家庭社会关系的职业情况（多选）

社会成员的职业情况	频数	比例/%
无	721	54.0
企事业负责人	154	11.0
教师	130	9.8
医生	119	8.9
政府机关人员	65	4.9
商人	45	3.4
律师	22	1.7
其他	78	5.8

(九)人情往来支出

请客送礼可以理解为城市外来人口为维持社会网络而进行的投资或经济开销,城市外来人口通过人情消费维系流入地的老乡、亲属、工友等强关系,获得更多向上流动的机会。如表 7-12 所示,在询问城市外来人口过去一年请客送礼情况时,"经常"占 5.8%,"有时"占 24.1%,"很少"占 45.1%,"从未"占 25.0%,说明城市外来人口投资于人情消费的支出不足。可能的原因是,城市外来人口收入水平较低,用于请客送礼等人情支出的金额十分有限。

表 7-12　城市外来人口请客送礼等人情往来支出情况

请客送礼情况	经常	有时	很少	从未
人数/人	64	264	495	274
比例/%	5.8	24.1	45.1	25.0

二、城市外来人口的社会支持网络

城市外来人口的健康风险冲击会增大其陷入贫困的概率,甚至有可能是长期的慢性贫困。以家庭外部亲缘、血缘或地缘关系为纽带形成的"大家庭",构成了以城市外来人口社会支持网络为基础的风险分担团体,它赋予了个体相应程度的群体保障能力,对家庭内部成员起到了非正式的风险保障作用,为城市外来人口在遭受健康风险冲击后陷入可能的贫困提供最后的一道防线,使城市外来人口抵御健康风险的能力大大增强,同时在一定程度上分散了因病致贫的潜在隐患。

本节主要从照料支持和经济支持两个维度来考察城市外来人口的社会支持状况。其中,照料支持操作化为"生病需要照顾,一般找谁陪伴?";而经济支持操作化为"生病需要用钱,一般找谁借?"。根据问卷设计中的社会支持分类情况,把社会支持分为"流入地的亲属""流入地的老乡""流入地的同事""流入地的朋友""流入地的邻居""老家的亲属和朋友""社会援助组织""其他""没有社会支持"等九类。统计数据分析采用卡方检验,考察不同群体在性别、年龄、学历、流动类型、工作时间、换工作频率、月收入等主要社会人口学特征的分布上是否具有显著的差异。

(一)城市外来人口社会支持的总体情况

从社会结构上看,家庭是社会关系产生和形成的主要源泉,关系是家庭纽带和义务延伸而成的网络。在当前中国传统社会文化影响下,各种关系纽带成为构成家庭社会风险分担网络的重要组成部分。城市外来人口家庭的照料支持和经济支持的来源分布如表 7-13 所示。在生病需要照顾和陪伴时,64.6%的受访者会首先找流入地的家人和亲戚陪伴和照顾,主要来自配偶、父母亲、子女等直系亲属关系,说明家庭和亲人仍然是城市外来人口天然、无条件的自助帮扶网络,其中父母、兄弟姐妹依次成为城市外来人口最主要的社会支持来源,往往能够在第一时间给予帮助,能有效缓解城市外来人口在陌生城市的无助感和不适感。向流入地老乡、同事和朋友寻求照顾陪伴的分别占 7.3%、6.3%和 6.9%,还有 7.7%的受访者选择向老家的亲属和朋友寻求帮助以获得陪伴和照顾,仅有 0.4%的受访者向慈善公益机构等社会援助组织求助,还有 3.9%的受访者表示没有得到任何情感方面的社会支持来源。

表 7-13 城市外来人口社会支持来源的分布特征

社会支持对象来源	社会支持类型			
	照料支持		经济支持	
	生病需要照顾,一般找谁陪伴?		生病需要用钱,一般找谁借?	
	频次	比例/%	频次	比例/%
流入地的亲属	917	64.6	975	47.8
流入地的老乡	104	7.3	309	15.2
流入地的同事	89	6.3	107	5.3
流入地的朋友	98	6.9	305	15.0
流入地的邻居	23	1.6	55	2.7
老家的亲属和朋友	109	7.7	214	10.5
社会援助组织	5	0.4	0	0
其他	18	1.3	11	0.5
没有社会支持	56	3.9	62	3.0

由于大病治疗的紧迫性,生病借钱的现象在城市外来人口中较为普遍。在生病需要用钱时,47.8%的受访者会向流入地的亲属寻求帮忙,其次是流入地的

老乡、朋友,向老家的亲属和朋友借钱也是重要的社会支持来源。此次调查样本中城市外来人口没有向慈善公益机构等社会援助组织求助,另外有 3.0% 的受访者表示没有获得任何经济支持。由此可见,亲缘和血缘关系仍是城市外来人口家庭天然的社会网络,远远超过依靠其他社会支持关系的比重,这些先赋型的社会关系网络不仅能够在金钱上帮助其摆脱困境,还能给予情感支持,减少孤独感。城市外来人口很少依赖政府、社区、组织等正式的社会支持。且受传统的自守自持思想的影响,加上自身经济条件差,回报能力有限,为了尽可能少欠人情,城市外来人口会尽量不向或少向亲缘、血缘等关系以外的他人求助,包括朋友、同事、邻居以及其他关系人群,而总是以自己或扩展的家庭为中心寻求帮助,这样可以降低交易费用、节约成本。由此看来,经济社会的市场化变革和城市外来人口带来的职业、地位以及生活方式的变化,并没有从根本上改变他们以亲缘、血缘、地缘关系为纽带的社会网络边界,城市外来人口社会关系结构中的基础仍然是以血缘、亲缘和地缘为核心的初级关系。

社会支持网络成为城市外来人口在城市生活中赖以生存的重要支柱[1]。由上述社会支持分布特征可知,虽然大部分城市外来人口能够在流入地获取一定的社会支持,但是社会支持仍以流出地的血缘、地缘构成的非正式社会网络为主,尤其依赖于以配偶子女及其直系亲属为主的强关系来获取各方面的社会支持。流入地的家人和亲戚网络是城市外来人口获取照料支持和经济支持的最主要的来源。其次,流入地的老乡在照料支持和经济支持中占有重要地位,作用仅次于流入地的亲属。与来自流出地的血缘、地缘的社会网络关系相比,在流入地构建的以业缘、友缘为基础的同事、朋友等社会关系属于城市外来人口的新型社会资本,对其在城市的生存、发展和社会融入具有重要作用。当然,有少部分城市外来人口严重缺乏各类社会支持资源,在他们应对疾病冲击和寻求心理抚慰时就显得非常脆弱。城市外来人口从正式机构获得的帮助和支持很少,对正式社会支持的利用率极低,高度依赖非正式的社会支持网络。

(二)城市外来人口在流入地的照料支持

表 7-14 反映了大病风险冲击下不同社会人口学特征的城市外来人口在流入地的照料支持情况。经过卡方检验可知,不同社会人口学特征的城市外来人口对社会网络资源的利用情况亦有不同。对第一代城市外来人口来说,外出务

---

① 唐钧、朱耀垠、任振兴:《城市贫困家庭的社会保障和社会支持网络——上海市个案研究》,《社会学研究》1999 年第 5 期。

工时间越短、与家人一起流动的受访者更倾向于从流入地的亲戚中寻求帮助；单独一人外出务工的受访者更可能选择流入地的老乡寻求支持；男性、单独一人外出务工、外出务工时间越长、换工作越多的受访者更可能选择从流入地的同事中寻求支持。对新生代城市外来人口来说，高学历、单独一人外出务工、外出务工时间越长的受访者更可能选择向流入地的朋友寻求支持。

表 7-14　城市外来人口照料支持的差异性分析　　　　　（单位：%）

主要变量		主要社会支持来源										
		流入地的亲属			流入地的老乡			流入地的同事			流入地的朋友		
		是	否	p 值	是	否	p 值	是	否	p 值	是	否	p 值
性别	男	82.4	17.6	0.304	11.0	89.0	0.180	9.6	90.4	0.030**	9.8	90.2	0.375
	女	85.0	15.0		8.3	91.7		5.7	94.3		11.7	88.3	
年龄	新生代	78.0	22.0	0.001***	9.9	90.1	0.982	9.5	90.5	0.219	16.4	83.6	0.000***
	第一代	86.3	13.7		9.8	90.2		7.2	92.8		7.7	92.3	
文化程度	小学及以下	84.4	15.6	0.584	10.3	89.7	0.675	9.4	90.6	0.256	6.4	93.6	0.005***
	初中	83.9	16.1		10.1	89.9		6.7	93.3		12.2	87.8	
	高中或中专	82.0	18.0		9.9	90.1		9.9	90.1		16.2	83.8	
	大专及以上	77.6	22.4		5.2	94.8		3.4	96.6		15.5	84.5	
流动类型	单独一人	55.4	44.6	0.000***	13.0	87.0	0.092*	20.7	79.3	0.000***	22.3	77.7	0.000***
	与家人一起	90.6	9.4		9.0	91.0		4.8	95.2		7.7	92.3	
工作时间	3 年以下	74.1	25.9	0.000***	10.9	89.1	0.643	4.7	95.3	0.038**	5.5	94.5	0.006***
	3~5 年	80.1	19.9		9.3	90.7		7.5	92.5		10.1	89.9	
	6~10 年	86.8	13.2		8.4	91.6		7.7	92.3		12.6	87.4	
	10 年及以上	88.9	11.1		11.5	88.5		11.8	88.2		16.3	83.7	
换工作频率	没有换过	81.9	18.1	0.148	9.3	90.7	0.906	3.1	96.9	0.007***	13.7	86.3	0.170
	1~3 份	82.0	18.0		10.3	89.7		9.3	90.7		10.3	89.7	
	4 份及以上	87.3	12.7		9.6	90.4		10.0	90.0		8.5	91.5	

续表

主要变量		主要社会支持来源										
		流入地的亲属			流入地的老乡			流入地的同事			流入地的朋友		
		是	否	p 值	是	否	p 值	是	否	p 值	是	否	p 值
月收入	1500 元以下	80.7	19.3	0.498	9.9	90.1	0.951	9.0	91.0	0.125	7.1	92.9	0.115
	1500～2000 元	84.5	15.5		9.1	90.9		10.1	89.9		11.1	88.9	
	2000～3000 元	85.6	14.4		10.0	90.0		7.2	92.8		10.2	89.8	
	3000 元及以上	82.4	17.6		9.8	90.2		4.1	95.9		14.7	85.3	

注：***、**、*分别表示变量在 1%、5%、10% 水平上显著。

从年龄角度来看，两代城市外来人口在向流入地的老乡和同事寻求照料支持方面无显著差异，但在向亲属和朋友寻求照料支持方面则存在显著差异：新生代更倾向于朋友的帮助，而第一代则青睐于选择亲属的支持。这一结果说明新生代城市外来人口在流入地开拓新的社会资本，再构建社会网络的意愿和能力更强，与朋友间的关系更加密切，相互间也更容易提供社会支持；而第一代城市外来人口则由于受学历、技能、知识等原因的限制，大多数没能力融入流入地城市，缺乏深层次的人际互动，仍然依赖于血缘、亲缘等传统纽带关系。

从流动类型来看，相比较于单独一人外出打工者，与家人一起外出打工者更有可能在流入地获得亲属的照料支持。通过血缘形成的亲属网络构成城市外来人口外出务工最重要的社会网络单位，地域空间上的接近和血缘上的纽带关系，更容易受传统乡土社会规范的约束，在外相互帮助成为一种理性的选择，也是降低风险成本的重要手段。而单独一人外出打工者更倾向于向流入地老乡、同事和朋友寻求照料支持，在缺乏亲缘帮助的情况下，城市外来人口只能寻求其他拓展性的社会支持网络来帮助自己。

从外出务工年限来看，外出工作时间越长者，越倾向于向流入地的亲属、同事和朋友寻求照料支持。通常认为，外出务工时间越长，城市外来人口对当地生活越适应，人际交往会越广泛，能够更好地融入流入地的社会，所获得的社会支持资源也就越多。同时，随着外出务工时间的延长，城市外来人口互动的范围逐步从血缘、地缘等初级群体扩大到更广泛的范围，与同事、朋友的社会交往逐渐加深，因此，在碰到困难时，可寻求的社会支持资源也更加丰富、更加广泛。

另外,当家庭规模过小或者能力有限时,患大病的城市外来人口可以获取的照料和支持就显得微乎其微。相反,城市外来人口家庭社会网络越广泛,在家庭遭遇健康风险冲击时可能具备更强的健康风险平滑或应对能力,而不至于使家庭陷入贫困的境遇。

(三)城市外来人口在流入地的经济支持

表 7-15 反映了大病风险冲击下不同社会人口学特征的城市外来人口在流入地的经济支持情况。经过卡方检验可知,与家人一起打工、高收入者更有可能从流入地的亲属网络中获取社会支持,低收入、换工作越多者更倾向于从流入地的老乡处寻求社会支持,男性、低学历、单独一人外出务工者更有可能依赖于向流入地的同事寻求经济帮助,高学历、单独一人外出、高收入的城市外来人口更可能从流入地的朋友中寻求社会支持。

表 7-15　城市外来人口经济支持的差异性分析　　　　(单位:%)

主要变量		主要社会支持来源(借钱)											
		流入地的亲属			流入地的老乡			流入地的同事			流入地的朋友		
		是	否	p 值	是	否	p 值	是	否	p 值	是	否	p 值
性别	男	78.0	22.0	0.118	29.2	70.8	0.750	13.3	86.7	0.014**	38.3	61.7	0.493
	女	82.2	17.8		28.2	71.8		8.1	91.9		36.0	64.0	
年龄	新生代	80.8	19.2	0.599	24.2	75.8	0.031	10.6	89.4	0.740	40.7	59.3	0.134
	第一代	79.3	20.7		31.0	69.0		11.3	88.7		35.6	64.4	
文化程度	小学及以下	79.3	20.7	0.862	31.0	69.0	0.063	12.3	87.7	0.089*	31.6	68.4	0.000***
	初中	79.4	20.6		29.2	70.8		15.3	84.7		35.9	64.1	
	高中或中专	82.9	17.1		27.9	72.1		9.9	90.1		54.1	45.9	
	大专及以上	79.3	20.7		13.8	86.2		3.4	96.6		50.0	50.0	
流动类型	单独一人	73.8	26.2	0.023**	27.3	72.7	0.631	15.8	84.2	0.022**	42.6	57.4	0.097*
	与家人一起	81.3	18.7		29.1	70.9		9.9	90.1		36.0	64.0	

续表

主要变量		主要社会支持来源（借钱）										
		流入地的亲属			流入地的老乡			流入地的同事			流入地的朋友		
		是	否	p 值	是	否	p 值	是	否	p 值	是	否	p 值
工作时间	3 年以下	78.2	21.8	0.538	26.5	73.5	0.549	11.6	88.4	0.746	35.4	64.6	0.241
	3~5 年	77.4	22.6		32.1	67.9		10.7	89.3		37.4	62.6	
	6~10 年	82.2	17.8		28.7	71.3		9.8	90.2		41.6	58.4	
	10 年及以上	80.4	19.6		26.8	73.2		12.8	87.2		33.2	66.8	
换工作频率	没有换过	77.4	22.6	0.236	21.7	78.3	0.025**	8.8	91.2	0.247	37.6	62.4	0.879
	1~3 份	82.2	17.8		31.4	68.6		10.8	89.2		37.9	62.1	
	4 份及以上	77.9	22.1		30.6	69.4		13.6	86.4		36.0	64.0	
月收入	1500 元以下	75.8	24.2	0.055*	30.8	69.2	0.087*	11.4	88.6	0.391	26.5	73.5	0.000***
	1500~2000 元	78.0	22.0		30.5	69.5		11.2	88.8		36.3	63.7	
	2000~3000 元	85.6	14.4		30.5	69.5		13.1	86.9		39.4	60.6	
	3000 元及以上	79.9	20.1		20.7	79.3		7.7	92.3		49.7	50.3	

注：***、**、*分别表示流量在1%、5%、10%水平上显著。

从文化程度来看，相对高学历，低学历的城市外来人口更多依赖流入地同事的经济支持，而高学历者则更倾向于向流入地的朋友寻求经济支持。这可能是因为高学历城市外来人口的社会经济地位突破了传统的乡土社会网络关系，更容易建立起以朋友为主的非亲属关系支持网，流入地的朋友成为其获取经济支持的重要来源。另一方面也说明了城市外来人口社会网络的再构建，实现从以亲缘、血缘和地缘为纽带的社会关系逐渐向以友缘和业缘为纽带的社会关系转变。而低学历的城市外来人口拓展社会关系的能力十分有限，流入地的同事是其日常交往的重要对象，因此，在社会网络缺乏的情况下，同事之间的经济支持也成为城市外来人口社会支持的一种重要方式。

从流动类型来看，相对于单独一人外出，与家人一起外出的城市外来人口更倾向于向流入地的亲属寻求帮助。与家人一起外出务工可以降低流动成本、获取更多就业信息，家人之间还可以扩展更多的外来社会资源，在无形之中扮演了"担保人"的角色，与家人一起还可以增加还款的可信度和可行性，也更容易获得流入地亲属的经济支持。而单独一人外出务工者对朋友、同事等社会关系的依赖相对比较强，因此，更可能选择向流入地同事、朋友寻求经济支持。

从月收入来看，相对于低收入者，高收入者更可能从流入地的亲属和朋友中获得经济支持，收入越高的人，人际交往往往比较广，经济地位相对较高，也就越有可能从亲戚和朋友中得到经济支持。低收入者由于经济地位的劣势而寻求经济支持的途径和偿还能力都十分有限，即使可能获得部分经济支持，往往更多的是一种无偿赠予。

第八章 城市外来人口健康风险管理模式

城市外来人口生活在一个充满不确定性的风险环境中。重大疾病、职业病、工伤等健康风险冲击通常会带来长期的负面效应。健康风险已成为城市外来人口所面临的主要风险,同时,受户籍制度或时空距离影响实际享有的制度保护相对有限,使得城市外来人口成为一个健康受损风险极高的群体。因此,引导和帮助城市外来人口积极正视健康风险并寻求有效策略来帮助城市外来人口更好地规避和防范健康风险,并加以有效的社会干预是一个备受关注而重要的议题。已有的研究表明,跟踪干预可以使人群中 20%～70% 的风险因素得到改善,使 59.92% 的人处于低风险状态,使医疗支出降低 6.30%①。但是,当前突出问题在于对健康风险管理时,只关注健康风险损失等事后补救或事后性的碎片化制度设计,而忽视了对健康风险因素管理和前瞻性干预的系统性研究。因此,迫切需要将城市外来人口健康风险纳入到一个更加开放、灵活、低成本和高效的管理框架内,包括城市外来人口个人、家庭、社区、社会组织、市场以及政府等多元主体的有效参与。本章首先提出城市外来人口健康风险预防、缓和及应对三种策略的理论分析框架;其次,分析家庭、社区、市场和政府等在三种策略中的角色和作用机制,构建起多方参与的城市外来人口健康风险社会干预模式。本章旨在为城市外来人口健康风险管理的实践模式创造理论基础,为政府相关部门处理城市外来人口健康风险提供决策依据。

---

① 赵会元、傅增泮、王联庆等:《健康风险评价及其干预研究》,《中国预防医学杂志》2009 年第 7 期。

第一节　城市外来人口的健康贫困现象

城市外来人口从农村流动到城市,受到低学历、技能缺乏、社会地位低、工作时间长、劳动强度大、劳动环境差、工资待遇低、收入来源不稳定、居住条件恶劣、生活质量低下、社会保障缺乏、公共服务缺失以及政治和社会参与缺乏等不利因素的相互影响而处于高健康贫困风险状态,面临慢性病、传染病、职业病、生殖健康、工伤、心理健康和社会适应等多种健康风险的冲击。由于收入低下且缺乏弹性,以及贫困造成的社会边缘化状态,城市外来人口遭受的健康风险远大于城市本地居民,在应对健康贫困时具有更强的脆弱性,本节拟在厘定健康贫困概念的基础上,探讨城市外来人口健康贫困的基本特征,剖析城市外来人口健康贫困的深层次原因,为城市外来人口健康风险管理策略提供理论基础和现实依据。

一、健康贫困

(一)健康贫困的概念

贫困是一个动态的、历史的概念,它随着社会的进步、经济的发展、人类文明水平的提高以及国家民族对社会平等、社会福利和生存权的认识的深化而变化。20 世纪 90 年代,发展经济学家阿马蒂亚·森从发展与自由的关系出发,认为贫困是贫困人口缺乏创造收入的能力、获取和享有正常生活的能力,根源在于他们的能力受到剥夺与机会的丧失。贫困实质上是对基本的可行能力的剥夺,收入的不平等、医疗保健和公共教育设施的匮乏、收入分配的不均、政府公共政策的取向等都会严重弱化甚至剥夺人的可行能力,从而陷入贫困中[1]。阿马蒂亚·森的能力贫困理论为健康贫困提供了理论基础,他认为健康对于每一个人来说都是一种非常重要的基本自由,即拥有生活的可行能力。健康成为一种基本的权利,唯有拥有健康,人们才有能力完成其他功能性活动。

一方面,从可行能力的角度来看,健康是一种具有重要内在价值的最基本的可行能力。如果一个人不具备应有的健康条件,则其获得其他可行能力在很大

---

[1]　Sen A K. *Development as Freedom*, New York: Alfred A. Knope Publisher, INC, 1999,pp.87-110.

程度上将受到限制甚至被剥夺。另一方面,健康是人力资本的核心形式,且是人类发展的基本目标。健康被剥夺是贫困的一种表现形式,也是引起收入贫困的重要因素,主要表现为健康机会的被剥夺或丧失,其造成的贫困不单单是简单的收入贫困,更重要的是收入获取能力的排斥和缺失,并使得将收入转化为可行能力变得更加困难。因为患病状况越严重的人,客观上需要投入更多的资金用于照顾和接受治疗,才能接近或有与健康的正常人相同的功能性活动。健康风险冲击引发的贫困,其内涵可能比在收入方面表现出来的贫困,其更加严重,甚至可能具有持久性,影响到家庭长期的收入水平,从而使整个家庭陷入长期贫困。健康贫困是贫困的一个重要组成部分,该观点已经得到学者的广泛认同。健康风险冲击不仅造成了家庭医疗费用开支的大幅增加,而且导致人们丧失了人力资本投资的能力并剥夺了改善自身境遇的机会,对整个家庭的收入获取能力造成负面冲击,这两方面是健康风险冲击成为家庭陷入健康贫困的重要原因。对贫困家庭而言,因为营养不足以及无法有效支付医疗费用,其遭受健康风险的概率远大于非贫困家庭,迫使其家庭转移资产、减少储蓄或增加负债,甚至使许多家庭陷入"医疗贫困陷阱"而不能自拔,进一步限制人们健康水平的改善和提高,最终形成了健康状况低下—贫困—健康状况低下的恶性循环。

健康被剥夺是贫困的一种形式,也是导致收入贫困的重要原因。健康可以看成是发挥社会功能的一种关键性的基本能力和价值。它既是发展的目标,又是发展的手段,而得到基本的健康服务是保障获得这种能力的权利。我国学者认为健康贫困是一种机会丧失和能力剥夺,即由于经济发展水平低下、支付能力不足、文化的贫困、社会的排斥以及政策和体制不完善所导致的参与卫生保健、医疗保障和享受基本公共卫生服务的机会丧失,以及由此所造成的健康水平下降带来参与经济活动的能力被剥夺或削弱,从而带来的收入减少和贫困发生或加剧的恶性循环[①]。总体而言,健康贫困是贫困的重要组成部分,是社会中客观存在的一种生活状况,是指个人、家庭或社会中某一群体的基本健康需求不能得到满足的一种生存状态,其主要表现为健康机会的丧失或被剥夺,并导致能力丧失,进一步加剧贫困。所以,健康贫困与收入贫困呈互为因果关系,形成了"因贫致病""因病致贫"的恶性循环。健康贫困的内在作用机制如图 8-1 所示。

---

① 孟庆国、胡鞍钢:《消除健康贫困应成为农村卫生改革与发展的优先战略》,《中国卫生资源》2003 年第 6 期。

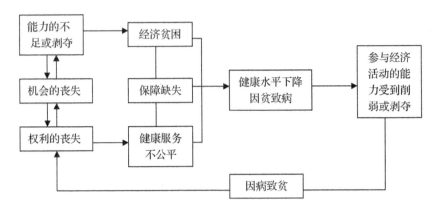

图 8-1 健康贫困的内在作用机制

(二)城市外来人口的健康贫困

城市外来人口从事的工作强度大,居住条件恶劣,卫生意识淡薄,又缺乏相应的医疗卫生条件,从而成为传染病发展和流行的高危人群,发病率高于本地城市居民。职业病、工伤、慢性病、重大疾病等因伤、因病致贫现象在城市外来人口贫困问题中较为突出。大部分城市外来人口都是家庭中的主要劳动力,劳动收入微薄,占整个家庭总收入的比重较高,抗风险能力较弱。在无法享受基本医疗保障的情况下,城市外来人口一旦健康恶化不仅造成家庭可能无力承担相应的医疗救治费用,而且会剥夺其参与经济活动的能力,降低整个家庭的劳动能力,导致城市外来人口"一人得大病,全家陷困境"的现象时有发生。

在面对各种健康风险时,人们的选择能力是不一样的,富裕者可以远离风险源,贫困者则不得不忍受恶劣的生存环境,在经济社会条件的限制下,健康风险注定要由社会底层承担。城市外来人口大部分属于低收入群体,有些人的收入仅够勉强维持基本生活需要,还有的长期挣扎在温饱线上。如果城市外来人口的健康状况得不到保障,就可能出现"低健康水平→低劳动能力→低收入→低健康水平"的恶性循环,以至于贫困化与健康风险出现叠加效应。城市外来人口的健康状况一旦陷入这种境地,就很难依靠自身力量打破这个怪圈,其后果不但难以提高城市外来人口的收入水平和生活质量,而且会降低城市外来人口群体的整体健康水平,甚至通过代际传递进一步影响家庭成员的健康水平。因此,健康贫困使农村精英劳动力人力资本过早衰退,也将健康风险和疾病负担向农村转移,客观上增加了农村居民的健康脆弱性,加剧了农村医疗卫生资源的供求矛盾,更增加了农村的负担或加剧了农村的贫困现象,进一步加大城乡之间的健康差距。陆学艺[①]曾指出,现行的农民工制度是农村把大量青壮年劳力输送到城市,而城市却把劳动后伤残病弱者退回到农村,无形之中把照顾病残、抚育子女、赡养老人等社会负担都抛给农村。这是一种城乡不合理、不等价的交换形式,变相攫取大量农村廉价劳动力,也是城乡差距日益扩大的重要原因之一。

二、城市外来人口健康贫困的基本特征

城市外来人口主要从农村流入城市,他们需要面对由于社会转型、制度市场变化等诸多因素交织一起带来的风险考验。城市外来人口健康贫困发生于社会转型与城乡二元结构的多重背景下,由于该群体所遭遇的制度、政策与其自身能力不同,健康贫困具有以下基本特征。

第一,被动性与再生性。城市外来人口健康贫困的发生通常不是由个人因素或者自然因素引起的,而是由社会性、制度性和市场风险性等多重因素造成的一种再生性贫困。由于社会经济体制转型,新的市场机制还没有完善,还未对城市外来人口群体形成一种有效的社会保护机制,这使他们在面临健康贫困时个人几乎完全是被动地应对,很难有选择的余地。

第二,转移性与边缘性。城市外来人口生活在经济比较发达的城市,生产组织形式较为先进,各种经济社会资源比较集中,交通便利顺畅,生活水平比较高,信息流通比较方便,但是城市外来人口群体因为各种原因不能直接共享经济社会发展的成果,成为所在地区的非主流社会群体而存在。城市外来人口群体中有一部分采取集中居住的形式(如棚户区、城中村),成为城市里的边缘性群体,与主流城市生活相隔离。城市外来人口作为家庭的主要经济支柱,一旦陷入健康贫困的状态,会将贫困转移至整个家庭,使得整个家庭陷入健康恶化与贫困加剧的恶性循环。

第三,多阶段剥夺性。多阶段剥夺是指一个人或群体在其生命周期中,受到先后、多次累加的剥夺现象。城市外来人口在城市里受到企业雇主的剥夺,然而,类似的剥夺并没有就此打住,由于超长的劳作时间、过度劳累,他们的身体、精力透支,劳动场所的各种伤害也许没有立即显现,但当他们离开这些工作后,因为没有医疗、养老保障而在社会上将受到进一步剥夺,同时一旦疾病复发,他们将不得不自己承受健康损害后所付出的物质和精神代价。总之,剥夺一直如影随形地存在于城市外来人口的生命周期之中,作为社会弱势群体的城市外来

---

①　陆学艺:《农民工体制需要根本改革》,《中国改革·农村版》2003 年第 12 期。

人口已经难以逃脱未来的厄运。

第四，制度性。所谓制度性贫困，是指由于制度因素而导致的贫困。城市外来人口的健康贫困从某种意义上说带有鲜明的制度性特征。具体表现在以下几方面：一是向城市高度倾斜的资源分配制度。它的重大缺陷在于不给予全体社会成员以同样的待遇，而是将社会成员划分成泾渭分明的两大群体——城市居民和农村居民，分别给予不同的待遇。二是实行城乡有别的户籍制度。三是由前述制度派生和辐射出来的其他一系列制度对城市外来人口的健康贫困产生不利影响。

第五，阶段性和长期性。随着城市化进程的推进，农民工市民化等相关制度、机制的改革，城市外来人口健康贫困呈现阶段性特点。城市外来人口的健康贫困与体制转型中的制度及政策因素、文化传统、社会生产力水平及生活习俗等紧密相关，这些综合因素导致了城市外来人口健康贫困的复杂性。由于我国正处于经济社会转型时期，城乡二元体制改革还有待于深化与完善，医疗保障制度、城乡户籍制度不能在短期内解决，因此消除城市外来人口健康贫困的任务必然是长期和艰巨的。

三、城市外来人口健康贫困的社会后果

城市外来人口是健康贫困的高风险群体，极其容易陷入健康贫困的恶性循环之中。当前凸显的城市外来人口健康贫困是我国经济体制改革与社会经济发展进程中极不和谐的现象，将会对社会经济发展产生复杂而深远的影响。这不仅包括因为健康贫困而引发的各种可能的社会冲突，还包括贫困所形成的亚文化现象，对社会心理也会产生负面影响。具体而言，城市外来人口健康贫困对经济社会发展产生的负面影响主要表现为以下方面。

(一)农村精英劳动力人力资本的早衰

城市外来人口是中国经济、社会转型与城市化进程中形成的一个新兴劳动力群体，他们在打破城乡二元经济结构，为中国经济社会发展建设做出巨大贡献的同时，也因规模的日益扩大，直接影响到中国社会经济可持续发展。他们当中的大部分人处于青壮年时期，正值生命周期的黄金阶段，他们不仅是生产主体，而且是消费和储蓄主体。当城市外来人口陷入健康贫困后，这些农村中的精英过早地结束职业生涯，成为社会、家庭的负担。由于制度、劳动力市场不规范，企业为了赢利，根本不注意人力资本的积累，反而通过高强度和不

安全的劳动,减少了城市外来人口的劳动供给。个别企业为了更多赢利,一方面通过高强度的劳动,即超时劳动、加班加点,提高操作难度,剥夺休息权等方式来榨取城市外来人口的剩余价值,严重损害了其身体健康,使其劳动能力的生产和再生产受到威胁;另一方面,通过削弱或根本不提供必要的劳动安全防护措施来压低用工成本,造成城市外来人口工伤和职业病频发。这些行为直接甚至是永久性地损害了城市外来人口的劳动能力,使之过早地退出劳动力就业市场,也减少了城市外来人口的劳动供给,从而产生真正意义上的"民工荒",进而影响劳动力的积累与劳动力市场的可持续发展,并带来大量贫困的回流。

(二)成为农村新增贫困人口的重要来源

城市外来人口在城市务工是大部分农村家庭的主要经济来源,也是提高农村收入水平的主要途径。当农民工陷入健康贫困后,家庭丧失了主要劳动力,直接后果就是造成整个家庭陷入贫困。农民工群体如此庞大,一旦健康贫困问题扩大,将产生大量的贫困回流,据调查发现,有 6.8%的农民工是因病因伤被迫返乡的[①]。而这种回流的负面效应是非常明显的。他们除了要忍受自身肉体和精神上的痛苦以及疾病给家庭和朋友带来的痛苦外,还要付出经济上的代价。包括在治疗、照料、防护以及相关的非直接用于医疗的支出和因疾病引起的经济损失,另外还造成在劳动力就业市场的损失,如劳动参与率下降、工资降低、就业机会减少以及不得不减少的工作时间等所带来的在劳动力市场上的不良表现,而这反过来又导致健康状况的进一步恶化,从而陷入恶性循环。城市外来人口一般都是家庭中的重要劳动力,是家庭经济收入的主要支柱,他们的伤亡对家庭生计的最直接影响就是收入的锐减,其家庭很容易陷入贫困状态。

(三)危及社会公正原则

生存权是首要的基本人权,即每一个人享有平等生存的权利。而健康贫困是对人权的直接剥夺,健康贫困是一部分人由于缺乏某些条件而被部分或全面剥夺了人权的一种生存状态。尤其贫困更多的是由社会的、制度的原因造成而并非本人所为,对贫困者个人或家庭来说,这显然是不公平的。尽管任何社会上都存在某种程度的收入差别,但是在差异产生及其程度等问题上会存在价值判

---

① 白南生、何宇鹏:《回乡,还是外出——安徽四川二省农村外出劳动力回流研究》,《社会学研究》2002 年第 3 期。

断,一旦总体上的判断是消极、负面的,那么社会稳定的基础就会处于相当脆弱的境地。随着农村居民大量涌入城市,形成规模巨大的城市外来人口群体,他们在城市中生活、工作,处于边缘地位,饱受艰辛,他们对贫困的感受特别敏感和深切,有一种强烈的被剥夺意识,导致社会信心和社会凝聚力受挫。

(四)加剧社会冲突和对抗的风险

贫困是一种能力的剥夺与机会的缺失的综合状态,是一种社会物质匮乏和资本短缺的现象,它可以剥夺人的良好意愿和兴趣,滋生紧张、侵犯和利益冲突,不断拉大各阶层之间的差距,导致贫困群体产生一种强烈的被剥夺感和敌视心理。贫困范围一旦超越"社会警戒线",贫困就会妨碍社会良性运行,破坏个人与个人、个人与社会的平衡协调发展,进而引发严重的社会冲突。根据社会学家对"集中化效应"理论的解释,贫富差距扩大不仅会引发的各种社会问题,而且贫困所形成的一种不良文化,会一点点腐蚀人的自尊,从而出现对社会的"失范"行为,甚至出现社会冲突。我们在调查中发现,农民工群体由于相似的文化背景、生活经历和经济状况,其狭隘的义气观和从众心理较强,又由于地域相近、行业相同,便于交流和相互感染,加上贫困的生活状态相同,该群体很容易形成一种认同感,具有高度的同质性、群体性和整合性,进而演变为有组织的集体行动,产生盲从和过激行为,形成社会的不稳定因素。

(五)抑制社会激励效应

尽管适度有序的贫富差距是促进经济增长和提高市场效应的驱动力,但是不公平的利益现状会抑制阶层分化本身可能产生的社会激励效应。城市外来人口群体一旦陷入健康贫困状态后会丧失正常发展的能力和机会,进而对自己的生存状态产生强烈的抵触情绪和受挫心理,挫伤劳动进取的积极性。按照贫困文化理论所揭示的贫困群体的特定生活方式和思维方式,共同感染把自己锁定在贫困状态不能自拔的保守性,不过是他们对贫困生活在自我保护意识上的极端表现,是他们在无保障的环境中求稳心态的一种反映。同时,健康贫困的存在和蔓延不仅是经济增长过程中社会财富分配的失衡,而且是经济社会进步发展中的障碍。另外,城市外来人口恶劣的生活条件极大地损害了他们勤奋工作的意愿和劳动能力,结果只会使生产停滞不前,大大降低效率,导致社会信心和社会凝聚力受挫,影响社会总体需求的提高,而当社会消费不足时,经济增长就会受到极大的制约。

四、城市外来人口健康贫困的主要原因

(一)中国的城乡二元结构是导致城市外来人口健康贫困的体制根源

体制性的不平等和剥夺是城市外来人口健康的深层次根源,户籍制度的"社会屏蔽"作用将城市外来人口屏蔽在分项城市社会资源之外,城市外来人口在流入地的劳动力市场和社会生活中难以获得当地户籍人口所拥有的福利、机会、医疗、保障与服务,其主要社会服务和保障需求在相当程度上只能依靠户籍所在地农村。城市外来人口在户籍地和居住地之间的"双重制度脱嵌"最终造成城市外来人口与本地居民在就业市场是分割的,同工不同酬、同工不同时等就业歧视现象依然突出,城市外来人口往往只能从事技术含量较低、劳动强度较大、工作环境较差,但对身体健康状况要求反而较高的职业。面对劳动力供大于求的现状,"以健康为代价换取收入"是城市外来人口普遍的被迫而无奈的选择,即城市外来人口赚取劳动收入的主要方式是靠自身仅有的健康资本,健康状况越好的城市外来人口在外出务工期间越容易受到企业的"青睐",获取的收入也会越高。因此,所谓的高工资很大程度上是用身体健康不可逆转的受损害换来的。"在这里做鞋包容易赚钱,他们都说这气味有毒,我也不管那么多了,只要能挣钱就行,趁现在年轻,身体还行,多挣些钱到时候再换个其他工作。"城市外来人口这种以身体健康透支作为自身择业的个体优势的行为,最终将可能使其成为安全事故和职业病危害的直接受害者,甚至要付出生命的代价。其次,长期形成的城乡二元结构模式及流入地的歧视性规则迫使城市外来人口在建设城市的过程中不得不接受不平等的公共服务和社会福利。城市原有医疗卫生资源紧紧围绕城市居民的需求进行配置和布局,较少考虑生活在城市中的外来人口群体,导致其基本医疗卫生服务需要得不到满足,造成城市外来人口最终面临较高的健康成本和健康风险。

(二)收入水平低,医疗费用的支付能力不足

在我国二元的劳动力就业市场中,由于户籍制度以及自身条件等诸多原因,城市外来人口普遍从事收入低、工作环境差、待遇福利低劣的工作,造成其收入水平较低,工资增长缓慢,贫困率不断增高。据统计,城市外来人口家庭人均纯收入比城镇居民家庭人均可支配收入低61.5%,仅比城镇居民家庭10%的低收

入户还低 1545.4 元①。打工收入占到城市外来人口总收入的一半以上,是家庭的经济支柱,一旦发生重大疾病或损伤,将会对其家庭经济状况造成巨大的冲击和影响。一份北京调查数据显示,农民工对医疗服务的利用率大大低于城市居民,11%的人患病后不采取任何措施,65%的人患病后采取自己买药治疗,因为可以节省花费;24%的人患病后虽去就诊,但其中 48%的人利用私人诊所或基层卫生机构提供的服务,只有在疾病严重时,才被迫去高级医疗机构。在应住院治疗者中,有 30%的人放弃住院,因为支付不起昂贵的住院费用,也有 23%的住院患者因而选择返回户籍所在地或其他地区治疗。即使在北京住院,也有 29%的人因费用太高等原因而主动要求提前出院②。因此,由于缺乏足够的支付能力而导致疾病不能得到及时有效治疗乃至放弃治疗的现象,仍不同程度地存在于城市外来人口群体当中。

(三)医疗费用水平的过快增长抑制了城市外来人口的健康需求

城市外来人口的工资收入水平远远低于劳动力就业市场价格,而城市外来人口的看病支出又远远高于他们的工资收入。城市大医院的医疗费用一直居高不下。与此同时,现有的卫生经济政策刺激医疗机构的趋利动机,只注重效益而忽视公益性倾向,再加上医患之间的信息不对称,导致药品价格、医疗服务价格高涨。昂贵的服务价格往往让城市外来人口望而却步,为了节省医疗费用,他们平常得了小病后往往拖着不治疗,实在受不了才去私人诊所或者乡镇卫生院,只有得了大病才去大医院就诊,这样往往错过了疾病治疗的最佳时期,致使小病拖成大病。如果得了重大疾病,城市外来人口多年打工的积蓄还不够支付医疗费,因病致贫和因病返贫现象在城市外来人口群体中还时有发生。在我国部分欠发达地区,由于缺乏必要而有效的医疗保障制度,一场大病所造成的医疗费用支出可能占到整个家庭年支出的一半以上,当城市外来人口拖着患病的身躯返乡时,他们的家庭也可能随之陷入生活贫困的境地。

(四)健康权益保护缺乏渠道,维权成本过高

城市外来人口和企业之间存在诸多信息不对称,职业病有较长的潜伏期,打

---

① 国务院发展研究中心课题组:《"十二五"时期推进农民工市民化的政策要点》,《发展研究》2011 年第 6 期。

② 汪国华:《断裂与弥补:农民工医疗保障的理性思考》,《医学与哲学(人文社会科学版)》2006 年第 11 期。

工地点不固定,职业流动性大,无务工证明、无劳动合同、无体检资料,甚至没有任何与企业有劳动关系的凭证,这样就很难追踪到职业接触史或职业史的证据,也就很难追究到相关企业的责任。导致城市外来人口健康权益的保护举步维艰,"开胸验肺"事件是个人的无奈之举,说明城市外来人口维权过程中的重重困境。而工伤认定程序漫长、维权成本过高、行政执法部门缺位、相关法规缺乏可操作性等问题成为城市外来人口健康维权道路上的一个个"拦路虎"。由于社会经济地位低下和自身文化素质不足,城市外来人口对自我身份评价较低,自我保护的法律意识不强,在面对侵权行为时,对证据的收集、保存缺乏必要的关注,较多地选择了容忍或者放弃。即使部分城市外来人口选择拿起法律的武器来维护自己的权益,也最终因取证困难或证据不足而无奈放弃。最终,使得一些靠打工挣钱养家糊口的城市外来人口因此而致贫、返贫的现象屡有发生。

(五)医疗保险制度碎片化,服务需求得不到重视

较低的个人支付能力与高昂的医疗费用间的矛盾使得医疗保障制度对于化解健康风险具有积极意义,有助于降低医疗支出的不确定性。我国目前已经形成了城镇职工医疗保险、城镇居民医疗保险和新型农村合作医疗保险分立运行的多元分割运行体制,但是城市外来人口并没有被很好地包含在这三个支柱医疗对象之中。作为农民,他们远离家乡,难以享受到户籍所在地新型农村合作医疗保障;作为工人,由于户籍制度的歧视,他们又无法与当地的城镇职工享受同等的医疗待遇。尽管少数发达的省(区、市)已出台了农民工医疗保险的政策,但是现行的农民工医疗保险制度以保大病、保当期、统筹范围窄、独立运行、不设个人账户等为共同点,导致覆盖面小,待遇水平低,实施效果并不理想。目前的医疗保险制度设计是以与用人单位签订劳动合同、正规就业为前提的,而城市外来人口与用人单位签订劳动合同的比例较小,且大多以非正规就业为主,职业流动性强,多数人被排斥在城市医疗保障制度之外。同时,城市外来人口医疗保险保障对象不够明确,覆盖范围较窄,保障水平较低,保险关系转移、接续和结算不便等缺点导致城市外来人口不愿意参加保险,大部分城市外来人口游离于医疗保障体系之外。另外,跟随城市外来人口外出的妇女、老人有相当一部分由于没有直接的经济来源,往往得不到任何形式的医疗保障,然而,恶劣的居住条件、贫乏的卫生知识以及相对较差的生活水平使他们更容易受到各种疾病的侵害,而一旦患大病则会使他们的家庭出现灾难性后果。

(六)医疗救助制度缺失,健康保障系统缺位

医疗救助是指当贫困群体面对重病、意外、灾害等情况需要接受医疗救治时,其自身无力承担全部医疗费用,由政府或社会给予适当的援助和支持。医疗救助制度是医疗保障的最低层次制度安排。城市医疗救助和农民医疗救助的对象分别是城市居民最低生活保障困难群众和患大病的五保户及贫困农民家庭。由于受户籍制度的限制和流动就业的影响,有着比其他就业人群更强烈的医疗保障需求的城市外来人口却处于医疗救助体系的边缘。尽管城市外来人口家庭成员的人均收入已低于当地城市居民最低生活保障标准,但由于没有城市户口而无法享受当地医疗救助,在现行的城市外来人口医疗保障制度中,只安排了以大病保障为主的医疗保险,并没有涉及医疗救助项目。而农村医疗救助制度由于筹资机制、救助水平等原因未能覆盖到外出农民工家庭。所以,医疗救助制度这张"底层安全网"的缺失,极易使城市外来人口在遭遇重大疾病风险时,陷入绝望境地。即使有少数城市外来人口有符合医疗救助的基本条件,也往往受制于烦琐的申请程序,救助金额也十分有限。

(七)自身文化的贫困与健康知识的缺乏

城市外来人口由于社会排斥和文化的贫困,脱离城市社会生活的主流,导致他们居住的"边缘化"和生活的"孤岛化",难以获得需要的信息,其价值观念和行为规范往往是相对落后的。在实际调研中,笔者发现不少城市外来人口聚居区的墙壁上贴满了虚假药品、保健品的广告,许多"黑诊所"和药店更是遍布各街道小巷中,行医资质参差不齐,稍有监管不到位,就会成为医疗安全的隐患。其次,城市外来人口健康知识缺乏,健康意识淡薄,对自身健康不够重视,养成了不良的饮食卫生习惯,而且受经济条件制约和思想观念的影响,不懂得如何选择健康的行为习惯来主动预防疾病,反而采取某些愚昧的方法来应对疾病,从而错过了疾病的最佳治疗时机,有病不治,或者得不到及时救治,把"小病拖成大病、大病拖成不治之症"的情形比比皆是。由于没有科学的文化进入打破这种固有的行为规范,这些文化观念、习俗、行为等会被不断重复,不断滋生出各种疾病。另外,由于文化层次相对较低以及固有的家庭保障观念,对社会保障政策的不了解、长期的边缘化和被剥夺的社会地位使他们对社会政策缺乏信任、外出务工的目的是尽可能多赚钱而只注重眼前利益,使城市外来人口在主观上亦对社会保障存在一定排斥。

第二节　健康风险管理策略的基本框架

社会风险管理是世界银行在针对发展中国家贫困脆弱性进行的干预试验基础上提出的社会保障政策的全新理念,并逐步形成相对独立的理论体系。这一理论体系旨在提高消费平滑、减少贫困脆弱性、促进经济增长的同时以参与方式增强公平①。社会风险管理是在全面系统的社会风险分析基础上,突破社会保障生命周期定义的限制,强调综合运用各种风险管控和风险防范手段,合理分配个人、民间组织、市场及政府的风险管理责任,强调通过系统的、动态调节的制度框架和政策思路,有效处置社会风险,实现经济、社会的平衡和协调发展的新策略框架②。这一框架被提出后,受到来自社会保障领域研究者的积极关注。在社会风险框架中,社会保障被定义为帮助个人、家庭以及社区更好地管理风险并为严重贫困者提供支持的一种公共干预手段。该概念框架涉及非正式和正式的风险处理手段,从而形成包含风险预防、缓和及应对三类策略的综合性分析框架。

风险的形成、发展及其影响会随着时间和事态发展变化而变化,是一个动态发展的演变过程,故在不同的时间节点上可以采取不同的风险管理技术和手段。换句话说,风险管理是指在甄别和权衡各类风险的基础上,综合采取合理的技术和经济手段进行干预处理,以达到用最小的成本换取最大的安全保障为目的的科学方法。Holzmann 等③研究提出了一套基于市场和非市场的社会风险管理分析框架,较为完整地阐述了风险管理的内涵和作用机制。该分析框架中风险管理主体包含个体、家庭、社区、非政府组织、市场、政府和国际组织,并从正式机制和非正式机制两方面考察分析风险管理主体对风险的管理。其中,正式机制主要来自政府提供的公共政策和以市场为基础的活动,非正式机制主要来自个人、家庭、社区或村庄等社会网络群体的安排。具体见表 8 1。

---

　　① Holzmann R,Jorgensen S,"Social Risk Management:A New Conceptual Framework for Social Protection,and Beyond",*International Tax and Public Finance*,Vol. 8,No. 4,2001.

　　② 林义:《强化我国社会风险管理的政策思路》,《经济社会体制比较》2002 年第 6 期。

　　③ Holzmann R,Jorgensen S,"Social Risk Management:A New Conceptual Framework for Social Protection,and Beyond",*International Tax and Public Finance*,Vol. 8,No. 4,2001.

表 8-1　社会风险管理的策略和手段

策略	非正式机制		正式机制	
	个人或家庭	群体/社区	以市场为基础的	公共/政府提供
风险预防	迁移	共有财产管理	在职培训与教育	有稳健的宏观经济政策
	注意卫生和疾病预防	集体活动	掌握金融市场的知识	入职培训
			市场驱动的劳动力标准	残疾保障政策
			劳动力市场政策	公共卫生服务
风险缓和	收入渠道多样化	互助网络/投资于社会资本	小额融资/投资于多种金融资产	财产权保护社会投资基金
	对人力、物力和实际资产的投资			资产转移/转让
	结婚/扩大的家庭	社区安排	养老年金	养老保障体系
			意外保险等	为失业、残疾、疾病实行的保险制度
风险应对	出售不动产	社区内施救/转移	变卖资产	赈灾
	向邻居借款		银行借款/贷款	转移支付/社会援助
	让孩子辍学就业			补贴
	临时性/季节性迁移			公共工程

资料来源:World Bank,*World Development Report 2000/2001:Attacking Poverty*,New York:Oxford University Press,200,9.116.

　　根据风险损失是否发生,风险管理目标可以分为两类:一类是在风险发生之前,采取降低风险发生概率的措施;另一类是若未能避免风险损失发生,则努力使损失减少甚至恢复到的原来状态。有的学者将风险管理策略分为"事前"处理策略和"事后"处理策略[①]。借鉴世界银行提出的健康风险分析框架,风险管理

[①]　Pandey S D,Behura R,Villlano R,et al,*Economic Cost of Drought and Farmers'Coping Mechanisms:A Study of Rainfed Rice Systems in Eastern India*,Discussion Paper Series,International Rice Research Institu,No. 39,2000.

的策略主要包括三个方面：风险预防策略、风险缓和策略和风险应对策略。首先是预防策略。这类策略通常在风险发生之前采用，包括采取各种措施减少风险冲击事件的发生概率，如增加收入、减少收入的波动、避免从事高风险的经济活动，其干预目标在于从整体上减少风险发生的可能性。其次是缓和策略。与预防策略类似，缓和策略也主要运用在风险发生之前。不同的是，缓和策略主要通过资源统筹安排和优化配置进行风险分担，从而减少未来风险事件的潜在影响。预防策略的目的在于减少或降低风险冲击的发生概率和潜在影响，缓和策略的常见做法有家庭通过购买各种社会保险实现资源共享和风险分担。最后是应对策略。这类策略主要是为在风险发生后尽可能减轻风险损失，减少对个人或家庭造成的影响，降低家庭陷入贫困状态的可能性。应对策略主要包括动用现金和储蓄、变卖家庭资产、借贷或依靠公共或私人转移。这些风险管理策略既是风险管理的技术和手段，也是风险管理的重要组成部分，不是相互独立的，而是具有综合性和结构化的特点。

一、预防策略

健康风险管理的预防策略有减少健康风险冲击发生概率和降低家庭收入脆弱性两个方面。其干预重点在于从整体上降低健康风险发生的概率，采用"上游干预"，实现从源头上抑制城市外来人口健康风险的发生。

由于疾病的预防成本要远远低于治疗成本，长期以来减少人群健康风险发生概率一直是公共卫生活动的主要目标，主要是通过对各种健康风险因素进行识别和干预从而达到促进健康的目的。随着医学模式、健康观念的转变以及疾病模式的演变，影响健康的因素呈复杂化趋势，损害健康的各种潜在的风险因素广泛分布于各个领域和各个行业，相应的公共卫生干预措施也日趋多样化。从最初以控制传染性疾病的传播扩散、确保食品安全、妥善处置废弃物、保持卫生环境清洁和预防免疫等活动，逐渐发展到以预防和控制慢性非传染性疾病的健康教育、健康行为和习惯的积极干预，公共卫生开始突破其原先限定的范围，形成一个以卫生部门为核心的多个部门相互协同的体系。其实施效果主要依赖于各级政府部门之间的协同配合作用。常用预防策略包括开展健康教育和促进行动、开展健康档案、倡导健康的生活方式、改善居住和工作环境卫生状况、开展健康体检等预防性医疗活动等，减少健康风险发生的可能性。

健康风险的一个重要特征是风险后果的相互关联性，也就是一种风险的发生可能会伴随另一种风险的出现。这一现象在城市外来人口等社会弱势群体中的表现尤为明显。一旦家庭遭到某些重大健康风险冲击的影响并持续一段时间,其家庭消费支出结构和总量会随之发生变化,用于食品和健康的支出会出现不同程度的减少,进而引起家庭成员身体免疫能力的下降,最终增加了健康风险冲击事件发生的可能性。此外,稳定充足的收入来源能够帮助家庭降低风险事件发生的可能性。因此,提高家庭收入、降低收入的脆弱性也是预防健康风险发生的另一个重要策略,但其功能已经超越了单个部门的管辖职责范畴,迫切需要其他部门的积极介入和协调配合。

二、缓和策略

缓和策略是在风险发生之前为减少其影响而进行干预,对风险可能带来的损失进行分散或者转移,重点在于减少风险冲击可能带来的潜在影响。健康风险对家庭产生的影响包含两个方面:第一是短期内巨额医疗费用支出,第二是家庭成员健康状况改变而影响家庭整体劳动力供给结构。大量的医疗费用开支可能会给家庭带来灾难性的后果。有效处置这种困境的缓和策略便是建立风险分担机制,主要依靠非正式的风险分担手段和正式的风险分担手段。其中,非正式的风险分担手段主要依赖家庭内部资源的自我调节,而正式的风险分担手段则依赖于政府的社会保障部门和市场机构。常用缓和策略有收入来源多样化、提高家庭的储蓄能力、患病后的积极就医治疗和参加医疗保险等。

健康状况的恶化将导致家庭生计的脆弱性大大增加。在健康风险发生之前,提高医疗卫生服务的可及性和可得性是减少其影响的重要举措。其中,医疗服务人员的素质、仪器设备和机构保障发挥着举足轻重的作用,家庭获取这些资源的方式和途径就显得尤为重要。当然,缓和策略还包括采取各种措施减少小病或潜在健康风险的累积以及演变成为重大风险事件的可能性,例如为贫困家庭提供低价(或免费)药品、基本医疗服务,或者为这些服务实施补贴等公共政策,这些均是政府可以采取的有效手段。实际上,各级政府在改善医疗服务系统绩效上的其他各种努力都可以视为有助于缓和健康风险的策略。

三、应对策略

健康风险应对策略涵盖应对风险发生后短期影响和长远影响的一系列处理措施,其目的在于减少风险发生的损失和影响,阻断风险损失向其他领域扩散和传导。它包括了家庭、宗族、社区以及政府等层面。严重的健康风险冲击发生后将导致大量的经济费用支出,对家庭生计产生重大的波动,家庭通过借款、借债等手段筹集资金来减少其负面效应,平滑健康风险冲击对消费水平的冲击。而社区、亲友和老乡间的互助共济也可能通过馈赠礼品、无偿馈赠等方式来帮助罹患家庭渡过难关。政府也可以组织发动各类社会救助活动减轻贫困家庭健康风险的不利影响,通常包括现金支持和物质转移两大方面。应对策略的实施不仅限于帮助罹患家庭平滑跨时期消费,更重要的是解决因重大健康风险冲击事件导致的家庭可行能力不足,援助家庭重建未来的可持续生计。常用的应对策略包括正式的应对策略(包括金融机构的贷款和政府的医疗救助等)和非正式的应对策略(包括来自社会网络的馈赠、借款以个人和家庭内部动用现金或存款等),其中,非正式的应对策略是城市外来人口应对健康风险的主要方式。借款、借债等应对策略可能会迫使城市外来人口以高昂的长期代价换取短期的实惠,不利于后续生计的可持续发展。

第三节　城市外来人口健康风险管理的基本原则与模式

城市外来人口生活在一个充满风险的环境。各类健康风险通常会带来长期的负面效应。寻求各种策略帮助城市外来人口更好地管理健康风险以实现有效干预是一个重要而亟待解决的课题。这需要预防、缓和及应对策略的有机结合,也需要正式和非正式应对策略的有机配合,更需要政府、市场、社区以及家庭等多方主体的共同参与,基于以上综合考虑,本书试图提出一种面向城市外来人口的健康风险管理模式。

一、健康风险管理策略的基本原则

健康风险影响城市外来人口家庭再生产能力,增大家庭生计的脆弱性。因此,需要将管理策略纳入到可持续生计的理论框架内,本书认为城市外来人口健康风险管理策略必须遵循以下几个基本原则。

(一)以减贫为中心

城市外来人口健康风险社会干预的最终目的是帮助城市外来人口家庭更好地应对和处置健康风险,最大可能地缓解乃至消除健康风险产生的负面作用。这就要求干预措施的实施必须以减贫为中心。贫困造成人类可行能力的被剥夺已经被学术界所接受和认可。健康风险管理策略应该辨别贫困与非贫困的界线，在充分尊重和理解城市外来人口及其家庭在可行能力低下、社会网络缺失、资源匮乏，以及风险应对脆弱性等事实基础上，努力减少各种社会不公平和社会排斥现象。

(二)参与性

在西方发达国家实施扶贫政策的过程中，尊重主体的参与式管理发挥着越来越重要的角色。在健康风险处理策略中，参与式管理强调重视发挥并扶持城市外来人口自身的发展能力，尤其是要拓展城市外来人口自身发展能力和表达自身意愿，充分理解城市外来人口在各种资源稀缺时进行决策的复杂性和矛盾性，要更多地倾听城市外来人口的真实声音，真正了解并理解城市外来人口在应对健康风险时的切实需求。因此，需要城市外来人口通过参与项目管理来表达自己的意见，达到广泛参与的目的，唯有如此才能有针对性地制定实实在在的让城市外来人口受益的政策决策。

(三)持续性

严重的健康风险冲击对城市外来人口产生的影响往往是深远且长期性的，甚至会影响到他们的生计安全。有效运用风险管理工具或社会干预手段对城市外来人口来说应当起到"起跳板"的角色作用，而不仅仅是作为暂时性回避和化解健康风险的手段。因此，健康风险的社会干预应当能够帮助城市外来人口消除健康风险的不良后果，重建可持续性生计和达到可持续发展的目的。

(四)动态性

对城市外来人口来说，健康贫困所处的境地是一种动态的变化过程。实际上，健康风险的影响是随时间而不断变化的，这就决定了处理健康风险的策略和手段也要随之发生变化。健康风险处理要找适当的时机并采取相应的策略，根据实际情况在不同的部门和主体之间进行协调和转换，及时调整或改变处理风险手段。

二、健康风险管理模式

城市外来人口健康风险管理模式必须有效整合各类社会资源，充分考虑潜在参与主体以及各主体之间的分工与协作，综合考虑对健康风险管理工具和策略的有效运用,最终形成个人或家庭为起点的,社区、市场、社会组织和政府等多方主体共同参与的风险管理机制。同时,城市外来人口健康风险管理也应该是政府部门主导、用人单位参与、社区支持、社会组织贡献、邻里帮扶、同乡互助、城市外来人口充分发挥自身主观能动性以及提升个体社会资本和人力资本的过程。考虑到不同行为主体的利益取向和拥有的资源存在差异,他们处在不同的风险管理策略的位置上,可以运用的风险管理手段也有各自不同的特征。在充分考虑具体风险管理手段与不同策略之间关系的基础上,本书将以健康风险管理的策略、不同风险管理手段以及不同行为主体有机融合来构建起多元立体式的分析框架。不同行为主体在城市外来人口健康风险分析框架中有不同的角色,也可以实现不同主体之间的有效互动。

(一)政府部门

政府部门是城市外来人口群体重要的社会支持主体,根据对健康风险管理手段和不同策略的分析,对城市外来人口健康风险管理起到积极作用的政府部门主要有发改部门、卫生部门、社会保障部门、民政部门等,而且需要建立起多部门间协同合作的综合保障框架。随着经济社会的转型以及政府与社会关系的发展,尤其是近年来社会组织领域的快速发展及与政府的积极互动合作,这些政府组织的角色地位也随之改变,角色性质甚至难以加以严格区分。

1. 发改部门

制度性壁垒是制约城市外来人口获取公民权利和市民待遇的根本性因素。在社会上倡导公平公正的准则,重点优化制度设计、消除制度壁垒,赋予城市外来人口与本地居民享有同等公民权利和市民待遇。以户籍制度为基础的二元社会结构深刻地影响着中国经济和社会的发展,就业、住房、教育、医疗、养老等一系列福利制度都通过户籍身份来实现,不同身份的人对应着有差别的公共服务和公共福利。因此,户籍制度改革的关键点是要逐步剥离附加在户籍制度上的各项福利差别待遇,消除对城市外来人口的制度性排斥和歧视性政策。尤其要推进跨区域间的统筹协调配合,将户籍改革与社会保障、教育医疗、财政税收等一系列政策相衔接,推进基本公共服务均等化,提升城市外来人口的归属感和获得感。

2. 卫生部门

卫生部门在城市外来人口健康风险管理策略中居于核心的地位,其作用可以涵盖所有的风险处理手段和策略层次,尤其在健康教育、健康管理与基本公共医疗卫生服务方面发挥主导作用。卫生部门在健康风险管理策略中,首先,应当积极开展健康教育和促进行动,建立健全城市外来人口健康教育工作机制,采取"上游策略"支持,引导城市外来人口提高健康保健意识,消除不良生活方式,养成良好的健康行为习惯等来预防健康风险的发生。其次,提高城市外来人口基本医疗卫生服务质量和可及性,从根源上消除健康风险因素,降低严重负性健康事件发生的概率。根据常住人口的规模合理配置卫生资源,合理利用市场机制提高卫生服务的质量和效率,注重资源配置的有效性和公平性。充分发挥卫生部门在框架中的核心地位和作用,协调各方的行为主体,最终达到提高城市外来人口健康水平和应对健康风险冲击的能力。

3. 社会保障部门

社会保障部门可以在缓和健康风险环节上发挥作用,通过建立稳定的健康风险分担机制来减轻健康风险的经济冲击。公共健康保障系统对提升城市外来人口处理健康风险的能力可以起到很好的作用,可以有效避免严重的健康风险冲击事件给家庭造成的灾难性后果。但是,从目前的情况来看,各地针对城市外来人口的医疗保险项目各不相同,覆盖面小,补偿水平偏低,并且有些地区还设置起付线和补偿上限。许多经济条件较差的城市外来人口受限于资源约束,可能无法有效利用这一社会保障的途径。因此,适合城市外来人口实际情况需求的社会保障制度设计必须充分考虑各种因素,使其能够为城市外来人口提供完善且有效的健康安全保障。

4. 民政部门

民政部门的作用是在城市外来人口健康风险发生后针对其影响的严重程度来实施救济或救助,减少城市外来人口生计的脆弱性,避免健康风险影响到其生计安全。按照可持续生计的理论,将针对城市外来人口的救助需求和培育城市外来人口家庭的发展能力联系在一起。现有的医疗救助项目一般以现金补偿为主,并且其配套资金支持往往受限于地方财政筹资能力,可能导致地区间的不平衡和不公平性。因此,在项目的实施过程中,迫切需要民政部门根据各地经济社会情况和城市外来人口自身特点,注重参与式的管理,采用必要的重建生计措施,提升城市外来人口的综合素质和自身发展能力,使救助项目成为城市外来人口摆脱贫困、创造发展机会的起跳板。

(二)群团组织

目前,城市外来人口已经成为我国城市劳动力供给的重要组成部分,工会、妇联、共青团等群团组织作为党和政府联系群众的桥梁和纽带,有必要成为城市外来人口群体的重要服务和支持机构,在城市外来人口健康风险的预防策略和应对策略中发挥相应的作用,吸纳城市外来人口参与工会、妇联、共青团等各种群团组织,积极扮演困难帮扶,健康信息传递、宣传和风险应对的中介角色,向有关部门反映城市外来人口的健康状况和健康诉求,改变城市外来人口的弱势谈判地位,保护其合法权益不受侵害。

(三)市场机构

市场机构通过发挥市场机制的作用来扮演其管理健康风险的角色,主要在健康风险的缓和策略和应对策略两方面发挥作用。城市外来人口的健康风险管理模式中的市场机构通常包括商业性的保险机构和商业性的医疗机构。对于城市外来人口来说,目前这两类机构的功能尚不健全、提供的服务尚不完善且条件也不成熟。鉴于公共健康风险管理手段与非正式健康风险管理手段两者之间存在巨大的差距,市场机构在这一阶段的作用有着较大的发展空间。如大型的商业保险公司具有完善的社会保险服务网络,有较好的网络组织机构和高水平的专业服务队伍,保障额度大且投保基本不受地域或户籍性质限制,可以制约医疗机构行为和控制医疗费用增长,有效提升保险的运转效率。同时,商业保险公司凭借其专业技术优势客观上能够提高保险的统筹层次,增强抗风险能力,提高服务水平,放大保障效应。

(四)社会组织

与政府部门相比,各类非政府组织和社会民间力量等社会组织参与城市外来人口社会支持的建构具有一定的资源优势,包括社会资源动员能力强大、执行效率高、体制灵活多变等特点,它们是政府与社会之间的"缓冲器"和"过滤器"。社会组织对健康风险管理的作用可以通过社会工作、社会服务、社会资金筹集或捐赠等多种形式来实现,有效弥补政府自身在这方面的不足。它的作用和功能也十分广泛,常常与其他不同行为主体协同努力以实现目的。在城市外来人口健康风险管理模式中,社会组织在预防策略、缓和策略和应对策略三个不同阶段都可以扮演重要角色。一方面,社会组织凭借其信息优势对公共干预项目和市场机构起到监管协助作用;另一方面,社会组织可以通过社区发展基金、社会援助资金和捐赠等帮助城市外来人口改善生计或渡过难关,通过政府购买服务的方式,支持、引导慈善机构和社工机构积极参与城市外来人口"因病致贫""因病返贫"的治理体系。

(五)用人单位

用人单位在城市外来人口健康风险处理策略中的各个阶段都可以起到积极作用。城市外来人口作为城市产业工人的重要组成部分，其健康人力资本是用人单位生存和发展的重要资源，保障城市外来人口健康权益并提供必要的健康服务是用人单位应该承担的企业社会责任。用人单位要做好在职健康培训和职业安全保护，尽可能减少城市外来人口患职业病及企业发生职业安全事故的概率，不断探寻有利于扩大城市外来人口健康人力资本积累、增强城市外来人口应对健康风险冲击能力、提高城市外来人口健康水平的健康服务供给模式及其保障机制。用人单位还可以提供工具性的社会支持，如技能培训、技术训练等，另外还包括提供安全的工作环境、公平合理的薪酬机制和人性化的管理。

(六)社区

社区是指聚居在一定地域范围内的人们所组成的社会生活共同体。社区以信息传递和情感感染的方式影响社区内的每一个成员。社区邻里关系以共同生活的地域为基础，社区邻里互助有时比亲友帮扶更及时、更有效。首先，社区是城市外来人口在城市居住和生活的基本单元，也是其与城市居民共同拥有的生活家园，在城市外来人口健康风险的预防和应对策略阶段可以发挥作用。例如，在社区普及健康知识和健康教育，引导城市外来人口养成良好的健康行为习惯，消除不良生活方式等，从而实现健康风险的防范和控制。其次，通过邻里关怀、邻里互助等行动在城市外来人口健康风险应对策略中起到有效补充作用，通过社区社会工作给弱势群体和个人以持续不断的帮助。最后，通过大力发展社区公共卫生服务，提高基层医疗服务质量，完善社区卫生服务机构、社区社会组织和专业社工等在健康服务供给上的互助、协调和合作机制，形成城市外来人口健康服务供给的多元共治格局。

(七)同乡

同乡是城市外来人口外出务工中不可忽视的一个群体，也是重要的社会关系网络，不仅可以为城市外来人口提供信息支持、情感支持、生活帮助、心理抚慰和医疗照护等社会支持，而且还可以提供组织依附和归属，通过吸纳各方力量，抱团取暖以抗拒外部环境的多重压力。由于城市外来人口群体收入水平较低，难以依靠自身的能力抵御各种健康风险，因此群体内部联合起来共同应对健康风险是最优的选择。目前，由城市外来人口自发成立的城市外来人口组织在珠江三角洲地区比较常见,他们面向广大城市外来人口提供职业健康宣传、法律咨询、健康知识宣讲、文化教育培训等服务,这些组织的活动有效化解了紧张的劳资关系,缓和矛盾、冲突,为城市外来人口伸张正义、为社会稳定做出了积极贡献。同时,在经济发达的沿海大城市成立的同乡医疗互助保险基金,它是由一些有共同需求和面临共同风险的人自愿参与成立,预交风险损失补偿分摊金的一种保险形式。它介于社会保险和商业保险两者之间,可以发挥两者的长处,避免两者的短处。尽管医疗互助保险在疾病风险应对中并不占有主导地位,但是因为具有群众性、灵活性、公益性和互济性的特征,却一直作为一种化解社会成员疾病风险的补充形式存在。它集中了大家的共同意愿,是群众自发兴办的、自筹资金的互助行为,对减轻社会成员自付治病费用负担、防范社会成员疾病风险起到"拾遗补缺"的作用[①]。

(八)家庭

广泛参与性是城市外来人口健康风险管理模式的一项重要原则。家庭在这一模式中亦扮演着十分重要的角色,是天然无条件的依靠对象。家庭既是城市外来人口自身社会保障中最原始的保障方式和最不容忽视的重要层次,又是医疗风险分散和化解的核心基础,包括利用各种非正式风险应对方式和为其他管理主体提供必要的反馈信息和决策依据。如果家庭层面的风险管理机制运作良好,城市外来人口能够应对大部分健康风险。消除健康风险造成的不利影响并有效规避慢性贫困的发生,其中拓展家庭自身的发展能力是最根本之所在。在多方广泛参与的协同努力下,家庭在资源的合理配置、各类手段的使用上及集体行为决策上的灵活性与主动性可以大大提高这些手段和资源的利用效率,包括提升人力资本、拓宽就业渠道、提高收入的多样化水平等。

---

① 左停、徐小言:《农村"贫困—疾病"恶性循环与精准扶贫中链式健康保障体系建设》,《西南民族大学学报(人文社科版)》2017年第1期。

参考文献

中文译著

［英］阿马蒂亚·森：《以自由看待发展》，任赜、于真译，中国人民大学出版社 2002 版。

［美］河内一郎、萨布拉马尼安、丹尼尔·金：《社会资本与健康》，王培刚译，社会科学文献出版社 2016 版。

［美］威廉·朱利叶斯·威尔逊：《真正的穷人：内城区、底层阶级和公共政策》，成伯清译，上海人民出版社 2007 版。

中文著作

陈传波、丁士军：《中国小农户的风险及风险管理研究》，中国财政经济出版社 2005 版。

陈玉萍、黄丹、吴海涛等：《南方山区农户风险处理行为与可持续生计》，湖北人民出版社 2015 版。

蔡昉等：《中国转轨时期劳动力流动》，社会科学文献出版社 2006 版。

冯黎、丁士军：《贫困地区大病风险冲击下的农户经济行为研究》，湖北人民出版社 2014 版。

何文炯：《风险管理》，东北财经大学出版社 1999 版。

洪秋妹：《健康冲击对农户贫困影响的分析》，经济管理出版社 2012 版。

黄群慧：《企业社会责任蓝皮书：中国企业社会责任研究报告》，社会科学文献出版社 2019 版。

柯兰君：《都市里的村民》，中央编译出版社 2001 版。

李霜、张巧耘：《工作场所健康促进理论与实践》，东南大学出版社 2016 版。

李培林：《农民工——中国进城农民工的经济社会分析》，社会科学文献出版社 2003 版。

马小勇:《中国农户的收入风险应对机制与消费波动》,中国经济出版社 2009 版。

马志雄、丁士军:《大病农户的就医行为与生计决策研究》,湖北人民出版社 2015 版。

牟俊霖:《中国居民的健康风险平滑机制研究》,中国社会科学出版社 2015 版。

盛昕、田雨等:《流动人口医疗保障的社会学研究》,中国社会科学出版社 2015 版。

王静:《农村贫困居民疾病经济风险及医疗保障效果研究》,科学出版社 2014 版。

卫生部统计信息中心:《中国卫生服务调查研究——第三次国家卫生服务调查分析报告》,中国协和医科大学出版社 2004 版。

温福星、邱皓政:《多层次模式方法论阶层线性模式的关键问题与试解》,经济管理出版社 2015 版。

悦中山、李树茁、费尔德曼:《农民工的社会融合研究:现状、影响因素与后果》,社会文献出版社 2012 版。

张芳洁:《我国农村居民健康风险管理研究》,经济科学出版社 2015 版。

郑功成、黄黎若连:《中国农民工问题与社会保护》,人民出版社 2007 版。

郑功成、鲁全:《2007 中国社会保障发展报告——转型中的卫生服务与医疗保障》,社会科学文献出版社 2007 版。

郑真真、张妍、牛建林等:《中国流动人口:健康与教育》,社会科学文献出版社 2014 版。

中文论文

白南生、何宇鹏:《回乡,还是外出——安徽四川二省农村外出劳动力回流研究》,《社会学研究》2002 年第 3 期。

白南生、李靖:《农民工就业流动性研究》,《管理世界》2008 年第 7 期。

蔡昉:《刘易斯转折点与公共政策方向的转变——关于中国社会保护的若干特征性事实》,《中国社会科学》2010 年第 6 期。

陈传波、丁士军:《对农户风险及其处理策略的分析》,《中国农村经济》2003 年第 11 期。

陈传波:《农户风险与脆弱性:一个分析框架及贫困地区的经验》,《农业经济问题》2005 年第 26 期。

陈信勇、金向英:《农民工医疗救助研究》,《浙江大学学报(人文社会科学版)》2006 年第 36 期。

陈良敏、丁士军、刘国顺:《收入不平等对进城农民工风险应对策略的影响》,《华中农业大学学报(社会科学版)》2020 年第 1 期。

陈云:《居住空间分异:结构动力与文化动力的双重推进》,《武汉大学学报(哲学社会科学版)》2008 年第 5 期。

陈玉萍、李哲、丁士军:《贫困地区农村劳动力大病经济成本分析》,《中国农村经济》2008 年第 11 期。

陈玉萍:《贫困地区农户大病风险及其经济成本分析》,《农业经济问题》2010 年第 10 期。

程晗蓓、刘于琪、田明等:《居住不稳定对中国大城市流动人口健康的影响研究》,《地理研究》2021 年第 1 期。

成前、李月:《教育水平、相对剥夺与流动人口健康》,《云南财经大学学报》2020 年第 11 期。

成前、李月:《农村人口乡城流动的健康效应研究》,《现代经济探讨》2020 年第 10 期。

崔庆:《农民工工伤风险认知影响因素研究》,《中国安全科学学报》2012 年第 10 期。

崔岩:《流动人口心理层面的社会融入和身份认同问题研究》,《社会学研究》2012 年第 5 期。

戴宏伟、回莹:《京津冀流动人口主观幸福感实证研究》,《社会科学战线》2016 年第 4 期。

邓睿:《健康权益可及性与农民工城市劳动供给——来自流动人口动态监测的证据》,《中国农村经济》2019 年第 4 期。

邓微:《整合各种力量构建多层次医疗保障体系》,《湖南师范大学社会科学学报》2014 年第 5 期。

丁冬、傅晋华、郑风田:《社会资本、民间借贷与新生代农民工创业》,《华南农业大学学报(社会学版)》2013 年第 3 期。

丁士军、陈传波:《农户风险处理策略分析》,《农业现代化研究》2001 年第 6 期。

董昕:《中国农民工住房问题的历史与现状》,《财经问题研究》2013 年第 1 期。

段成荣、马学阳:《当代我国新生代农民工的"新"状况》,《人口与经济》2011年第 4 期。

杜本峰、苗峰:《青年流动人口就医流向选择的影响因素与测度分析》,《人口研究》2012 年第 6 期。

段成荣、吕利丹、邹湘江:《当前我国流动人口面临的主要问题和对策——基于 2010 年第六次全国人口普查数据的分析》,《人口研究》2013 年第 2 期。

段丁强、应亚珍、周靖:《促进我国流动人口基本公共卫生服务均等化的筹资机制研究》,《人口与经济》2016 年第 4 期。

范宪伟:《流动人口健康状况、问题及对策》,《宏观经济管理》2019 年第 4 期。

费菊瑛、王裕华:《农民工人力资本、可行能力与生活满意度》,《财贸经济》2010 年第 8 期。

冯黎、陈玉萍、吴海涛:《农村居民大病就诊行为的实证分析:来自贫困县的证据》,《农业技术经济》2009 年第 3 期。

冯伟:《城市化进程中农民工风险管理策略研究:基于北京市的实证分析》,《兰州学刊》2009 第 6 期。

冯云廷:《居住隔离、邻里选择与城市社区空间秩序重构》,《浙江社会科学》2018 年第 9 期。

淦宇杰、张龙龙:《流动人口医保覆盖及对就医机构选择行为的影响》,《人口与发展》2021 年第 4 期。

高梦滔、姚洋:《健康风险冲击对农户收入的影响》,《经济研究》2005 年第 12 期。

高梦滔、甘立、徐立新等:《健康风险冲击下的农户收入能力与村级民主》,《中国人口科学》2006 年第 1 期。

龚文海:《农民工医疗保险:模式比较与制度创新——基于 11 个城市的政策考察》,《人口研究》2009 年第 4 期。

顾永红、杨五洲:《农民工社会风险识别与抗风险能力评估》,《中南财经政法大学学报》2010 年第 1 期。

郭星华、才凤伟:《新生代农民工的社会交往与精神健康——基于北京和珠三角地区调查数据的实证分析》,《甘肃社会科学》2012 年第 4 期。

郭显超、黄玲:《流动人口健康档案的建立状况及影响因素分析》,《人口与发展》2016 年第 3 期。

国家统计局课题组:《城市农民工生活质量状况调查报告》,《调研世界》2007

年第 1 期。

国家统计局课题组：《中国农民工生活质量影响因素研究》，《统计研究》2007年第 3 期。

国务院发展研究中心课题组：《"十二五"时期推进农民工市民化的政策要点》，《发展研究》2011 年第 6 期。

郭晓鸣、周小娟：《老一代农民工：返乡之后的生存与发展》，《中国农村经济》2013 年第 10 期。

郭珉江、郭琳：《流动人口异地就医即时结算现状与问题研究》，《中国卫生经济》2014 年第 1 期。

海闻、高梦滔、姚洋：《大病风险对农户影响深远》，《社会保障制度》2004 年第 4 期。

郝模、李维：《农村居民疾病经济风险测定方法及意义》，《中国初级卫生保健》1997 年第 10 期。

韩嘉玲、张妍：《流动人口的贫困问题：一个多维的研究视角》，《贵州社会科学》2011 第 12 期。

和红、智欣：《新生代农民工健康知识与健康行为调查》，《中国健康教育》2011 年第 10 期。

和红、任迪：《新生代农民工健康融入状况及影响因素研究》，《人口研究》2014 年第 6 期。

和红、王硕：《不同流入地青年流动人口的社会支持与生活满意度》，《人口研究》2016 年第 3 期。

何显富：《企业社会责任、道德型领导行为对员工组织公民行为影响及其作用机理研究》，博士学位论文，西南交通大学，2011 年，第 57 页。

何欣、吴蕾：《返乡工伤致残农民工生存状况研究》，《人口研究》2015 年第 1 期。

何雪松、黄富强、曾守锤：《城乡迁移与精神健康：基于上海的实证研究》，《社会学研究》2010 年第 1 期。

何炤华、杨菊华：《安居还是寄居？不同户籍身份流动人口居住状况研究》，《人口研究》2013 年第 6 期。

胡荣、陈斯诗：《影响农民工精神健康的社会因素分析》，《社会》2012 年第 6 期。

黄怡：《住宅产业化进程中的居住隔离——以上海为例》，《现代城市研究》2001 年第 4 期。

黄嘉文:《流动人口主观幸福感及其代际差异》,《华南农业大学学报(社会科学版)》2015年第2期。

黄乾:《教育与社会资本对城市农民工健康的影响研究》,《人口与经济》2010年第2期。

黄乾:《农民工参与城镇医疗保障的行为研究》,《南方人口》2009年第2期。

黄四林、侯佳伟、张梅等:《中国农民工心理健康水平变迁的横断历史研究:1995—2011》,《心理学报》2015年第4期。

季永宝、高敬云、杨俊:《流动人口的社会融合程度对其幸福感的影响——以山东省为例》,《城市问题》2016年第7期。

简新华、黄锟:《中国农民工最新生存状况研究》,《人口研究》2007年第6期。

姜兆萍:《身份认同对农村流动人口幸福感的影响》,《黑龙江社会科学》2016年第2期。

蒋善、张璐、王卫红:《重庆市农民工心理健康状况调查》,《心理科学》2007年第1期。

蒋远胜、肖诗顺、宋青锋:《家庭风险分担机制对农村医疗保险需求的影响——对四川省的初步调查报告》,《人口与经济》2003年第1期。

蒋远胜、Braum J V:《中国西部农户的疾病成本及其应对策略分析》,《中国农村经济》2005年第11期。

蒋远胜、申志伟:《建立农民工医疗保障的两难困境与对策》,《农村经济》2008年第1期。

蒋长流:《非公平就业环境中农民工健康负担压力及其缓解》,《经济体制改革》2006年第5期。

金成武:《健康变量的讨论:以农民工健康状况研究为例》,《中国劳动经济学》2009年第2期。

靳小怡、李成华、杜海峰等:《可持续生计分析框架应用的新领域:农民工生计研究》,《当代经济科学》,2011年第3期。

靳小怡、彭希哲、李树茁等:《社会网络与社会融合对农村流动妇女初婚的影响——来自上海浦东的调查发现》,《人口与经济》2005年第5期。

纪颖、袁雁飞、栗潮阳等:《流动人口与农村青年人口健康状况及卫生服务利用的比较分析》,《人口学刊》2013年第2期。

李霜、李涛、任军等:《我国健康企业建设思路与内容框架》,《中国职业医学》2018年第6期。

李朝晖:《农民工工伤保险供给与需求相关实证研究》,《人口与经济》2007年第5期。

李丹、李玉凤:《新生代农民工市民化问题探析——基于生活满意度视角》,《中国人口·资源与环境》2012年第7期。

李国珍:《武汉市农民工生活满意度调查》,《人口与社会》2009年第1期。

李培林:《流动农民工社会网络和社会地位》,《社会学研究》1996年第4期。

李培林:《巨变:村落的终结——都市里的村庄研究》,《中国社会科学》2002年第1期。

李培林、李炜:《近年来农民工的经济状况和社会态度》,《中国社会科学》2010年第1期。

李哲、陈玉萍、丁士军:《贫困地区农户大病风险及其处理策略研究(一)》,《生态经济》2008年第6期。

李哲、陈玉萍、丁士军:《贫困地区农户大病风险处理策略研究(二)》,《生态经济》2008年第7期。

李哲、陈玉萍、丁士军等:《农户处理大病风险及其经济损失的策略——基于湖北贫困县的研究》,《管理评论》2009年第10期。

李珍珍、陈琳:《农民工健康状况影响因素分析》,《南方人口》2010年第4期。

李振刚:《社会融合视角下的新生代农民工居留意愿研究》,《社会发展研究》2014年第3期。

李志刚、吴缚龙、肖扬:《基于全国第六次人口普查数据的广州新移民居住分异研究》,《地理研究》2014年第11期。

李孜、杨洁敏:《我国城市流动人口医疗保障模式比较研究——以上海、成都、北京、深圳为例》,《人口研究》2009年第3期。

李泉然、解丽霞:《风险全球化时代农民工的生存和发展:新风险与新福利》,《中国行政管理》2021年第6期。

连玉峰、陈金娟、黄彪等:《珠海市1992～1996年各类人口传染病发病情况分析》,《中国公共卫生》1998年第5期。

梁樱、侯斌、李霜双:《生活压力、居住条件对农民工精神健康的影响》,《城市问题》2017年第9期。

梁波、王海英:《城市融入:外来农民工的市民化——对已有研究的综述》,《人口与发展》2010年第4期。

梁宏:《代际差异视角下的农民工精神健康状况》,《人口研究》2014年第

4 期。

梁鸿:《农村社区发展与社会保障的研究——以苏南农村为个案》,《复旦学报》2001 年第 4 期。

林李月、朱宇、梁鹏飞等:《基于六普数据的中国流动人口住房状况的空间格局》,《地理研究》2014 年第 5 期。

林李月、朱宇:《中国城市流动人口户籍迁移意愿的空间格局及影响因素——基于 2012 年全国流动人口动态监测调查数据》,《地理学报》2016 年第 10 期。

林义:《强化我国社会风险管理的政策思路》,《经济社会体制比较》2002 年第 6 期。

刘传江、周玲:《社会资本与农民工的城市融合》,《人口研究》2004 年第 5 期。

刘传江:《新生代农民工的特点、挑战与市民化》,《人口研究》2010 年第 2 期。

刘国恩、Dow W H、傅正泓等:《中国的健康人力资本与收入增长》,《经济学(季刊)》2004 年第 1 期。

刘国辉、单宝刚、张卫国:《普通话能力对流动人口健康的影响:来自 CGSS 的经验证据》,《山东大学学报(哲学社会科学版)》2020 年第 3 期。

刘金菊:《中国城市的职业流动:水平与差异》,《人口与发展》2011 年第 2 期。

刘林平、万向东、吴玲:《企业状况、认知程度、政府监督与外来工职业病防治——珠江三角洲外来工职业病状况调查报告》,《南方人口》2004 年第 4 期。

刘林平、郑广怀、孙中伟:《劳动权益与精神健康——基于对长三角和珠三角外来工的问卷调查》,《社会学研究》2011 年第 4 期。

刘谦、邹湘汀:《"是否更幸福?"——有关新生代流动人口生活感受的定量与定性尝试性分析哈尔》,《滨工业大学学报(社会科学版)》2013 年第 5 期。

刘欣、夏彧:《中国城镇社区的邻里效应与少儿学业成就》,《青年研究》2018 年第 3 期。

刘衍华:《春节返乡农民工生活满意度调查》,《现代预防医学》2006 年第 9 期。

刘家强、王朝明、慈勤英等:《新贫困人口:挑战正在逼近》,《人口研究》2005 年第 5 期。

刘佳宁:《中国流动人口问题研究:基于健康贫困的视角》,广东经济出版

2008 版。

刘杨、陈舒洁、林丹华：《歧视与新生代农民工心理健康：家庭环境的调节作用》，《中国临床心理学杂志》2013 年第 5 期。

刘玉亭、吴缚龙、何深静：《转型期城市低收入邻里的类型、特征和产生机制：以南京市为例》，《地理研究》2006 年第 6 期。

刘玉兰：《新生代农民工精神健康状况及影响因素研究》，《人口与经济》2011 年第 5 期。

刘祚祥：《农户健康风险与新型农村合作医疗制度创新——以湖南望城官埠口村为例》，《财贸研究》2008 年第 1 期。

刘祚祥、胡跃红：《知识溢出、风险分担与农村劳动力转移》，《长沙理工大学学报（社会科学版）》2009 年第 3 期。

刘晔、田嘉玥、刘于琪等：《城市社区邻里交往对流动人口主观幸福感的影响——基于广州的实证》，《现代城市研究》2019 年第 5 期。

路艳娥、陈翔：《企业员工健康权的缺失与构建探析——以"富士康跳楼事件"为例》，《生产力研究》2011 年第 8 期。

陆文聪、李元龙：《农民工健康权益问题的理论分析：基于环境公平的视角》，《中国人口科学》2009 年第 3 期。

陆学艺：《农民工体制需要根本改革》，《中国改革·农村版》2003 年第 12 期。

陆影：《社会空间视域下的"城中村"隔离问题》，《学术研究》2015 年第 12 期。

陆杰华、郭冉：《基于地区和社区视角下老年健康与不平等的实证分析》，《人口学刊》2017 年第 2 期。

罗仁朝、王德：《上海市流动人口不同聚居形态及其社会融合差异研究》，《城市规划学刊》2008 年第 6 期。

罗竖元：《流动经历与新生代农民工的健康水平——基于湖南省的实证调查》，《中国青年研究》2013 年第 8 期。

卢祖洵、白玥：《社会资本开发与卫生事业发展》，《中国卫生经济》2006 年第 3 期。

卢楠、王毅杰：《居住隔离与流动人口精神健康研究》，《社会发展研究》2019 年第 2 期。

吕惠琴：《农民工工伤事故及其影响因素——基于珠三角地区的调查》，《暨南学报（哲学社会科学版）》2014 年第 11 期。

靳永爱、周峰、翟振武：《居住方式对老年人心理健康的影响》，《人口学刊》

2017 年第 3 期。

马敬东、张亮、张翔等：《农村贫困家庭户主健康风险认知与行为分析》，《中国卫生经济》2007 年第 5 期。

马敬东、张亮、张翔等：《农村贫困家庭健康风险管理中非正式分担机制分析》，《医学与社会》2007 年第 5 期。

马敬东、张翔、张亮：《农村贫困家庭健康风险处理的三级模式及政策干预框架》，《医学与社会》2009 年第 5 期。

马敬东：《中国西部农村贫困家庭健康风险模型与风险管理研究》，博士学位论文，华中科技大学，2007，第 14 页。

马宏：《社会资本、民间借贷及农民工收入的关系研究》，《经济问题》2016 年第 10 期。

梅良英：《流动人口职业健康监护现状与发展趋势》，《中国工业医学杂志》2008 年第 4 期。

孟庆国、胡鞍钢：《消除健康贫困应成为农村卫生改革与发展的优先战略》，《中国卫生资源》2003 年第 6 期。

梅良英、俞文兰、马俊东等：《流动人口职业健康监护现状与发展趋势》，《中国工业医学杂志》2008 年第 4 期。

聂伟、风笑天：《农民工的城市融入与精神健康——基于珠三角外来农民工的实证调查》，《南京农业大学学报（社会科学版）》2013 年第 5 期。

牛建林：《人口流动对中国城乡居民健康差异的影响》，《中国社会科学》2013 年第 2 期。

牛建林、郑真真、张玲华等：《城市外来务工人员的工作和居住环境及其健康效应——以深圳为例》，《人口研究》2011 年第 3 期。

潘国庆、李勤学、张宏等：《流动人口将成为急性肠道传染病控制的重要对象》，《中国公共卫生管理》1995 年第 3 期。

彭大松：《社区特征如何影响流动人口的健康》，《人口与发展》2018 年第 6 期。

齐亚强、牛建林、威廉梅森等：《我国人口流动中的健康选择机制研究》，《人口研究》2012 年第 1 期。

齐亚强：《自评一般健康的信度和效度分析》，《社会》2014 年第 6 期。

乔勇：《农户疾病风险应对中的支持网研究》，《求索》2012 年第 6 期。

钱东福、王长青、徐玲等：《我国城市居民自我医疗利用的影响因素研究》，《中国卫生政策研究》2011 年第 7 期。

秦立建、秦雪征、蒋中一：《健康对农民工外出务工劳动供给时间的影响》，《中国农村经济》2012 年第 8 期。

秦立建、王震、蒋中一：《农民工的迁移与健康——基于迁移地点的 Panel 证据》，《世界经济文汇》2014 年第 6 期。

秦立建、陈波：《医疗保险对农民工城市融入的影响分析》，《管理世界》2014 年第 10 期。

任远、乔楠：《城市流动人口社会融合的过程、测量及影响因素》，《人口研究》2010 年第 2 期。

饶克勤、李青：《多项式 logistic 回归分析在患者就诊行为影响因素研究中的应用》，《中国卫生统计》1999 年第 2 期。

沈政、李军：《农民工医疗支出影响因素的实证分析——基于全国 3078 个农民工的调查数据》，《东岳论丛》2015 年第 12 期。

宋静、冷明祥、孟凡迪等：《南京市农民工卫生服务利用的调查研究》，《中国初级卫生保健》2010 年第 5 期。

宋全成、张倩：《中国老年流动人口健康状况及影响因素研究》，《中国人口科学》2018 年第 4 期。

宋全成、尹康：《中国老年流动人口初诊就医行为选择及影响因素研究》，《东岳论丛》2021 年第 1 期。

宋月萍、张耀光：《农村留守儿童的健康以及卫生服务利用状况的影响因素分析》，《人口研究》2009 年第 6 期。

宋月萍、李龙：《新生代农民工婚恋及生殖健康问题探析》，《中州学刊》2015 年第 1 期。

宋月萍、韩筱、崔龙韬：《困境留守儿童社会排斥状况对健康的影响》，《人口研究》2020 年第 2 期。

苏飞、潘云新、李智美：《杭州市农民工生计风险识别与抗风险能力评估》，《浙江农业科学》2015 年第 1 期。

苏永伟、陈玉萍、丁士军：《失地农户可持续生计研究新进展》，《华中农业大学学报(社会科学版)》2015 年第 6 期。

苏晓馨：《城市外来人口健康与医疗服务利用行为研究》，博士学位论文，复旦大学，2012 年，第 5 页。

孙昂、姚洋：《劳动力的大病对家庭教育投资行为的影响——中国农村的研究》，《世界经济文汇》2006 年第 1 期。

孙文中：《殊途同归：两代农民工城市融入的比较——基于生命历程的视

角》,《中国农业大学学报（社会科学版）》2015 年第 3 期。

孙秀林、施润华：《社区差异与环境正义》,《国家行政学院学报》2016 年第 6 期。

邰秀军、李树苗、李聪等：《中国农户谨慎性消费策略的形成机制》,《管理世界》2009 年第 7 期。

唐钧、朱耀垠、任振兴：《城市贫困家庭的社会保障和社会支持网络——上海市个案研究》,《社会学研究》1999 年第 5 期。

唐美玲：《青年白领的职业获得与职业流动》,《青年研究》2007 年第 12 期。

谭永生：《农村劳动力流动与中国经济增长——基于人力资本角度的实证》,《经济问题探索》2007 年第 4 期。

汤兆云：《农民工参加医保及就医行为选择的代际比较》,《广东社会科学》2018 年第 1 期。

田北海、耿宇瀚：《农民工与市民的社会交往及其对农民工心理融入的影响研究》,《学习与实践》2013 年第 7 期。

田明：《进城农民工的高流动性及其解释》,《清华大学学报（哲学社会科学版）》2013 年第 5 期。

田凯：《关于农民工的城市适应性的调查分析与思考》,《社会科学研究》1995 年第 5 期。

汪斌：《中国流动人口健康研究：理论基础、实证进展与前瞻思考》,《兰州学刊》2020 年第 1 期。

汪国华：《断裂与弥补：农民工医疗保障的理性思考》,《医学与哲学（人文社会科学版）》2006 年第 11 期。

王春超、荆琛：《中国城市化进程中农民工对经济产出的贡献与收益分享》,《经济社会体制比较》2012 年第 2 期。

王春光：《农村流动人口的"半城市化"问题研究》,《社会学研究》2006 年第 5 期。

王春光：《新生代农村流动人口的社会认同与城乡融合的关系》,《社会学研究》2001 年第 3 期。

王桂新、苏晓馨、文鸣：《城市外来人口居住条件对其健康影响之考察——以上海为例》,《人口研究》2011 年第 2 期。

王桂新：《中国人口流动与城镇化新动向的考察——基于第七次人口普查公布数据的初步解读》,《人口与经济》2021 年第 5 期。

王汉生、刘世定、孙立平等：《"浙江村"：中国农民进入城市的一种独特方式》，《社会学研究》1997年第1期。

王曼：《北京农民工消费额与储蓄选择——基于实证基础上的理论研究》，《北京工商大学学报（社会科学版）》2005年第6期。

王谦：《七普"意料之外"的数据对做好流动人口调查的启示》，《人口研究》2021年第5期。

王彦斌：《农民工职业健康服务管理的企业社会责任——企业战略性社会责任观点的讨论》，《思想战线》2011年第3期。

王彦斌、李云霞：《制度安排与实践运作——对企业职业健康服务社会责任的社会学思考》，《江海学刊》2014年第2期。

王伟进：《流动人口困难家庭的求助网络与社会救助政策》，《社会发展研究》2016年第2期。

王婷、李建民：《跨文化流动与健康——基于CLDS数据的实证研究》，《人口学刊》2019年第1期。

王谊：《农村初中留守儿童心理健康状况比较研究》，《电子科技大学学报（社科版）》2011年第3期。

王翌秋、张兵：《农村居民就诊单位选择影响因素的实证分析》，《中国农村经济》2009年第2期。

王翌秋：《农户的健康风险与健康风险管理》，《台湾农业探索》2012年第1期。

王翌秋：《中国农村居民医疗服务需求研究》，博士学位论文，南京农业大学，2008年，第79页。

王毅杰、丁百仁：《城市化进程中的农民工幸福感——一项探索性研究》，《社会发展研究》2014年第2期。

王震：《乡城流动工人医疗保险覆盖率及其影响因素的经验分析——基于大连、上海、武汉、深圳、重庆五城市调查数据》，《中国人口科学》2007年第5期。

汪国华：《断裂与弥补：农民工医疗保障的理性思考》，《医学与哲学》2006年第21期。

魏立华、闫小培：《中国经济发达地区城市非正式移民聚居区——以珠江三角洲诸城市为例》，《管理世界》2005年第8期。

魏万青、陆淑珍：《禀赋特征与机会结构——城市外来人口社会融合的代际差异分析》，《中国农村观察》2012年第1期。

吴敏、段成荣、朱晓：《高龄农民工的心理健康及其社会支持机制》，《人口学刊》2016年第4期。

吴文峰、王建琼:《农民工储蓄与消费动因及效应实证分析》,《西安交通大学学报(社会科学版)》2013 年第 4 期。

吴维平、王汉生:《寄居大都市:京沪两地流动人口住房现状分析》,《社会学研究》2002 年第 3 期。

吴炜、陈丽:《农民工劳动权益状况的性别差异分析——长三角、珠三角农民工调查》,《青年研究》2014 年第 1 期。

肖扬、陈颂、汪鑫等:《全球城市视角下上海新移民居住空间分异研究》,《城市规划》2016 年第 3 期。

肖云端:《农民工健康权益保护的困境与对策——以"开胸验肺"事件为分析视角》,《湖北社会科学》2010 年第 3 期。

谢淑云:《1997—1998 年浙江省流动人口传染病流行特征分析》,《浙江预防医学》2000 年第 6 期。

邢鸣鸾、周旭东:《农民工职业健康困境的经济学分析:外部成本、信息不对称和供求关系》,《中国卫生经济》2011 年第 2 期。

熊吉峰:《农民工医保转移接续中的区域利益分割与化解对策——以东莞仙桃籍农民工为例》,《开发研究》2011 年第 4 期。

徐道稳:《农民工工伤状况及其参保意愿调查》,《中国人口科学》2009 年第 1 期。

徐广路、沈惠璋、李峰:《不同代际农民外出务工对其幸福感影响的比较研究》,《西南大学学报(社会科学版)》2016 年第 2 期。

徐寒冰:《农民工医疗救助问题研究》,《人口与经济》2008 年第 1 期。

许传新:《"落地未生根"——新生代农民工城市社会适应研究》,《南方人口》2007 年第 4 期。

许传新:《农民工的进城方式与职业流动》,《青年研究》2010 年第 3 期。

晏月平、郑依然:《健康中国背景下流动人口健康管理问题及对策研究》,《东岳论丛》2019 年第 6 期。

颜爱民、汪玉霞、单良:《中国文化背景下企业社会责任对建言行为的影响——基于儒家和道家工作价值观的调节作用》,《软科学》2018 年第 7 期。

严翅君:《警惕:新生代农民工成为"职业枯竭"早发群体》,《江苏社科》2010 年第 1 期。

杨丽萍、陈飞:《农民工医疗救助制度存在问题及对策研究》,《卫生经济研究》2018 年第 3 期。

杨辉、刘世宽:《农民工大病医疗保险的保障对象问题研究》,《经济纵横》

2008 年第 6 期。

杨博、张楠:《陕西省流动人口健康知识水平与影响因素》,《西北人口》2018年第 6 期。

杨博、张楠:《流动老年人健康自评的性别差异:基于健康双因素的多层模型研究》,《人口与发展》2019 年第 2 期。

杨晶、邓大松:《农村流动劳动力健康影响因素分析》,《华南农业大学学报(社会科学版)》2021 年第 3 期。

杨菊华、张娇娇、张钊:《流动人口健康公平与社会融合的互动机制研究》,《中国卫生政策研究》2016 年第 8 期。

杨菊华、朱格:《心仪而行离:流动人口与本地市民居住隔离研究》,《山东社会科学》2016 年第 1 期。

杨菊华:《流动人口在流入地社会融入的指标体系——基于社会融入理论的进一步研究》,《人口与经济》2010 年第 2 期。

杨菊华:《中国流动人口的社会融入研究》,《中国社会科学》2015 年第 2 期。

姚俊、赵俊:《农村人口流动的健康不平等结果——基于劳动力再生产的视角》,《江苏社会科学》2015 年第 4 期。

姚兆余、朱慧劼:《农村居民医疗机构选择行为及其影响因素研究——基于门诊就医和住院就医的比较》,《南京农业大学学报(社会科学版)》2014 年第6 期。

叶鹏飞:《农民工城市生活主观幸福感的一个实证分析》,《青年研究》2011年第 3 期。

叶旭军、施卫星、李鲁:《城市外来农民工的健康状况与政策建议》,《中华医院管理杂志》2004 年第 9 期。

殷俊、田利:《工伤致残农民工"弃城返乡"问题研究》,《社会保障研究》2016年第 1 期。

易龙飞、朱浩:《流动人口居住质量与其健康的关系——基于中国 15 个大中城市的实证分析》,《城市问题》2015 年第 8 期。

俞林伟、陈小英、林瑾:《生存状况、生活满意度与农民工城市融入——基于杭州、宁波和温州 1097 个调查样本的实证分析》,《经济体制改革》2014 年第6 期。

俞林伟、陈小英:《农民工家庭城市融入中健康贫困问题研究》,《医学与哲学》2013 年第 5 期。

俞林伟、陈小英:《农民工就医意向选择及其影响因素的实证分析——基于温州的调查》,《江西社会科学》2017 年第 1 期。

俞林伟、朱宇:《社会融合视角下流动人口的生活满意度及其代际差异——基于 2014 年流动人口动态监测数据的分析》,《浙江社会科学》2017 年第 10 期。

俞林伟:《居住条件、工作环境对新生代农民工健康的影响》,《浙江社会科学》2016 年第 5 期。

俞林伟、朱宇:《居住隔离对流动人口健康的影响》,《山东社会科学》2018 年第 6 期。

袁媛、许学强:《广州市流动人口居住隔离及影响因素研究》,《人文地理》2008 年第 5 期。

苑会娜:《进城农民工的健康与收入——来自北京市农民工调查的证据》,《管理世界》2009 年第 5 期。

岳经纶、李晓燕:《社区视角下的流动人口健康意识与健康服务利用——基于珠三角的研究》,《公共管理学报》2014 年第 4 期。

詹绍康、叶喜福、庄幼宪等:《上海市闵行区外来人口孕产期保健问题与对策研究》,《中国公共卫生》1999 年第 10 期。

曾贱吉、欧晓明:《农民工公共卫生状况调查——以珠三角地区为例》,《城市问题》2014 年第 11 期。

翟振武、侯佳伟:《北京市外来人口聚集区:模式和发展趋势》,《人口研究》2010 年第 1 期。

张车伟:《营养、健康与效率——来自中国贫困农村的数据》,《经济研究》2003 年第 1 期。

张虹、刘明亮、白净:《论我国工伤保险制度的完善》,《财经理论与实践》2005 年第 5 期。

张华:《农民工家庭城市融入的制约因素与对策分析》,《经济体制改革》2013 年第 2 期。

张劲柏、陈银海、傅晓宁:《大力推进大健康理念下的健康文化建设》,《中国疗养医学》2018 年第 4 期。

张开宁、田丽春、邓睿等:《流动人口生殖健康权利意识及影响因素分析》,《中国公共卫生》2008 年第 1 期。

张鹏、郝宇彪、陈卫民:《幸福感、社会融合对户籍迁入城市意愿的影响——基于 2011 年四省市外来人口微观调查数据的经验分析》,《经济评论》2014 年第 1 期。

张许颖、黄匡时:《以人为核心的新型城镇化的基本内涵、主要指标和政策框架》，《中国人口资源与环境》2014 年第 11 期。

张丽：《农民工就诊机构选择及其影响因素分析：基于南京市的实地调查》，《电子科技大学学报（社科版）》2013 年第 1 期。

张展新、侯亚非：《流动家庭的团聚：以北京为例》，《北京行政学院学报》2010 年第 6 期。

赵会元、傅增泮、王联庆等：《健康风险评价及其干预研究》，《中国预防医学杂志》2009 年第 7 期。

赵延东：《社会网络与城乡居民的身心健康》，《社会》2008 年第 5 期。

郑广怀：《迈向对员工精神健康的社会学理解》，《社会学研究》2010 年第 6 期。

郑思齐、廖俊平、任荣荣等：《农民工住房政策与经济增长》，《经济研究》2011 年第 2 期。

郑真真、连鹏灵：《劳动力流动与流动人口健康问题》，《中国劳动经济学》2006 年第 1 期。

郑振明、罗建、牛力等：《重大疾病对农民工的影响及个体应对策略研究进展》，《中国社会医学杂志》2019 年第 2 期。

周大鸣：《外来工与"二元社区"——珠江三角洲的考察》，《中山大学学报（社会科学版）》2000 年第 2 期。

周小刚、陆铭：《移民的健康：中国的成就还是遗憾》，《经济学报》2016 年第 3 期。

周菲：《城市农民工收入与健康：职业地位的影响》，《经济论坛》2009 年第 22 期。

周建华、周倩：《高房价背景下农民工居住空间的分异——以长沙市为例》，《城市问题》2013 年第 8 期。

周皓：《流动人口社会融合的测量及理论思考》，《人口研究》2012 年第 3 期。

周丽萍、陈磊、余泽鹏：《农民工生活满意度及其影响因素分析——基于第三期中国妇女社会地位调查数据》，《吉林师范大学学报（人文社会科学版）》2015 年第 6 期。

周钦、秦雪征、袁燕：《农民工的实际医疗服务可及性——基于北京市农民工的专题调研》，《保险研究》2013 年第 9 期。

周钦、刘国恩：《医保收益性的户籍差异——基于本地户籍人口和流动人口的研究》，《南开经济研究》2016 年第 1 期。

朱迪：《市场竞争、集体消费与环境质量——城镇居民生活满意度及其影响因素分析》,《社会学研究》2016 年第 3 期。

朱玲:《农村健康教育和疾病预防》,《中国人口科学》2002 年第 5 期。

朱玲:《农村迁移工人的劳动时间和职业健康》,《中国社会科学》2009 年第 1 期。

朱胜进、唐世明:《新生代农民工身心健康状况及对策与"用工荒"关系分析》,《浙江学刊》2011 年第 6 期。

朱宇:《新生代农民工:特征、问题与对策》,《人口研究》2010 年第 2 期。

左停、徐小言:《农村"贫困—疾病"恶性循环与精准扶贫中链式健康保障体系建设》,《西南民族大学学报(人文社科版)》2017 年第 1 期。

英文文献

Abel A B,Kotlikoff L J,"Does the Consumption of Different Age Groups Move Together? A New Noparametric of Inter-generation Altruism",*NBER Working Papers*,1994.

Acevedo-Garcia D,Lochner K A,et al,"Future Directions in Residential Segregation and Health Research:A Multilevel Approach",*American Journal of Public Health*,Vol. 93,No. 2,2003.

Adler N E,Boyce T,Chesney M A,et al,"Socioeconomic Status and Health:The Challenge of the Gradient",*American Psychologist*,Vol. 49,No. 1,1994.

Agudelosuárez A,Gilgonzález D,Rondapérez E, et al,"Discrimination,Work and Health in Immigrant Populations in Spain",*Social Science and Medicine*,Vol. 68,No. 10,2009.

Aguinis H,Glavas A,"What We Know and Don't Know About Corporate Social Responsibility:A Review and Research Agenda",*Journal of Management*,No. 4,2012.

Anderson K F,Fullerton A S,"Residential Segregation,Health,and Health Care:Answering the Latino Question",*Race and Social Problems*,Vol. 6,No. 3,2014.

Antecol H,Bedard K,"Unhealthy Assimilation:Why do Immigrants Converge to American Health Status Levels?",*Demography*,Vol. 43,No. 2,2006.

Arrow K J,Debreu G,"Existence of an Equilibrium for a Competitive Economy",*Econometrica*,Vol. 22,No. 3,1954.

Asfaw A. Cost of Illness,Demand for Medical Care and the Prospect of

Community Health Insurance Schemes in the Rural Areas of Ethiopia. Peter Lang Europaeischer Verlag der Wissenschaft,2002.

Bahr P R,"Race and Nutrition: An Investigation of Black-White Differences in Health-Related Nutritional Behaviors",*Sociology of Health and Illness*,Vol. 29,No. 6,2007.

Bernard P,Charafeddine R,Frohlich K L,et al,"Health Inequalities and Place: A Theoretical Conception of Neighbourhood",*Social Science and Medicine*, Vol. 65,No. 9,2007.

Bochkareva E V,Kalinina A M,Kopylova G A,"The Prospective Directions of Social Policy of National Companies in the Field of Population Health Promotion in Russia",*Zdravookhranenie Rossiiskoi Federatsii*,No. 4,2014.

Bonnefoy X,"Inadequate Housing and Health: An Overview",*International Journal of Environment and Pollution*,Vol. 30,No. 3/4,2007.

Butler M,Warfa N,Khatib Y,et al,"Migration and Common Mental Disorder:An Improvement in Mental Health Over Time",*International Review of Psychiatry*,Vol. 27,No. 1,2015.

Cantwell M F,Snider D E,Cauthen G M,et al,"Epidemiology of Tuberculosis in the United State,1985 through 1992",*JAMA*,Vol. 272,No. 7,1994.

Chambers R,Conway G R,*Sustainable Rural Livelihoods: Practical Concepts for the 21st Century*,Brighton:Institute of Development Studies, 1992,pp. 35-60.

Chen J,"Internal Migration and Health: Re-Examining the Healthy Migrant Phenomenon in China",*Social Science and Medicine*,Vol. 72,No. 8,2011.

Chen J,"Perceived Discrimination and Subjective Well-being among Rural-to-Urban Migrants in China",*Journal of Sociology and Social Welfare*, Vol. 40,No. 1,2013.

Chen J,Chen S,"Mental Health Effects of Perceived Living Environment and Neighborhood Safety in Urbanizing China",*Habitat International*,Vol. 46, 2015.

Chiswick B Y,Miller P,"Immigrant Selection System and Immigrant Health",*Contemporary Economic Policy*,Vol. 26,No. 4,2008.

Cochrance J,"A Simple Test of Consumption Insurance",*Journal of Political Economy*,Vol. 99,No. 5,1991.

Cox M, Boyle P J, "Locality Deprivation and Type 2 Diabetes Incidence: ALocal Test of Relative Inequalities", *Social Science and Medicine*, Vol. 65, No. 9, 2007.

Crinis V, "Sweat or No Sweat: Foreign Workers in the Garment Industry in Malaysia", *Journal of Contemporary Asia*, Vol. 40, No. 4, 2010.

Cummins S, Curtis S, Diez-Roux A V, et al, "Understanding and Representing 'Place' in Health Research: A Relational Approach", *Social Science and Medicine*, Vol. 65, No. 9, 2007.

Dalgard O S, Tambs K, "Urban Environment and Mental Health: A Longitudinal Study", *British Journal of Psychiatry*, Vol. 171, No. 6, 2018.

Dercon S, "Income Risk, Coping Strategies, and Safety Nets", *The World Bank Research Observer*, Vol. 17, No. 2, 2002.

DFID, *Sustainable Livelihoods Guidance Sheets*, Department for International Development, 2000, pp. 45-56.

Diener E, "Guidelines for National Indicators of Subjective Well-being and Ill-Being", *Applied Research in Quality of Life*, No. 2, 2006.

Diener E, "Traits can be Powerful, but are not Enough: Lessons from Subjective Well-being", *Journal of Research in Personality*, No. 3, 1996.

Diez-Roux A V, "Investigating Neighborhood and Area Effects on Health", *American Journal of Public Health*, Vol. 91, No. 11, 2001.

Dixon S M, Searcy C, Neumann W P, "Reporting within the Corridor of Conformance: Managerial Perspectives on Work Environment Disclosures in Corporate Social Responsibility Reporting", *Sustainability*, Vol. 11, No. 14, 2019.

Do D P, Finch B K, et al, "Does Place Explain Racial Health Disparities? Quantifying the Contribution of Residential Context to the Black/White Health Gap in the United States", *Social Science and Medicine*, Vol. 67, No. 8, 2008.

Dunn J, "Housing and Health Inequalities: Review and Prospects for Research", *Housing Studies*, Vol. 15, No. 3, 2000.

Evans G W, Wells N M, Moch A, "Housing and Mental Health: A Review of the Evidence and a Methodological and Conceptual Critique", *Journal of Social Issues*, Vol. 59, No. 3, 2003.

Fan X, "Floating Population Health Status, Problems and Countermeasures", *Macroeconomic Management*, No. 4, 2019.

Findley S E, "The Directionality and Age Selectivity of the Health-Migration Relation: Evidence from Sequences of Disability and Mobility in the United States", *International Migration Review*, Vol. 22, No. 3, 1988.

Fletcher J M, Sindelar J L, Yamaguchi S, "Cumulative Effect of Job Characteristics on Health", *Health Economics*, No. 20, 2011.

Florida R, Mellander C, Rentfow P J, "The Happiness of Cities", *Regional Studies*, Vol. 47, No. 4, 2013.

Forst S S, Goins R T, Hunter R H, et al, "Effects of the built environment on physical activity of adults living in rural settings", *American Journal of Health Promotion*, Vol. 24, No. 4, 2010.

Geelen L M J, Huijbregts M A J, Hollander H D, et al, "Confronting Environmental Pressure, Environmental Quality and Human Health Impact Indicators of Priority Air Emissions", Atmospheric Environment, Vol. 43, No. 9, 2009.

Gibbons, J, Yang, T C, "Self-rated Health and Residential Segregation: How does Race/Ethnicity Matter", *Journal of Urban Health*, Vol. 91, No. 4, 2014.

Grady S C, McLafferty S, "Segregation, Nativity, and Health: Reproductive Health Inequalities for Immigrant and Native-Born Black Women in New York City", *Urban Geography*, Vol. 28, No. 4, 2007.

Grier S A, Kumanyika S K, "The Context for Choice: Health Implications of Targeted Food and Beverage Marketing to African Americans", *American Journal of Public Health*, Vol. 98, No. 9, 2008.

Grossman M, "On the Concept of Health Capital and the Demand for Health", *The Journal of Political Economy*, Vol. 80, No. 2, 1972.

Gu D, Zhu H, Wen M, "Neighborhood-Health Links: Differences between Rural-to-Urban Migrants and Natives in Shanghai", *Demographic Research*, Vol. 33, No. 1, 2015.

Gushulak B, "Healthier on Arrival? Further Insight into the Healthy Immigrant Effect", *Canadian Medical Association Journal*, Vol. 176, No. 10, 2007.

Haasen C, Demiralay C, Reimer J, "Acculturation and Mental Distress among Russian and Iranian Migrants in Germany", *Eur Psychiatry*, Vol. 23, 2008.

Hener T, Weller A, Shor R, "Stages of Acculturation as Reflected by

Depression Reduction in Immigrant Nursing Students", *Int J Soc Psychiatry*. Vol. 43, No. 4, 1997.

Herrero J, Fuente A, Gracia E, "Covariates of Subjective Well-being among Latin American Immigrants in Spain: The Role of Social Integration in the Community", *Journal of Community Psychology*, Vol. 39, No. 7, 2011.

Holzmann R, Jorgensen S, "Social Risk Management: A New Conceptual Framework for Social Protection, and Beyond", *International Tax and Public Finance*, Vol. 8, No. 4, 2001.

Huang G, To W M, "Importance-Performance Ratings of Corporate Social Responsibility Practices by Employees in Macao's Gaming Industry", International *Journal of Contemporary Hospitality Management*, No. 9, 2018.

Jun H, "Corporate Social Responsibility and Health and Safety at Work", *Korean Lawyers Association Journal*, No. 10, 2010.

Karno M, Edgerton R B, "Perception of Mental Illness in a Mexican-American Community", *Arch Gen Psychiatry*, No. 2, 1969.

Katz L F, "Moving to Opportunity in Boston: Early Results of a Randomized Mobility Experiment", *Quarterly Journal of Economics*, No. 2, 2000.

Kawachi I, Subramanian S V, Kim D, *Social Capital and Health*, New York: Springer, 2008, p. 41.

Kim Y, "Impacts of the Perception of Physical Environments and the Actual Physical Environments on Self-Rated Health", *International Journal of Urban Sciences*, Vol. 20, No. 1, 2016.

Knight J, Gunatilaka R, "Great Expectations? The Subjective Well-being of Rural-Urban Migrants in China", *World Development*, Vol. 38, No. 1, 2010.

Knudsen J S, "Government Regulation of International Corporate Social Responsibility in the US and the UK: How Domestic Institutions Shape Mandatory and Supportive Initiatives", *British Journal of Industrial Relations*, Vol56, No. 1, 2018.

Krieger J, Higgins D L, "Housing and Health: Time Again for Public Health Action", *American Journal of Public Health*, No. 5, 2002.

Lee M A, "Neighborhood Residential Segregation and Mental Health: A Multilevel Analysis on Hispanic Americans in Chicago", *Social Science and Medicine*, Vol. 68, No. 11, 2009.

Leventhal T，Brooksgunn J，"Moving to Opportunity：An Experimental Study of Neighborhood Effects on Mental Health"，*American Journal of Public Health*，No. 9，2003.

Li X，Stanton B，Fang X，et al，"Social Stigma and Mental Health among Rural-to-Urban Migrants in China：A Conceptual Framework and Future Research Needs"，*World Health and Population*，Vol. 8，No. 3，2006.

Liebkind K，Jasinskaja-Lahti I，"The Influence of Experiences of Discrimination on Psychological Stress：A Comparison of Seven Immigrant Groups"，*Journal of Community and Applied Social Psychology*，Vol. 10，No. 1，2000.

Lippeveld T，Sauerborn R，Bodart C，et al，"Design and Implementation of Health Information Systems"，*Office Automation*，Vol. 13，No. 1，2000.

Liu J Y，Shiue W，Chen F H，et al，"A Multiple Attribute Decision Making Approach in Evaluating Employee Care Strategies of Corporate Social Responsibility"，*Management Decision*，No. 2，2019.

Liu Y，Zhang F，Wu F，et al，"The Subjective Well-being of Migrants in Guangzhou，China：The Impacts of the Social and Physical Environment"，*Cities*，Vol. 70，2017.

Lowyck B，"A Study of the Family Burden of 150 Family Members of Schizophrenic Patients"，*Eur Psychiatry*，Vol. 19，No. 7，2004.

Lu Y，Qin L，"Healthy Migrant and Salmon Bias Hypotheses：A Study of Health and Internal Migration in China"，*Social Science and Medicine*，Vol. 102，No. 2，2014.

Maass R，Kloeckner C A，Lindstr M B，et al，"The Impact of Neighborhood Social Capital on Life Satisfaction and Self-rated Health：A Possible Pathway for Health Promotion"，*Health and Place*，No. 42，2016.

Macintyre Sally，Ellaway A，Cummins Steven，"Place Effect on Health：How can We Conceptualize，Operationalise and Measure Them"，*Social Science and Medicine*，Vol. 55，No. 1，2002.

Mcintyre D，Thiede M，Dahlgren G，et al，"What Are the Economic Consequences for Households of Illness and of Paying for Health Care in Low- and Middle-Income Country Context"，*Social Science and Medicine*，Vol. 62，No. 4，2006.

Mead O，*The Macroeconomic Impact of AIDS in Sub-Saharn Afica*，The

Wold Bank,2001.

Mihn A J,"The Role of Law in Corporate Social Responsibility", *Public Law*,No. 1,2015.

Mou J,Chen J,Griffiths S M,et al,"Internal Migration and Depression Symptoms among Migrant Factory Workers in Shenzhen, China", *Journal of Community Psychology*,No. 39,2011.

Mou J,Griffiths S M,Fong H,et al,"Health of China's Rural-Urban Migrants and Their Families: A Review of Literature from 2000 to 2012", *British Medical Bulletin*,Vol. 106,No. 5,2013.

Nauman E,Vanlandingham M,Anglewicz P,et al,"Rural-to-Urban Migration and Changes in Health among Young Adults in Thailand",*Demography*, Vol. 52,No. 1,2015.

Nettelbladt P,Hansson L,Stefansson C G,et al,"Test Characteristics of the Hopkins Symptom Check List-25 in Sweden, Using the Present State Examination as a Caseness Criterion", *Social Psychiatry and Psychiatric Epidemiology*,No. 3,1993.

Newbold B,"The Short-term Health of Canada's New Immigrant Arrivals:Evidence from LSIC",*Ethnicity and Heath*,Vol. 3,2009.

Nielsen I,Smyth R,Zhai Q,"Subjective Well-being of China's Off-farm Migrants",*Journal of Happiness Study*,2010.

Olawo O,Pilkington B,Khanlou N,"Identity-Related Factors Affecting the Mental Health of African Immigrant Youth Living in Canada", *International Journal of Mental Health and Addiction*,No. 4,2019.

Ortega M I,Sabo S,Gallegos P A,et al,"Agribusiness,Corporate Social Responsibility, and Health of Agricultural Migrant Workers", *Frontiers in Public Health*,No. 4,2016.

Palloni A,Arias E,"Paradox Lost:Explaining the Hispanic Adult Mortality Advantage",*Demography*,Vol. 41,No. 3,2004.

Pandey S D,Behura R,Villlano R,et al,*Economic Cost of Drought and Farmers'Coping Mechanisms:A Study of Rainfed Rice Systems in Eastern India*, Discussion Paper Series,International Rice Research Institu,No. 39,2000.

Pascoe E A,Richman S L,"Perceived Discrimination and Health:A Meta-Analytic Review",*Psychological Bulletin*,Vol. 135,No. 4,2009.

Pelletier K R, Klehr N L, Mcphee S J, "Developing Workplace Health Promotion Programs through University and Corporate Collaboration. A Review of the Corporate Health Promotion Research Program", *American Journal of Health Promotion*, No. 4, 1988.

Perlin S A, Wong D, Sexton K, "Residential Proximity to Industrial Sources of Air Pollution: Interrelationships among Race, Poverty, and Age", *Journal of the Air and Waste Management Association*, Vol. 51, No. 3, 2001.

Pickett K E, Pearl M, "Multilevel Analyses of Neighborhood Socioeconomic Context and Health Outcomes: A Critical Review", *Journal of Epidemiology and Community Health*, Vol. 55, No. 2, 2001.

Poortinga W, "Community Resilience and Health: The Role of Bonding, Bridging, and Linking Aspects of Social Capital", *Health and Place*, Vol. 18, No. 22, 2012.

Qiu P, Caine E, Yang Y, et al, "Depression and Associated Factors in Internal Migrant Workers in China", *Journal of Affective Disorders*, Vol. 134, No. 1-3, 2011.

Quazi A M, O'brien D, "An Empirical Test of a Cross-National Model of Corporate Social Responsibility", *Journal of Business Ethics*, No. 1, 2000.

Ranson M, "Reduction of Catastrophic Health Care Expenditures by a Community-Based Health Insurance Scheme in Gujarat India: Current Experiences and Challenges", *Bull World Health Organ*, Vol. 80, 2002.

Rosenbloom J S, *A Case Study in Risk Management*, Meredith Corp, 1972, p. 2011.

Ross C E, Mirowsky J, "Neighborhood Disadvantage, Disorder, and Health", *Journal of Health and Social Behavior*, Vol. 42, No. 3, 2001.

Rustinsyah, "The Impact of a Cement Company's CSR Programmes on the Lifestyles of a Rural Community: A Case Study in the Ring 1 Area in Tuban, East Java, Indonesia", *International Journal of Sustainable Development and World Ecology*, Vol. 23, No. 6, 2016.

Sauerborn R, Adams A, Hien M, "Household Strategies to Cope with the Economic Cost of Illness", *Social Science and Medicine*, Vol. 43, No. 3, 1996.

Sauerborn R, Nougtar A, Hien M, "Seasonal Variations of the Household Costs of Illness in Burkina Faso", *Social Science and Medicine*, Vol. 43,

No. 3, 1996.

Schultz T, Tansel A, "Wage and Labor Supply Effects of Illness in Cote D'Ivoire and Ghana: Instrument Variables Estimating for Day Disabled", *Journal of Development Economics*, Vol. 53, No. 2, 1996.

Searcy C, Dixon S M, Neumann W P, "The Use of Work Environment Performance Indicators in Corporate Social Responsibility Reporting", *Journal of Cleaner Production*, Vol. 122, 2016.

Sen A K. *Development as Freedom*, New York: Alfred A. Knope Publisher, INC, 1999, pp. 87-110.

Sen A, *Famines and Poverty*, London: Oxford University Press, 1981, p. 49.

Shaw C R, McKay H D, *Juvenile Delinquency and Urban Areas: A Study of Rates of Delinquents in Relation to Differential Characteristics of Local Communities in American Cities*. Chicago: University of Chicago Press, 1969.

Shaw R J, Pickett K E, "The Association between Ethnic Density and Poor Self-Rated Health among us Black and Hispanic People", *Ethnicity and Health*, Vol. 16, No. 3, 2011.

Singh A, Gnanalingham K, Casey A, et al, "Quality of Life Assessment Using the Short Form-12 (SF-12) Questionnaire in Patients with Cervical Spondylotic Myelopathy-Comparison with SF-36", *Spine*, Vol. 31, No. 6, 2006.

Smyth R, Nielsen I, Zhai Q, "Subjective Well-being of China's Off-farm Migrants", Development Research Unit Working Paper Series, Vol. 11, No. 3, 2009.

Snow D L, Swan S C, Raghavan C, et al, "The Relationship of Work Stressors, Coping and Social Support to Psychological Symptoms among Female Secretarial Employees", *Work and Stress*, Vol. 17, No. 3, 2003.

Sorensen K, Brand H, "Health Literacy: A Strategic Asset for Corporate Social Responsibility in Europe", *Journal of Health Communication*, Vol. 16, No. 3, 2011.

Stansfeld S, Haines M, Brown B, "Noise and Health in the Urban Environment", *Reviews on Environmental Health*, Vol. 15, 2000.

Stevenson H C, "Raising Safe Villages: Cultural-Ecological Factors that Influence the Emotional Adjustment of Adolescents", *Journal of Black Psychology*,

Vol. 24,No. 1,1998.

Stockdale S E, Wells K B, Tang L, "The Importance of Social Context: Neighborhood Stressors, Stress-Buffering Mechanisms, and Alcohol, Drug, and Mental Health Disorders", *Social Science and Medicine*, Vol. 65, No. 9, 2007.

Subramanian S V, Acevedo-Garcia D, Osypuk T L, "Racial Residential Segregation and Geographic Heterogeneity in Black/White Disparity in Poor Self-rated Health in the US: A Multilevel Statistical Analysis", *Social Science and Medicine*, No. 8, 2005.

Sugita M, Miyakawa M, "Role of the Occupational Physician in Corporate Management of Health Risks: An Important Aspect of Corporate Social Responsibility", *Japanese Journal of Hygiene*, No. 2, 2016.

Teng X, "Prevalence and Countermeasures of Infectious Diseases among China's Floating Population", *Occupation and Health*, Vol. 26, No. 6, 2010.

Tong Y, Piotrowski M, "Migration and Health Selectivity in the Context of Internal Migration in China, 1997—2009", *Population Research and Policy Review*, Vol. 31, No. 4, 2012.

Turra C M, Elo I T, "The Impact of Salmon Bias on the Hispanic Mortality Advantage: New Evidence from Social Security Data", *Population Research and Policy Review*, Vol. 27, No. 5, 2008.

Udry C, "Credit Market in Northern Nigeria: Credit as Insurance in a Rural Economy", *World Bank Economic Review*, No. 3, 1990.

Ullmann S H, Goldman N, Massey D S, "Healthier before They Migrate, Less Healthy When They Return? The Health of Returned Migrants in Mexico", *Social Science and Medicine*, Vol. 73, No. 3, 2011.

Vega W A, Kolody B, Valle J R, "Migration and Mental Health: An Empirical Test of Depression Risk Factors among Immigrant Mexican Women", *The International Migration Review*, Vol. 21, No. 3, 1987.

Veysey B M, Andersen R, Lewis L, et al, "Integration of Alcohol and Other Drug, Trauma and Mental Health Services", *Alcoholism Treatment Quarterly*, Vol. 22, No. 4, 2005.

Walton E, "Residential Segregation and Birth Weight among Racial and Ethnic Minorities in the United States", *Journal of Health and Social Behavior*, Vol. 50, 2009.

Wang F, Wang D, "Geography of Urban Life Satisfaction: An Empirical Study of Beijing", *Travel Behavior and Society*, Vol. 5, 2015.

Wang L, Wang Y, Jin S, et al, "Emergence and Control of Infectious Diseases in China", *The Lancet*, Vol. 372, No. 8, 2008.

Wen M, Cagney K A, Christakis N A, "Effect of Specific Aspects of Community Social Environment on the Mortality of Individuals Diagnosed with Serious Illness", *Social Science and Medicine*, Vol. 61, No. 6, 2005.

Wen M, Christakis N A, "Effect of Community Distress and Sub-cultural Orientation on Mortality Following Life-threatening Disease in the Elderly", *Sociology of Health and Illness*, Vol. 28, No. 5, 2006.

Wen M, Fan J, Jin L, et al, "Neighborhood Effects on Health among Migrants and Natives in Shanghai, China", *Health and Place*, Vol. 16, No. 3, 2010.

Wen M, Hawkley L C, Cacioppo J T, "Objective and Perceived Neighborhood Environment, Individual SES and Psychosocial Factors, and Self-Rated Health: An Analysis of Older Adults in Cook County", *Social Science and Medicine*, Vol. 63, 2006.

Wen M, Wang G, "Demographic, Psychological, and Social Environmental Factors of Loneliness and Satisfaction among Rural-to-Urban Migrants in Shanghai, China", *International Journal of Comparative Sociology*, Vol. 50, No. 2, 2009.

Wilkinson D, *Poor Housing and Health: A Summary of Research Evidence*, Edinburgh: The Scottish Office, Central Research Unit, 1999.

Williams C A, Smith M L, Peter C Y, *Risk Management and Insurance*, New York: McGraw-Hill, 1985, p. 105.

Williams D R, Collins C, "Racial Residential Segregation: A Fundamental Cause of Racial Disparities in Health", *Public Health Reports*, Vol. 116, No. 5, 2001.

Wilson-Genderson M, Pruchno R, "Effects of Neighborhood Violence and Perceptions of Neighborhood Safety on Depressive Symptoms of Older Adults", *Social Science and Medicine*, Vol. 85, No. 4, 2013.

World Bank, *Development Report* 1993: *Investing in Health*, Oxford: Oxford University Press, 1993, p. 210.

World Bank, *World Development Report* 2000/2001: *Attacking Poverty*,

New York:Oxford University Press,2000,p. 116,p. 147.

Xiang B,*Migration and Health in China: Problems,Obstacles and Solutions*, Head Quaters at Asia Research Institute:National University of Singapore,2004, p. 79.

Yang H, He F, Wang T H, et al, "Health-Related Lifestyle Behaviors among Male and Female Rural-to-Urban Migrant Workers in Shanghai, China",*Plos One*,Vol. 10,No. 2,2015.

Yankauer A, "The Relationship of Fetal and Infant Mortality to Residential Segregation:An Inquiry into Social Epidemiology",*American Sociological Review*, Vol. 15,No. 5,1950.

Yao L, "Mental Health and Risk Behaviors of Rural-Urban Migrants: Longitudinal Evidence from Indonesia",*Population Studies*,Vol. 64,No. 2,2010.

Zhang F,Shi X,Zhou Y, "The Impact of Health Insurance on Healthcare Utilization by Migrant Workers in China",*International Journal of Environmental Research and Public Health*,Vol. 12,No. 6,2020.

Zhang L,Fritzsche K,Liu Y,et al, "Validation of the Chinese Version of the PHQ-15 in a Tertiary Hospital",*BMC Psychiatry*,Vol. 16,No. 1,2016.

Zhao D, Rao K, Zhang Z, "Coverage and Utilization of the Health Insurance among Migrant Workers in Shanghai,China",*Chinese Medical Journal*,Vol. 124, No. 15,2011.

Zheng Z,Lian P, "Health Vulnerability among Temporary Migrants in Urban China",*China Labor Economics*,No. 3,2006.

Zhu Y,Lin L,"Continuity and Change in the Transition from the First to the Second Generation of Migrants in China:Insights from a Survey in Fujian", *Habitat International*, Vol. 42,No. 42,2014. Zimmerman C,Kiss L,Hossain M,"Migration and Health:A Framework for 21st Century Policy-Making",*Plos Medicine*,Vol. 8,No. 5,2011.

Zizek S S,Mulej M,"Creating a Healthy Company by Occupational Health Promotion as aPart of Social Responsibility",*Kybernetes*,Vol. 45,No. 2,2016.

附 录 一

城市外来人口健康及医疗状况调查表（部分内容）

尊敬的先生/女士：

　　您好！

　　为了了解城市外来人口在城市中的健康及医疗状况，我们开展了这次调查。调查结果将有利于改善城市外来农民工医疗保障现状，为政府的政策制定提供参考！

　　我们向您承诺，您所提供的资料绝对保密，希望您在填表时不要有任何顾虑，有下划线的地方需据实填写，其余打"√"即可。

　　最后衷心感谢您的配合！

城市外来人口健康调查研究课题组

一、基本资料

1. 您的性别：(1)男　　(2)女

2. 您的年龄：＿＿＿＿＿＿

3. 您的户籍所在地是：＿＿＿＿＿省＿＿＿＿＿市（县）

4. 您这次患了何种疾病：＿＿＿＿＿＿＿＿＿＿＿＿＿＿＿

5. 您的文化程度：

　　(1)不、初识字　　(2)小学　　(3)初中

　　(4)高中或中专　　(5)大专及以上

6. 现在家里人是否与您一起在外打工生活？

　　(1)自己一人　　(2)夫妻两人　　(3)夫妻、子女　　(4)夫妻、子女、老人

(5)兄弟姐妹

7. 您平均每天大约工作_____小时；平均每个星期工作_____天。

8. 您已外出务工多长时间？_____年，到目前为止做过_____份工作。

9. 您所从事的职业类别属于：

(1)建筑业(建筑、装修、市政工程等)　　(2)餐饮业　　(3)物业管理

(4)运输业　　(6)家政服务业　　(7)加工制造业　　(8)娱乐服务业

(9)没有职业　　(10)能源供应业　　(11)其他

10. 您在外打工是否与用工单位签订劳动合同？

(1)是　　(2)否　　(3)不清楚

11. 您所在单位是否为您缴纳健康医疗保险？

(1)是　　(2)否　　(3)不清楚

12. 您目前的月收入是：

(1)600元以下　　(2)600～1000元　　(3)1000～1500元

(4)1500～2000元　　(5)2000～3000元　　(6)3000～5000元

(7)5000元及以上

13. 目前您的家庭年收入是多少？

(1)5000元以下　　(2)5000～10000元　　(3)1万～2万元

(4)2万～3万元　　(5)3万～5万元　　(6)5万元及以上

14. 您认为自己家的经济状况在外出打工家庭中属于：

(1)好　　(2)中　　(3)差

若是差，您认为最主要的原因是(单选)：

(1)有效劳动力缺乏　　(2)疾病损伤　　(3)工资收入少

(4)自然条件差　　(5)人为因素　　(6)其他

15. 因为这次生病住院，需要耽误您工作时间：

(1)5天以内　　(2)6～15天　　(3)16～30天　　(4)31～90天

(5)91～180天　　(6)181～365天　　(7)366天及以上

16. 因为这次生病住院，需要耽误您家人工作时间：

(1)6天以内　　(2)6～15天　　(3)16～30天　　(4)31～90天

(5)91～180天　　(6)181～365天　　(7)366天及以上　　(8)没有耽误

17. 您这次生病住院，住院、药品及检查等医疗费用估计要花多少钱？_____

18. 本次住院，您和您的家人花的交通费、住宿费、伙食费等费用是多少钱？_____

二、健康状况及卫生服务需求部分

1. 您认为家庭成员可能患病的最主要的原因在于(可多选)：
(1)运气不好,无法控制　　(2)没有获得足够的疾病预防服务
(3)居住场所卫生条件差　　(4)缺乏营养导致的身体素质差
(5)家族中有某种疾病的遗传　　(6)其他

2. 您采取哪些措施来避免家庭成员患上疾病或受伤？(可多选)
(1)不在高风险环境中作业　　(2)保障他们的营养和休息
(3)培养家庭成员的卫生习惯　　(4)给他们讲授或帮助他们学习卫生知识
(5)改善居住和生活条件　　(6)为家庭成员购买医疗保险　　(7)其他

3. 您认为一年中,家里用于医疗卫生的开支占全部收入的多少是您所能承受的?
(1)小于 1/10　　(2)1/10～1/5　　(3)1/5～1/4　　(4)1/4～1/3
(5)1/3 及以上

4. 一般情况下,当您和您的家人感到身体不舒服时,您准备怎么办？(可多选)
(1)吃老家带来的药　　(2)自己去药店买药
(3)各类门诊、卫生室或卫生服务站　　(4)去医院
(5)能拖就拖,拖不过去再看医生　　(6)其他

5. 您选择医疗机构就医的主要原因是(可多选)：
(1)价格便宜　　(2)离家近　　(3)医生技术好　　(4)医生服务态度好
(5)设备条件好　　(6)感到安全　　(7)有熟人　　(8)其他

6. 您对本市外来人员的相关医疗保险措施了解吗?
(1)完全了解　　(2)基本了解　　(3)不清楚　　(4)只听说过
(5)完全不了解

7. 您和您的家人是否有医疗保险? (1)是　　(2)否　　(3)不知道
如果是的话,是何种保险：
(1)城镇职工医疗保险　　(2)商业医疗保险　　(3)新型农村合作医疗保险
(4)城镇居民医疗保险　　(5)农民工医疗保险　　(6)其他

8. 您没有参加医疗保险的原因是(请没有医疗保险的人填写,可多选)：
(1)对医保不了解,不知道参加什么类型保险
(2)工作经常流动,不好参加
(3)身体好,很少生病,用不着参加医疗保险
(4)缴费后不生病保险金收不回,不划算

(5)从工资中扣不如直接多发点钱实惠　　(6)其他

9. 您现在住院看病的费用报销比例是:

(1)完全自费　　(2)自己出一部分,报销大部分

(3)自己出大部分,报销小部分　　(4)自己出一半,报销一半

(5)完全公费

10. 您家的日常生活消费水平在您生病前后有无改变:

(1)下降很多　　(2)有点下降　　(3)基本无影响　　(4)其他

11. 当您生病需要照顾时,谁陪伴您(可多选):

(1)亲属　　(2)邻居　　(3)老乡　　(4)工友　　(5)朋友　　(6)其他

如果是亲属(家人)陪伴您,他们是(可多选):

(1)父母　　(2)子女　　(3)配偶　　(4)兄弟姐妹　　(5)其他

12. 如果您生病需要支付医疗费用,您会选择何种方式(可多选):

(1)动用现金和储蓄　　(2)亲朋借款或捐赠

(3)向银行贷款或借高利贷　　(4)减少家庭日常开支

(5)让子女辍学　　(6)向政府求助　　(7)向所在单位求助

(8)变卖家里值钱东西　　(9)向慈善机构求助

(10)增加家庭成员劳动时间获取更多报酬

13. 如果由于您生病需要借很多钱,谁会借钱给您(可多选):

(1)亲属　　(2)邻居　　(3)老乡　　(4)朋友　　(4)老板

(5)工友　　(6)其他

如果您是向亲属借钱,谁会借钱给您(可多选):

(1)兄弟　　(2)姐妹　　(3)父母　　(4)旁系亲属　　(5)其他亲属

14. 在于您有密切来往,能帮助您的亲属、亲戚或朋友中,有从事下列哪些职业的人?

(1)无　　(2)政府机关人员　　(3)企事业负责人　　(4)医生

(5)教师　　(6)律师　　(7)富商

15. 您是否认为治疗您的疾病的经济费用过高,家庭无力承担?

(1)是　　(2)否

16. 在家庭无力承担的情况下,您会选择:

(1)回老家治疗　　(2)放弃治疗　　(3)提前出院,自我治疗

(4)让子女外出打工　　(5)缩减家庭日常开支,如降低伙食等生活水平

(6)其他

17. 您住地的附近(步行1小时以内)有社区卫生服务站吗?

(1)有　　(2)无　　(3)不清楚

18. 当您在社区卫生服务站看病时,您感觉医生的服务态度怎么样?

(1)好　　(2)比较好　　(3)一般　　(4)不好　　(5)不好说

19. 您认为总的来看社区卫生服务站的技术水平怎么样?

(1)好　　(2)比较好　　(3)一般　　(4)不好　　(5)不好说

20. 您的家人最近两周内,是否生过病或受过伤?

(1)是　　(2)否

21. 您的家人最近两周内,是否有人因伤病而就诊?

(1)是　　(2)否

22. 您认为目前在外打工困扰您家人的主要健康卫生问题是(可多选):

(1)高频率的常见病和多发病(门诊)　　(2)需住院的大病

(3)长期存在的慢性病　　(4)伤残　　(5)精神疾病　　(6)其他疾病

23. 您平时会主动获取健康保健知识吗?　(1)会　　(2)不会　　(3)不清楚

如果会,您主要通过下列哪些途径获取健康保健知识(可多选):

(1)医生或具有相关专业的熟人

(2)所在单位提供的健康讲座或咨询活动　　(3)家人

(3)报纸杂志上的文章　　(4)电视和广播中的健康栏目

(5)互联网搜索到的信息

24. 您认为政府在外出农民工家庭健康保障上需要做哪些改进和完善?(可多选)

(1)增加政府财政投入　　(2)提高农民工家庭工资收入水平

(3)开展健康知识普及活动　　(4)健全农民工医疗保障制度

(5)控制医疗费用过快上涨　　(6)其他

附 录 二

外来务工人员健康风险调查表（部分内容）

尊敬的先生/女士：

您好！

我们是××××大学社会调查小组的调查员,为了解城市外来务工人员的健康风险状况,及时向政府及有关部门反映外来务工人员的健康保障诉求,以便为政府及有关部门更好改进外来务工人员的健康状况提出建议,希望您能配合我们的调查。

我们的调查不记姓名,调查资料也将严格保密。因此您不必有所顾虑,请您根据自己的实际情况和想法回答。有下划线的地方需据实填写,其余打"√"即可。

最后衷心感谢您的配合！

××××大学社会调查小组

A.基本情况

A1 您的性别：1.男　　2.女

A2 您的年龄：＿＿＿＿＿＿＿

A3 您的户籍所在地是：＿＿＿＿＿省＿＿＿＿＿市（县）

A4 您现在的户口性质是：1.非农户口　　2.农业户口

A5 您现在的政治面貌是：1.中共党员　　2.共青团员　　3.民主党派

　　4.群众

A6 您的文化程度：

　　1.不、初识字　　2.小学　　3.初中　　4.高中或中专　　5.大专及以上

A7 您的婚姻状况：1.未婚　　2.已婚　　3.丧偶　　4.离婚

A8 您在外出务工前是否有当兵、村干部的工作经历？1.是　　2.否

A9 您的家庭有几口人：＿＿＿＿＿＿口人，其中，＿＿＿＿＿＿个孩子未满16周岁，＿＿＿＿＿＿个老人（父母亲等）年满60周岁，另外，有＿＿＿＿＿＿个人外出打工。

A10 现在家里人有谁与您一起在外打工生活？

　　1.自己一人　　2.夫妻两人　　3.夫妻携子女　　4.夫妻携父母、子女

　　5.兄弟姐妹　　6.未婚携父母　　7.其他

A11 您最早离开老家外出务工是在＿＿＿＿＿＿年。您第一次外出打工是在＿＿＿＿＿＿省＿＿＿＿＿＿市（县）。到目前为止，您工作过＿＿＿＿＿＿个城市。您目前这份工作是从＿＿＿＿＿＿年开始做起的，这是您外出打工以来的第＿＿＿＿＿＿份工作。

A12 您外出打工的第一份工作的性质：

　　1.机关、企事业单位负责人　　2.管理人员　　3.专业技术人员

　　4.办事人员　　5.商业、服务业人员　　6.个体户

　　7.生产、运输设备操作技术工人　　8.体力劳动者

　　9.农业劳动者　　10.其他

A13 您目前拥有的技术职称情况？

　　1.高级技术证书　　2.中级技术证书　　3.初级技术证书

　　4.有技术但没有技术证书　　5.没技术

B. 生活情况

B1 您每个月的平均工资收入有多少钱？＿＿＿＿＿＿元，平均每个月日常消费开支＿＿＿＿＿＿元。

　　其中，您平均每个月房租＿＿＿＿＿＿元，吃饭伙食＿＿＿＿＿＿元，请客送礼＿＿＿＿＿＿元，电话、通信费＿＿＿＿＿＿元，生活日用品＿＿＿＿＿＿元。

B2 您对自己目前工作收入的满意程度评价？

　　1.非常满意　　2.满意　　3.一般　　4.不满意

B3 2013年一年您的家庭总收入＿＿＿＿＿＿元，其中去年家庭总支出＿＿＿＿＿＿元。

　　（家庭总收入指打工收入、老家种田农业收入及其他收入）

B4 按照目前的经济状况，您觉得您家的生活水平在老家（农村）大体属于哪个层次？

　　1.上等　　2.中上等　　3.中等　　4.中下等　　5.下等

B5 按照目前的经济状况，您觉得您家的生活水平在打工地大体属于哪个层次？

　　1.上等　　2.中上等　　3.中等　　4.中下等　　5.下等

B6 您当前居住的房屋类型是：

　　1.楼房　　2.平房　　3.地下室　　4.工棚　　5.其他

B7 您当前居住的房屋是：

　　1.自己的　　2.租的　　3.亲戚家的　　4.朋友家的

　　5.雇用单位或者老板提供的　　6.其他

B8 您目前居住的房屋有哪些基本设施？（多选）

　　1.厕所　　2.厨房　　3.自来水　　4.天然气/煤气　　5.阳台

　　6.电视机　　7.空调　　8.热水器　　9.洗衣机　　10.电冰箱

　　11.电风扇　　12.衣柜

B9 您目前居住的房屋室内空气质量如何？1.较好　　2.一般　　3.较差

B10 您目前居住区内是否有公园、运动场或可提供活动的空地？

　　1.有　　2.没有

B11 您目前居住区附近是否有化工厂、印染厂、钢铁厂等工厂？

　　1.有　　2.没有

B12 您居住区的室外空气质量如何？1.较好　　2.一般　　3.较差

B13 您居住区的室外噪声质量如何？1.较好　　2.一般　　3.较差

B14 您目前居住区内是否有以下主要设施？（多选）

　　1.图书馆　　2.电影院　　3.健身房　　4.街头免费健身器材

　　5.公园　　6.运动场　　7.公交/地铁站　　8.餐馆/酒吧

　　8.小学/中学/高校　　9.其他　　10.无

C. 工作情况

C1 您目前的工作属于哪一个行业？

　　1.制造业　　2.建筑业　　3.批发和零售业　　4.住宿、餐饮、娱乐业

　　5.居民服务、修理和其他服务业（社会服务业）

　　6.交通运输、仓储、邮政业　　7.其他行业

C2 您目前工作职业(工作性质):

1.机关、企事业单位负责人　　2.管理人员　　3.专业技术人员

4.办事人员　　5.商业、服务业人员　　6.个体户

7.生产、运输设备操作技术工人　　8.体力劳动者　　9.农业劳动者

10.其他

C3 您所在工作单位属于哪一种性质?

1.个体户　　2.私营企业　　3.集体企业　　4.外资/合资企业

5.股份制企业　　6.国有企业　　7.行政事业单位　　8.其他

C4 您所在的企业规模怎么样?

1.9人以下　　2.10~29人　　3.30~99人　　4.100~299人

5.300~999人　　6.1000~2999人　　7.3000人及以上

C5 您所在单位是否提供食宿?

1.包吃包住　　2.只包吃不包住　　3.只包住不包吃　　4.不管吃住

C6 您目前与工作单位签订了何种劳动合同?

1.无固定期限合同　　2.有固定期限合同

3.完成一次性工作任务或试用期　　4.未签订劳动合同

5.不清楚　　6.其他

C7 您现在从事的工作,是通过什么途径找到的?(可多选)

1.亲戚　　2.老乡　　3.同学　　4.朋友　　5.根据报纸、街头广告

6.通过网络上的招聘信息　　7.中介机构或劳务市场　　8.政府部门介绍

9.个人创业　　10.企业直招　　11.其他

C8 从外出打工以来,您是否参加过职业培训? 1.有,_____次　　2.没有

C9 您平均每天大约工作_____小时;平均每个星期工作_____天;一个月

有_____天休息。

C10 过去一个月里,您是否经常加班?

1.是,每天大概加班_____小时　　2.否　　3.偶尔

C11 您目前的工作环境是否属于以下情况?(多选)

1.接触有毒物质　　2.粉尘含量很高　　3.噪声很大　　4.环境潮湿

5.经常高空作业　　6.其他　　7.没有上述情况

C12 目前您的工作岗位受伤的可能性是?

1.非常不可能　　2.不太可能　　3.一般　　4.有些可能　　5.非常可能

C13 您在外打工过程中是否有过工伤经历?

1.受过工伤未得补偿　　2.受过工伤得到补偿

3.未受过工伤(跳过 C14 题)

C14 因发生工伤,您休息了_____天,您支付的医疗费用为_____元,其中报销了的医疗费为_____元。

D. 医疗卫生情况

D1 出来打工之前,与同龄人相比,您的健康状况怎么样?

1.非常好　　2.较好　　3.一般　　4.较差　　5.非常差

D2 在打工过程中,您碰到感冒、发烧、拉肚子等常见病时会选择去以下哪种医疗机构?

1.县级及以上医院　　2.乡镇卫生院或社区卫生服务中心

3.村卫生室或社区卫生服务站　　4.个体诊所或私人诊所

5.自己买药　　6.不理会,顺其自然

D3 您家离最近的医疗机构的距离有多远?_____公里

D4 通常您是怎样去这个机构的?

1.步行　　2.骑车　　3.乘公交车

4.开车　　5.坐出租车　　6.其他

D5 从家里出发到最近的医疗机构需要多长时间?_____分钟

D6 到最近的医疗机构单程交通费要花多少钱?_____元

D7 您所需要的药,这个机构通常都能提供吗?

1.不能　　2.能　　3.不知道

D8 在这个机构,自费看一次感冒或流感大约要花费多少钱?_____元

D9 在这个机构,平时看病需要等待多长时间?_____分钟

D10 您对那里的就医条件满意吗?(客观)

("就医条件"指医、药、就诊、住院等条件,也包括求医路程远近、交通便利程度)

1.很满意　　2.满意　　3.一般　　4.不满意　　5.非常不满意

D11 您觉得那里的医生的医疗水平怎么样?(主观)

1.很好　　2.好　　3.一般　　4.不好　　5.很不好

D12 过去一年内是否有接受过身体的健康体检? 1.有,_____次　　2.没有

D13 您平时会主动去了解有关健康保健方面的知识吗?

1.会　　2.不会(跳过下题)　　3.不清楚

如果会,您主要通过下列哪些途径获取健康保健知识?(可多选)

1.社区、医院医生　　2.所在单位或社区提供的健康讲座或咨询活动

3.电视和广播中的健康栏目　　4.报纸、杂志上的文章

5.家人　　6.互联网搜索到的信息　　6.其他(请注明)_____

D14 您是否吸烟？1.每周几次　　2.每周不超过一次　　3.从不吸烟

D15 您是否饮酒？1.每周几次　　2.每周不超过一次　　3.从不饮酒

D16 您平时进行体育锻炼吗？

1.每周几次　　2.每周不超过一次　　3.从不参加

E. 社会保障情况

E1 您对目前的社会保险参保政策了解情况？

1.非常了解　　2.了解一点　　3.不太了解　　4.从未听说

E2 您是否觉得有必要参加下列各种社会保险？

(1)养老保险　1.是　　2.否

(2)医疗保险　1.是　　2.否

(3)工伤保险　1.是　　2.否

(4)失业保险　1.是　　2.否

(5)生育保险　1.是　　2.否

E3 您目前已经参加下列哪些社会保险？(多选)

1.养老保险　　2.医疗保险　　3.工伤保险　　4.失业保险

5.生育保险　　6.未参加任何险种

E4 您没有参加工伤保险的主要原因是什么？(E3 题未选"3"回答此题)

1.不知道是否能够参加　　2.自己流动性大,不方便参加

3.自己身体好,没有必要参保　　4.单位未给参保　　5.无钱交费

6.手续太麻烦　　7.其他

E5 您没有参加医疗保险的主要原因是什么？(E3 题未选"2"回答此题)

1.不知道是否能够参加　　2.自己流动性大,不方便参加

3.自己身体好,没有必要参保　　4.单位未给参保　　5.无钱交费

6.手续太麻烦　　7.其他

E6 您目前参加了哪种医疗保险？(E3 题选"1"回答此题)(可多选)

1.城镇职工基本医疗保险　　2.公费医疗　　3.城镇居民医疗保险

4.新型农村合作医疗　　5.其他社会医疗保险　　6.没参加

7.城乡居民医疗保险(合并城镇居民和新型农村合作医疗保险)

F. 健康状况

F1 同龄人相比，您认为您目前的健康状况怎么样？

　　1.非常好　　2.较好　　3.一般　　4.较差　　5.非常差

F2 您觉得自己的健康状况和一年前比较起来如何？

　　1.更好　　2.没有变化　　3.更差

F3 过去12个月(一年中)您是否被医生告知患有以下的慢性疾病？

　　1.是　　2.否

　　(比如：哮喘、糖尿病、高血压、高血脂、肾结石、高胆固醇、心脏病、慢性气管炎、中风、关节炎、消化道溃疡、肠胃炎、癫痫、癌症、甲肝、乙肝、性病或其他未列出慢性病)(请打钩)

F4 过去两周内，您是否觉得有身体不适？　　1.有　　2.没有

F5 过去一个月中，您是否生过病或受过伤？　　1.有　　2.没有

F6 过去一个月中，您是否有下列症状(包括今天)？

　　(1)发烧、咽喉痛、咳嗽　　1.有　　2.没有

　　(2)腹泻、胃痛　　1.有　　2.没有

　　(3)头痛、眩晕　　1.有　　2.没有

　　(4)关节、肌肉酸痛　　1.有　　2.没有

　　(5)皮疹、皮炎　　1.有　　2.没有

　　(6)眼、耳疾病　　1.有　　2.没有

　　(7)心脏、心口痛　　1.有　　2.没有

　　(8)其他感染或疾病(请注明)_____　　1.有　　2.没有

　　如果没症状，跳到问题F12，否则，就最近一次的患病依次询问以下问题。

F7 您自己感觉所患病的严重程度：1.不严重　　2.一般　　3.严重

F8 在上个月，是否因为健康状况而影响到您的日常工作(在家里或家外)？

　　1.完全没有影响　　2.有很小影响　　3.有一些影响　　4.有很大影响

　　5.不能进行日常工作

F9 过去一个月内，您因本次患病，休工了多少天数？_____天

F10 当您感到不舒服时，您怎么做的？

　　1.自己治疗　　2.去看医生(跳至问题F12)　　3.没理会

F11 您生病不去看医生的最主要原因是什么？(F10题选"1"或"3"回答此题)

　　1.医疗费用太贵　　2.离医院或其他医疗机构太远　　3.无人陪同去医院

4.不相信医生　　5.觉得没必要看病,自己解决　　6.医生态度不好

7.医院的手续太麻烦　　8.其他(请注明)_____

F12 过去一个月内,您去过下列哪个正规的医院机构看的病?

1.县级及以上医院　　2.乡镇卫生院或社区卫生服务中心

3.村卫生室或社区卫生服务站　　4.个体诊所或私人诊所

5.没去过任何医疗机构(跳到问题 F18)

F13 是看门诊还是住院治疗? 1.门诊(跳到问题 F15)　　2.住院

F14 在过去一个月内,在医院住了几天或已经住了几天?　_____天

F15 这次看病花了多少钱或至今已经花了多少钱?　_____元

(若是看门诊则包括挂号费、药费和检查费等;若是住院则包括所有挂号费、药费、治疗费、床位费、护理费等)

F16 除了前面所说的费用之外,为治病还额外花了多少钱?　_____元

(包括车旅费、住宿费、营养保健品费等)

F17 您的病或伤,医生诊断是什么?

1.无诊断　　2.传染/寄生虫疾病　　3.心脏病　　4.肿瘤

5.呼吸系统疾病　　6.受伤　　7.酒精中毒　　8.内分泌紊乱

9.造血系统疾病　　10.精神系统疾病　　11.智障

12.眼/耳/鼻/喉/牙病　　13.消化系统疾病　　14.泌尿系统疾病

15.性功能障碍　　16.妇产科疾病　　17.皮肤病　　18.肌肉/风湿病

19.神经系统疾病　　20.遗传病　　21.老年/中年疾病

22.其他(请注明)_____

F18 您过去 30 天是否有过下列情况:

Hopkins Symptom CheckList(HSCL)量表	从来没有	偶尔有	经常有	总是有
1.在过去 30 天中,您曾经失眠吗?				
2.在过去 30 天中,您曾经觉得身心疲惫吗?				
3.在过去 30 天中,您曾经感到过烦躁易怒吗?				
4.在过去 30 天中,您曾经容易哭泣或想哭吗?				
5.在过去 30 天中,您曾经感到前途茫然吗?				
6.在过去 30 天中,您曾经感到很孤独吗?				
7.在过去 30 天中,您曾经觉得自己没有用吗?				

续表

Hopkins Symptom CheckList(HSCL)量表	从来没有	偶尔有	经常有	总是有
8.在过去 30 天中,您曾经觉得生活很艰难吗?				
9.在过去 30 天中,您曾经觉得活着没意思吗?				

F19 过去 30 天里,外出打工的家庭成员生病或受伤害及其严重程度?

两项问题 与您的关系	F19.1 过去 30 天里,外出打工的家庭成员是否生病或受过伤?	F19.2若生过病或受过伤,病情或伤害是否严重?(前题填"1"回答此题)
填以下代码	1.是　2.否	1.不严重　2.稍微严重　3.十分严重
填以下代码	1.是　2.否	1.不严重　2.稍微严重　3.十分严重
填以下代码	1.是　2.否	1.不严重　2.稍微严重　3.十分严重
填以下代码	1.是　2.否	1.不严重　2.稍微严重　3.十分严重
填以下代码	1.是　2.否	1.不严重　2.稍微严重　3.十分严重

备注:关系代码:1—父亲;2—母亲;3—妻子;4—儿子;5—女儿;6—姐姐;7—妹妹;8—哥哥;9—弟弟;10—爷爷;11—奶奶。

G. 社会交往

G1 您对本地话的熟悉程度:

　　1.完全可以听说　　2.基本可以听说　　3.能听但不能说

　　4.能听一些但不能说　　5.既不能听也不能说

G2 您所在工作或生活地区是否有成立老乡会或同乡会?　　1.是　　2.否

G3 您与工作单位内的当地员工关系如何?

　　1.经常交往,关系密切　　2.有一定交往,关系一般

　　3.偶尔交往,关系陌生　　4.从不交往

G4 您是否参加了工作单位里面的工会组织?　　1.是　　2.否

G5 您与城市当地居民的交往程度如何?

　　1.经常交往,关系密切　　2.有一定交往,关系一般

　　3.偶尔交往,关系陌生　　4.从不交往

G6 您与居住地的村(居)委会、街道、妇联等组织是否有联系?

　　1.经常　　2.偶尔　　3.从不联系

G7 您是否经常参加居住地的各类活动(如社区体育等活动)?

　　1.经常　　2.偶尔　　3.从不联系

G8 在现在打工的地方您有几个经常交往的好朋友:＿＿＿＿位,其中当地人 ＿＿＿＿位。

G9 请您列出三位最好的朋友的情况以及与您的关系:

　　多重身份可多选,如:您的第一好朋友既是同学又是工友;家人和亲戚除外。

	性别 1.女; 2.男。	年龄	受教育程度(请选下列备注代码)	职业(请选下列备注代码)	关系类型									认识时间 A.出来打工前; B.正式就业期间; C.非正式就业期间
					同学	老乡	工作关系			政府人员	企业家	当地人	其他(请注明)	
							同行	老板	顾客					
第一位					1	2	3	4	5	6	7	8	9	
第二位					1	2	3	4	5	6	7	8	9	
第三位					1	2	3	4	5	6	7	8	9	

　　备注:受教育程度:1　不、初识字;2　小学;3—初中;4—高中或中专;5—大专及以上。

　　职业:1—机关、企事业单位负责人;2—管理人员;3—专业技术人员;4—办事人员;5—商业、服务业人员;6—个体户;7—生产、运输设备操作技术工人;8—体力工人;9—农业劳动者;10—其他。

G10 最近的一个春节期间,您通过各种方式(包括打电话、登门拜访、互相串门) 相互拜年或问候过＿＿＿＿人,在这些人中,您的亲戚大约有＿＿＿＿人/户(每户只计一人),朋友有＿＿＿＿人,老乡等熟人有＿＿＿＿人。

G11 拜过年或问候过的人当中有没有从事下列职业的?(直接在相应的方框内 打钩)

职业类别	亲戚	老乡	其他熟人	职业类别	亲戚	老乡	其他熟人
科学研究人员				产业工人			
法律工作人员				大学教师			
经济业务人员				中小学教师			
行政办事人员				医生			
工程计划人员				护士			
政府机关人员				司机			
党群组织负责人				会计			
企事业单位负责人				民警			
厨师、炊事员				海员			
饭店餐馆服务员				营销人员			
家庭保姆、钟点工				无业人员			
建筑工							

G12 拜过年或问候过的人当中有没有在下列类型的单位工作的？

单位类别	亲戚	老乡	其他熟人	单位类别	亲戚	老乡	其他熟人
党政机关				个体经营			
国有企业				私营/民营企事业			
事业单位				三资企业			
集体企事业				股份制企业			

G14 在现在打工的地方，您在生活和工作上遇到困难时一般向谁求助？

　　1.政府部门　　2.工会组织　　3.工作单位（企业）

　　4.亲戚、朋友或老乡　　5.自己解决

G15 您如果为某些问题（如与别人吵架、工作不愉快、生活不如意等）心情不好时，会向谁倾诉？（可多选）

　　1.一同打工的老乡　　2.亲戚/家人　　3.进城后认识的农民工朋友

　　4.进城后认识的城里人　　5.其他

G16 休闲活动时,您会跟哪些人在一起(比如吃饭、喝酒、逛街、打牌等)?(可多选)

1. 一同打工的老乡　　2. 亲戚/家人　　3. 进城后认识的农民工朋友

4. 进城后认识的城里人　　5. 其他

G17 请您回忆一下在最近 12 个月内给您帮过忙的人(比如借钱、找工作、帮忙照顾孩子,或者说碰到问题找人谈心、让人出主意等)大概有_____人。

H. 未来计划

H1 您未来有何打算?

1. 在目前工作地正式就业　　2. 继续做这份工作

3. 换一份工作,但留在这个城市　　4. 去其他城市打工

5. 回家乡(5.1 务农;5.2 打工;5.3 做小生意;5.4 创办企业)

6. 其他(请注明)_____　　7. 不清楚

H2 您愿意把户口迁入打工所在城市吗?

1. 愿意　　2. 愿意,但不敢想　　3. 不愿意　　4. 无所谓

非常感谢您帮助我们完成这次调查,祝您身体健康,万事如意!

调查地点:　　　　　调查时间:　　年　　月　　日

调查员:　　　　　核对员:　　　　　录入员:

后　记

改革开放以来,中国市场经济的发展与户籍制度的改革带来了大规模持续的人口流动。农村人口大规模向城镇流动集聚,构成了城镇化发展的重要动力,推动了中国城镇化的快速发展。城市外来人口在推进城镇化、促进经济增长的同时,却承受了极大的健康风险,工伤、残疾、慢性病、大病等健康风险冲击对其生计安全构成巨大的威胁。如何干预城市外来人口的健康风险,改善其健康水平将考验中国城镇化进程的公平性与长期可持续性,更是中国改善民生、推进健康中国建设亟待解决的现实重大问题;城市外来人口的健康风险与干预策略是目前社会学、人口学、管理学和经济学等多学科交叉的一个新兴研究领域。值得指出的是,迄今这方面的研究尚不多见,其发展需要更多不同研究案例的支撑;已有研究更多关注于城市外来人口健康水平的评估,忽视了健康风险冲击对城市外来人口的影响以及可持续生计的综合考量。

本书是笔者对城市外来人口健康风险与干预策略的理论和经验探索。在本书中,笔者突破迄今研究的上述不足和局限,就城市外来人口健康风险与干预策略进行深入研究。本书认为,城市外来人口的生存状况不佳,健康风险问题较为突出,大病带来的健康经济风险问题尤为严重,自身对健康风险认知和识别不足,对预防健康风险发生措施的关注和重视不够,不利的居住条件和工作环境对城市外来人口的健康造成不同程度的负面影响。一旦患病,将给城市外来人口个人和家庭带来沉重的经济负担,面临较高的因病致贫风险。城市外来人口在健康风险预防和缓解健康风险策略方面亟待改进和加强,抵御健康风险的策略主要是"事后"的应对策略,迫切需要建立起政府、市场、社区以及家庭等多方主体参与的健康风险管理模式。

本书得到国家社会科学基金项目的支持。本书是团队合作的成果,本书绝非凭笔者一己之力可完成,在研究过程中得到了多方的支持和帮助。感谢项目组于海燕、陈莉、林赛南、李哲等同志的辛勤付出,俞林伟统筹负责各章的撰写和统稿工作,于海燕为本书的后续完善提出了宝贵意见,其他项目组成员在问卷设计、入户调查、论文撰写、理论指导等过程中给予了积极的帮助和建设性意见,感谢浙江大学出版社徐霞老师的倾力帮助和细致服务。

作为城市外来人口健康风险与干预策略的探索性研究,本书涉及面较广,无论是框架构成还是研究内容都存在一定不足,恳请各位同仁提出建设性意见,以便于本书的进一步完善。

俞林伟

2022 年 5 月

图书在版编目（CIP）数据

健康风险与干预策略：来自城市外来人口的证据 /
俞林伟等著. —杭州：浙江大学出版社，2022.12
ISBN 978-7-308-23237-1

Ⅰ.①健… Ⅱ.①俞… Ⅲ.①城市—外来人口—健康
—风险管理—研究—中国 Ⅳ.①R194.3

中国版本图书馆 CIP 数据核字（2022）第 219942 号

健康风险与干预策略：来自城市外来人口的证据

俞林伟 于海燕 等著

责任编辑	徐　霞	
责任校对	秦　瑕	
封面设计	春天书装	
出版发行	浙江大学出版社	
	（杭州市天目山路 148 号　邮政编码 310007）	
	（网址：http://www.zjupress.com）	
排　　版	杭州青翊图文设计有限公司	
印　　刷	广东虎彩云印刷有限公司绍兴分公司	
开　　本	710mm×1000mm　1/16	
印　　张	21.25	
字　　数	405 千	
版 印 次	2022 年 12 月第 1 版　2022 年 12 月第 1 次印刷	
书　　号	ISBN 978-7-308-23237-1	
定　　价	78.00 元	

版权所有　翻印必究　印装差错　负责调换

浙江大学出版社市场营运中心联系方式：0571-88925591；http://zjdxcbs.tmall.com